“十二五”职业教育国家规划教材
经全国职业教育教材审定委员会审定

# 医院会计实务

主　编　刘宝燕
副主编　田立启　张　静

中国财政经济出版社

**图书在版编目（CIP）数据**

医院会计实务 / 刘宝燕主编. —北京：中国财政经济出版社，2016.2
“十二五”职业教育国家规划教材
ISBN 978 -7 -5095 -5296 -4

Ⅰ.①医… Ⅱ.①刘… Ⅲ.①医院 - 会计 - 高等职业教育 - 教材 Ⅳ.①R197.322

中国版本图书馆 CIP 数据核字（2014）第 072866 号

责任编辑：冯忠贵　　责任校对：黄亚青
封面设计：华乐功　　版式设计：董生平

中国财政经济出版社 出版
URL：http：//www.cfeph.cn
E - mail：jiaoyu @ cfeph.cn

社址：北京市海淀区阜成路甲 28 号　邮政编码：100142
营销中心电话：88190406　北京财经书店电话：64033436　84041336
北京财经印刷厂印刷　各地新华书店经销
787×1092 毫米　16 开　20.25 印张　492 000 字
2016 年 5 月第 1 版　2016 年 5 月北京第 1 次印刷
定价：36.00 元
ISBN 978 -7 -5095 -5296 -4/F·4282
（图书出现印装问题，本社负责调换）
本社质量投诉电话：010 -88190744
**打击盗版举报热线：010 -88190492，QQ：634579818**

# 前言

《医院会计实务》是按照高等职业教育的培养目标要求，依据财政部最新颁布的《事业单位会计准则》、《医院会计制度》、《医院财务制度》等有关制度编写的，并被评为“十二五”职业教育国家规划教材。

传统的会计实务教材是按照会计要素主线编写，而本书根据高职学生的特点，从感性认知入手，以医院经济业务为主线，按照医院会计工作流程和学生的认知规律组织、序化教材内容。教材中的导言部分主要是对医院和医院会计岗位的认知；全书设计了八个项目，项目一至项目六主要介绍医院经济业务核算；项目七主要介绍医院会计报表的编制；项目八是拓展项目，主要介绍医院财务指标的分析。全书主线清晰、内容合理、语言简练，体现了科学的教学设计思想。

“医院会计实务”是卫生财会统计专业的核心课程，也是会计专业的选修课，同时也是卫生管理类专业的专业基础课。本教材在内容选取上，突出“理论够用，技能必用，应知为用，应会为主”的高职教育理念，有很强的针对性和适用性，让学生在了解医院基本情况、业务流程的基础上，按照医院会计核算的流程，熟练处理医院经济业务、编制医院会计报表，完成医院会计的各项工作，旨在培养学生的会计职业素养和职业能力。针对高职学生的特点，本教材对每个项目和各项目中的模块均做了描述，每个模块均以图示列有学习要点及学习流程，大量采用图、表的形式对重点、难点知识进行归纳，使之系统化、条理化、简单化；对技能操作先说明步骤，再通过【实例操作】进行示范；每个项目结束后通过【项目实训】巩固知识、强化技能；教材中对重要的知识和技能通过【想一想】、【相关链接】栏目，引导学生积极思考、拓展视野，从而使学生掌握自学的方法，培养学生自主学习的习惯和能力，完善学生的专业知识体系，强化学生的专业技能。本教材所选教学内容与医院会计工作标准对接，将实际经济业务流程和会计核算流程融入教材，方便学生感性地了解医院经济业务的发生过程，体验真实的工作环境，能够有效提高学生的实际会计技能，巩固会计理论知识。

本教材由淄博职业学院副教授、注册会计师刘宝燕担任主编，青岛大学附属医院高级会计师田立启和淄博市中心医院高级会计师张静担任副主编，山东省千佛山医院高级会计师张永征、淄博市中心医院高级会计师孙勇、淄博职业病防治院张清林参加了编写。教材具体分工如下：刘宝燕、张静、张清林编写导言部分，刘宝燕编写项目四、项目八，田立启、张静编写项目一、项目二、项目七，张永征编写项目五、项目六，孙勇编写项目三，全书由刘宝燕统稿。在本书的编写过程中，得到了山东省卫生和计划生育委员会财务处和山东省淄博市卫生和计划生育委员会财务科的领导和同仁的悉心指导，同时还得到了编者所在单位领导和专家的大力支持和帮助，在此一并表示感谢。

本教材既可作为高职会计专业及卫生管理类专业教材，也可作为医院在职会计人员培训及自学者自学用书。本教材还配有电子课件和习题答案等教学资源，可登录 http：//edu. cfeph. cn 下载使用。由于作者水平有限，书中难免有不足之处，恳请读者批评指正。

编 者

2016 年 3 月

# 目 录


**导言 认知医院会计** …… (1)

模块一 认知医院 …… (2)

模块二 认知医院会计岗位 …… (11)

**项目一 货币资金的核算** …… (28)

模块一 库存现金的核算 …… (31)

模块二 银行存款的核算 …… (34)

模块三 零余额账户用款额度的核算 …… (38)

模块四 其他货币资金的核算 …… (42)

**项目二 财产物资的核算** …… (48)

模块一 存货的核算 …… (49)

模块二 投资的核算 …… (63)

模块三 固定资产的核算 …… (77)

模块四 无形资产的核算 …… (96)

模块五 其他资产的核算 …… (103)

**项目三 债权债务的核算** …… (115)

模块一 债权的核算 …… (116)

模块二 债务的核算 …… (132)

**项目四 收入的核算** …… (166)

模块一 医疗收入的核算 …… (170)

模块二 财政补助收入的核算 …… (177)

模块三 科教项目收入的核算 …… (180)

模块四 其他收入的核算 …… (182)

**项目五 费用核算** …… (189)
模块一 医疗业务成本的核算 …… (201)
模块二 财政项目补助支出的核算 …… (204)
模块三 科教项目支出的核算 …… (207)
模块四 管理费用的核算 …… (208)
模块五 其他支出的核算 …… (212)

**项目六 基金和结余的核算** …… (218)
模块一 基金的核算 …… (221)
模块二 结余的核算 …… (229)

**项目七 会计报表** …… (241)
模块一 编制会计报表的准备 …… (242)
模块二 资产负债表的编制 …… (244)
模块三 收入费用总表的编制 …… (252)
模块四 医疗收入费用明细表的编制 …… (259)
模块五 现金流量表的编制 …… (263)
模块六 财政补助收支情况表的编制 …… (273)

**项目八 财务分析** …… (281)
模块一 财务分析的准备 …… (282)
模块二 医院财务指标的分析 …… (284)
模块三 财务分析报告的撰写 …… (289)

**附录一 行政事业单位内部控制规范（试行）** …… (295)

**附录二 医院财务制度** …… (304)

**参考文献** …… (316)

# 导言
# 认知医院会计

## 学习目标

**知识目标：**

- 了解医院会计的概念
- 掌握医院会计核算的基本假设和信息质量要求
- 掌握医院会计的要素和会计等式

**技能目标：**

- 学会办理门诊就诊、入院、出院手续
- 明确医院会计岗位要求

### 项目描述

王东是某市中心医院新招聘的会计人员，虽然在校学的是会计专业，但并没有学过医院会计课程。面对新的工作岗位有些茫然，感觉工作无从下手，于是诚恳地向财务科长请教。科长给予了耐心的指导：第一，先从我们医院网站上了解一下医院的基本情况（如性质、级别、规模、特色等）；第二，到门诊大楼、住院大楼实地观察我们医院有哪些诊疗科室、门诊病人的就诊流程、病人如何办理住院手续、出院手续、如何办理退费；第三，尽快熟悉我们财务岗位的设置情况；第四，认真学习《医院会计制度》和《医院财务制度》；第五，虚心向老同事请教，跟主管会计学习如何进行会计核算。相信你通过努力，一定会很快胜任工作岗位的。

# 模块一 认知医院

## 任务描述

医院会计是一门行业特色鲜明的专业会计，了解医院的行业知识、业务范围及流程对于从事医院会计工作是非常必要的。本模块的学习任务是：走进医院，了解什么是医院、医院的性质、分类与分级，医院设有哪些科室、开展哪些诊疗业务，熟知医院的业务流程。

## 相关知识

### 一、医院的概念

现代医院是向人们提供治病或防病服务的场所，需要具备一定数量的病床，具有相应资质的医务人员和必要的医疗器械和设备，通过医务人员的集体协作达到对住院或门诊病人实施诊疗的医疗事业机构。

医院财务会计制度中所指的医院是公益性事业单位，不以营利为目的。

生活中，医院是与人们的健康保障密切相关的。高水平的医疗技术可以挽救人们的生命，高质量的医疗服务可以改善人们的生存环境和生活质量，促进人类的进步和发展，人民群众日益增长的医疗卫生需求必然会加快医疗卫生体制的改革，促进医疗卫生事业的发展。因此，医院的发展关系到亿万人民的健康，关系到千家万户的幸福，是重大民生问题。国家“关于深化医药卫生体制改革的意见”（简称“医改实施意见”）中，明确规定要建设覆盖城乡居民的医疗服务体系，为医院的发展指明了方向和路径。

### 二、医院的分类与分级

#### （一）医院的分类

依据不同的标准，可以将医院分为不同的类别，医院的分类如表 1 所示。

表 1 医院的分类

| 分类依据 | 分类的内容 |
|---|---|
| 按性质分类 | 非营利性医院：指公益性医院，不以营利为目的。 |
| | 营利性医院：指企业性质的医院，以营利为目的。 |
| 按诊疗范围分类 | 综合医院：指从事各病种诊疗的医院。 |
| | 中医医院：指以中医诊疗为主的医院。 |
| | 专科医院：指专门从事某一病种诊疗的医院，如：骨科医院、结核病医院、麻风病医院等。 |
| 按举办主体分类 | 公立医院：一般指的是政府举办的非营利性医院，是公益性事业单位。 |
| | 私立医院：也称民营医院，指由个人或合伙人开办的医院，可以是营利性质的，也可以是非营利性质的医院。 |

以上医院的分类是对地方医院（或社会医院）的分类，各种分类具有不同含义，标准不一，各种分类之间可以交叉。如：私立医院，可以是营利性的，也可以是非营利性的；可办成专科医院，也可办成综合医院。同样，公立医院亦如此，但公立医院不能是营利性医院，只能是公益性事业单位，不能以营利为目的。除此之外，还有一类医院有其特定模块及特定服务对象，如军队医院、武警医院、企业的职工医院、厂矿医院等，其举办单位、管理主体、服务对象及所适用的会计制度和财务制度均不同于地方医院。

上述三种分类中，前两种是主要分类，第三种是补充分类。

**（二）医院的分级**

医院等级划分标准的依据是医院的功能、模块、设施条件、技术建设、医疗服务质量和科学管理的综合水平。医院等级划分的实质是按照现代医院管理的原理，遵照医疗卫生服务工作的科学规律与特点所实行的医院标准化管理和目标管理。

按照现行的《医院分级管理办法》，根据医院的综合水平，我国的医院可分为三级十等，即：一、二级医院分别分为甲、乙、丙三等。三级医院分为特、甲、乙、丙四等。三级特等医院是最高级别的医院，其下面依次是三级甲等、乙等、丙等，二级甲等、乙等、丙等，一级甲等、乙等、丙等等。

一级医院是直接为社区提供医疗、预防、康复、保健综合服务的基层医院，是初级卫生保健机构。其主要功能是直接对人群提供一级预防，在社区管理多发病、常见病、现症病人并对疑难重症做好正确转诊，协助高层次医院搞好中间或院后服务，合理分流病人。

二级医院是跨几个社区提供医疗卫生服务的地区性医院，是地区性医疗预防的技术中心。其主要功能是参与指导对高危人群的监测，接受一级转诊，对一级医院进行业务技术指导，并能进行一定程度的教学和科研。

三级医院是跨地区、省、市以及向全国范围提供医疗卫生服务的医院，是具有全面医疗、教学、科研能力的医疗预防技术中心。其主要功能是提供专科（包括特殊专科）的医疗服务，解决危重疑难病症，接受二级转诊，对下级医院进行业务技术指导和培训人才；完成培养各种高级医疗专业人才的教学和承担省以上科研项目的模块；参与和指导一、二级预防工作。

医院的设置与分级，应在保证城乡医疗卫生网的合理结构和整体功能的原则下，由卫生行政部门按地方政府的区域卫生规划来统一划分确定。一、二、三级医院的划定、布局与设置，要由卫生主管部门（市、县）根据区域人群的医疗卫生服务需求统一规划而决定。医院的级别应相对稳定，以保持三级医疗预防体系的完整和合理运行。

医院分等的标准和指标，主要内容应是：

（1）医院的规模，包括床位设置、建筑、人员配备、科室设置等四方面的要求和指标。

（2）医院的技术水平，即与医院级别相应的技术水平，在标准中按科室提出要求与指标。

（3）医疗设备。

（4）医院的管理水平，包括院长的素质、人事管理、信息管理、现代管理技术、医院感染控制、资源利用、经济效益等七方面的要求与指标。

（5）医院质量，包括诊断质量、治疗质量、护理质量、工作质量、综合质量等方面的要求与指标。

经评审，对符合标准的医院发给铭牌：地方医院由卫生行政部门颁发；野战部队医院由中国人民解放军总后勤部颁发；武警部队医院由中国人民武装警察部队后勤部颁发。

**想一想**

实际生活中，患者应如何选择医院就诊？

**实践认知**

王东通过浏览网站、实地察看，知道所在医院是三级甲等综合性医院，了解了医院的科室设置情况、门诊就诊流程、入院和出院流程、退费流程、绿色通道流程，并绘制了医院机构设置情况表和相关的业务流程图。

## 三、医院的机构设置

根据医院功能模块及教学管理的需要，医院的机构一般分为临床诊疗科室（包括门诊、病房）、医疗医技科室、医疗辅助科室、行政后勤科室四大类。各类机构具体设哪些科室则需根据医院的实际情况、按照成本效益的原则科学合理地设置。表2是某市中心医院机构设置例表。

表2　　某市中心医院机构设置

| 序号 | 类别 | 科室名称 |
|---|---|---|
| 一 | 临床诊疗科室 | 呼吸内科、消化内科、血液科、内分泌科、心血管科、神经内科、泌尿内科、急诊科、皮肤科、ICU（重症医学监护室）、皮肤科、手麻科、神经外科、胸心外科、泌尿外科、微创脊柱科、脊柱关节外科、创伤外科、肝胆外科、胃肠外科、血管外科、乳腺甲状腺外科、腹腔镜综合外科、显微外科、烧伤整形科、眼科、口腔科、耳鼻喉科、妇科、产科、小儿科、中医科、风湿免疫科、腰椎科、感染性疾病科、肿瘤科。 |
| 二 | 医疗医技科室 | 药剂科、检验科、病理科、放射科、CT科、核医学科、彩超科、心电图室、高压氧科、输血科。 |
| 三 | 医疗辅助科室 | 收费物价管理科、挂号收费处、住院处、病案室、静配中心、临床药学、医疗器械维修、消毒供应室、洗涤室。 |
| 四 | 行政后勤科室 | 医院办公室、党委办公室、人力资源部、财务部、纪检监督室、医务部、护理部、门诊部、科教科、药学部、医院感染管理科、信息科、医疗设备管理科、后勤供应部、审计科、基建科、保卫科、工会办公室、团委、绩效办公室、医疗保险办公室、预防保健部、研究室、应急办公室、社保科、社会工作部、爱卫会、老干科、科研办公室、学科办公室。 |

## 四、医院的业务范围

医院是集医疗、预防、保健、康复、教学、科研于一体的医疗服务机构，必须持有中华人民共和国医疗机构执业许可证，经核准登记后，才准予执业；在医疗机构执业许可证允许诊疗科目内开展业务活动。表3是某市中心医院诊疗科目例表。

表 3　　某市中心医院诊疗科目

| 诊疗科目 | 专业划分 |
|---|---|
| 预防保健科 | |
| 内科 | 呼吸内科专业、消化内科专业、神经内科专业、心血管内科专业、血液内科专业、肾病学专业、内分泌专业、变态反应专业、老年病专业。 |
| 外科 | 普通外科专业、神经外科专业、骨科专业、泌尿外科专业、胸外科专业、心脏大血管外科专业、烧伤科专业、整形外科专业。 |
| 妇产科 | 妇科专业、产科专业、计划专业、优生学专业、生殖健康与不孕症专业（不含辅助生殖技术和人类精子库技术）。 |
| 儿科 | 新生儿专业、小儿传染病专业、小儿消化专业、小儿血液病专业、小儿神经病学专业、小儿内分泌专业、小儿遗传病专业、小儿免疫专业。 |
| 儿童保健科（门诊） | |
| 眼科 | |
| 耳鼻喉科 | 耳科专业、鼻科专业、咽喉科专业。 |
| 口腔科 | 口腔内科专业、口腔颌面外科专业、正畸专业、口腔修复专业、口腔预防保健专业。 |
| 皮肤科 | 皮肤病专业、性传播疾病专业。 |
| 临床心理专业（门诊） | |
| 传染科 | 肠道传染病专业、呼吸道传染病专业、肝炎专业。 |
| 肿瘤科 | |
| 急诊医学科 | |
| 麻醉科 | |
| 重症医学科 | |
| 疼痛科（门诊） | |
| 医学检验科 | 临床体液、血液专业、临床微生物学专业、临床化学检验专业、临床免疫、血清学专业。 |
| 病理科 | |
| 医学影像科 | X 线诊断专业、CT 诊断专业、磁共振成像诊断专业、核医学专业、超声诊断专业、心电诊断专业、脑电及脑血流图诊断专业、神经肌肉电图专业、介入放射学专业、放射治疗专业。 |
| 中医科 | 内科专业、外科专业、妇产科专业、儿科专业、皮肤科专业（门诊）、肿瘤科专业、骨伤科专业、肛肠科专业、针灸科专业、推拿科专业。 |

## 五、医院的业务流程

### （一）门诊患者就诊流程

为方便患者就医，现代医院门诊大厅应设有专家介绍指南、就诊流程图、门诊分布图等标识，配置自助挂号机、自助检验报告机等设施，并设门诊服务台专门为患者提供导诊服务。为减少患者排队次数、提高就诊效率，医院实行储值一卡通服务，可通过一卡通预存款。

初诊患者先到服务台填写办卡信息单，凭信息单或身份证到挂号收费处，办理储值一卡通，持一卡通挂号；复诊已有一卡通的患者，可自主选择不同的挂号形式挂号，然后到相应的诊室由分诊台护士刷卡排队，患者在候诊区等待呼叫，依次就诊，医生开具电子检查申请单或电子处方（不需要检查者）等（若一卡通金额不足，应先到挂号收费窗口补足金额），持一卡通到相应的检查科室刷卡、扣费、登记、检查，等待检查、检验结果，领取报告单后，患者持报告单、一卡通回诊室复诊，医生开具电子处方（若一卡通金额不足，应先到挂号收费窗口补足金额后），持一卡通到药房刷卡、扣款、取药，最后到窗口打印发票，结清费用。就诊结束可按不同的交款方式退还一卡通上多预存的余款，余款也可留作下次复诊时使用。

从以上门诊患者就诊流程可以看出，只要在一卡通上存够足额的预存款，就可以减少患者排队次数，优化了就诊流程和就诊秩序，节约了看病时间，为保护患者隐私，在自助报告机上，患者持一卡通自助打印检验报告，提高了医院的工作效率。

一卡通的存款方式，可以直接存现金，也可以通过医保卡、银联卡、贷记卡进行转账。但退还余款时应按相应的存款方式退还款项，以防止违规套取现金。

若一卡通的余额充足（满足挂号费的金额），医院可提供多种挂号方式。主要有挂号收费窗口挂号、护士分诊台挂号、医生诊间挂号、预约挂号、自助挂号机挂号等。预约挂号主要有电话、窗口、互联网、自助挂号机等多种方式。

**想一想**

如何理解医院“一卡通”的融资功能？

某市中心医院门诊一卡通方式下的就诊流程如图1所示。

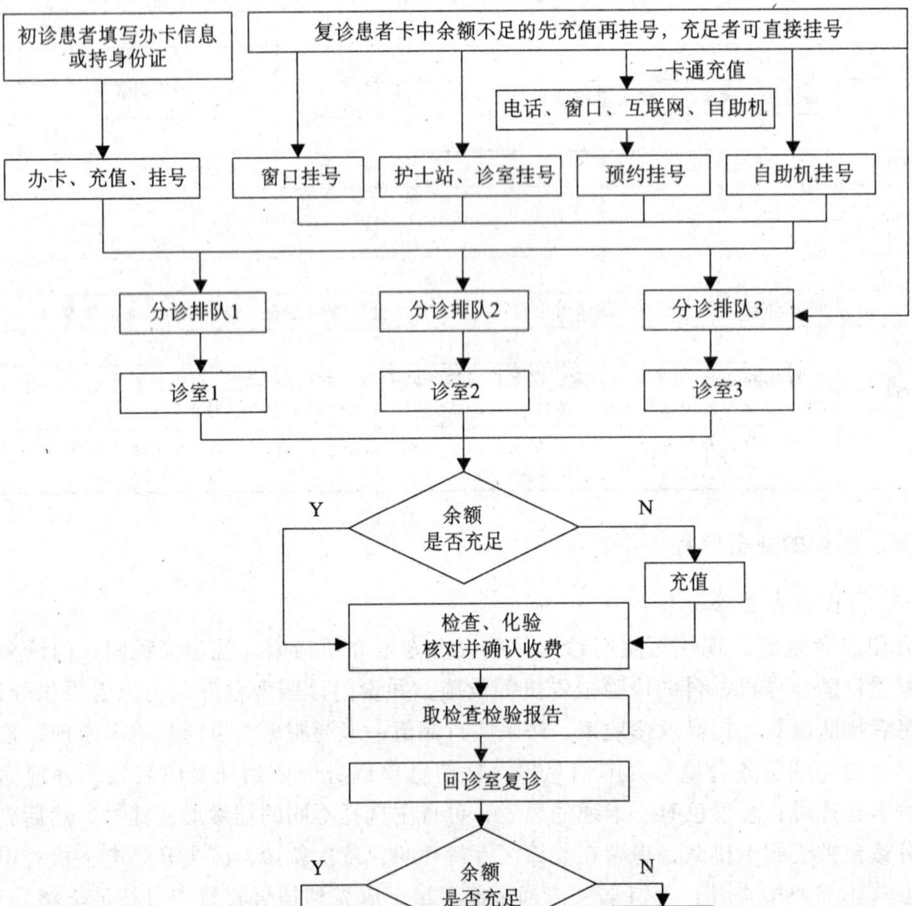


图1 门诊一卡通就诊流程

**门诊报账**

挂号收费处每日业务终了，收费人员要按规定及时结账，核对账目，做到账实相符，并将当天的收入足额缴存银行，保证资金安全。在上述工作准确无误的基础上，汇总打印“门诊收入日报表”，并连同银行缴款单上报财务部。

**（二）住院流程**

门、急诊医生根据患者病情开具住院票单（也称住院票），与病区联系好床位，患者持住院票、医保卡、身份证等有效证件到住院处办理入院登记手续：住院处工作人采集信息、打印患者病例首页，收取住院预交金（也称住院押金），并开具住院预交金收据（也称住院押金单据，一式三联：存根联由住院处留存，记账联报财务部门，收据联交患者并予出院结算时交回），患者持住院票、病例首页到病区护士站，护士分配床位后，患者开始接受住院诊疗。医保患者需要在入院2日内，持医保卡等相关证件，到医保处办理医保登记，打印审批回执单，以备出院报销时使用。

**（三）出院流程**

患者治愈或自愿出院，住院医生通过信息系统通知护士站该患者出院，病区护士处理医嘱，核对患者费用，确保无误后，在病区护士站的计算机上下达出院通知，将患者住院状态更改为出院完成、待结算状态，住院收费系统收到护士站下达的出院通知后，住院处方可为患者办理出院结算手续，收回患者预交金单据，结清费用，多退少补，打印住院发票，自费患者离院，医保患者到医保处报销后离院。

**住院报账**

每日业务终了，住院处要按规定及时结账，核对账目，做到账实相符，当天的收入足额缴存银行，保证资金安全。在上述工作准确无误的基础上，打印“住院病人收入日报表”，连同银行缴款单上报财务部。

某市中心医院患者入院、出院流程如图2所示。

**（四）退费流程**

1. 门诊患者退费流程

门诊患者退费，必须持医院开具的门诊发票和交款单，医生签字或盖章确认，经科室主任审核签字后方可办理退费。门诊收款员的退费发票及签字资料整理后，按日结手续交复核人员审核存档。

退挂号费：挂号未就诊患者，持挂号凭证，直接到挂号收费窗口办理退费。

药品退费：门诊医生填写退药申请单并签字，患者持退药申请单和所退药品到门诊药房办理退药，药房工作人员审核收回药品后，检查药品合格后，打印退药单并由药房主任或授权人员签字，患者持签好字退药单到挂号收费窗口办理退费。

检查、治疗、检验项目退费：患者持申请单、门诊发票等到相关检查、治疗科室，由科室主任或授权人员审核，确认未做检查、治疗后，签字并在计算机上取消该项目的执行，跨月的退费项目由收费处主任审核签字后，方可到挂号收费窗口办理退费。

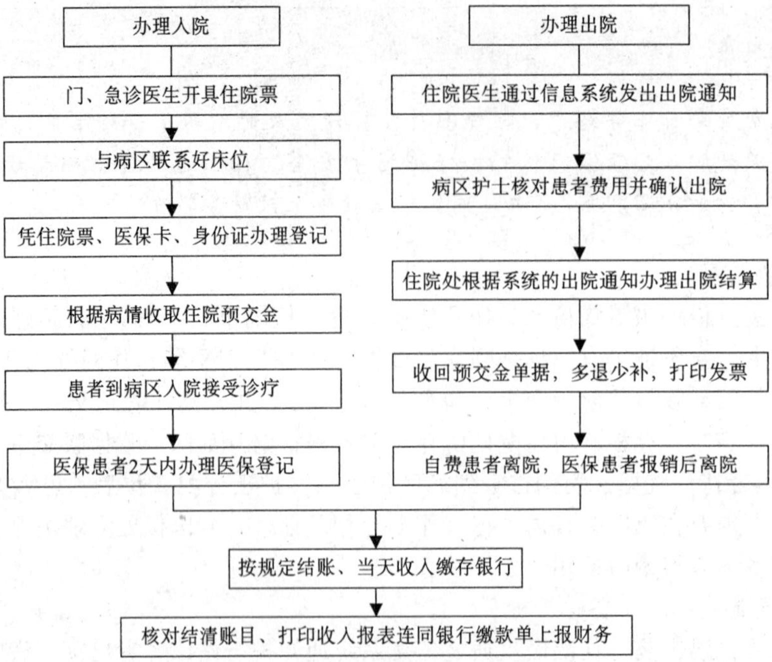


图 2　患者入院、出院流程

窗口执行退费时，工作人员要认真仔细地核对退药单、检查申请单、治疗处方的完整性，签字手续是否齐全，相关科室是否取消执行，符合规定后，才能办理退费。退费后费用金额先退回到储值一卡通，然后按患者一卡通的存款方式退还费用。

某市中心医院门诊患者退费流程如图 3 所示。

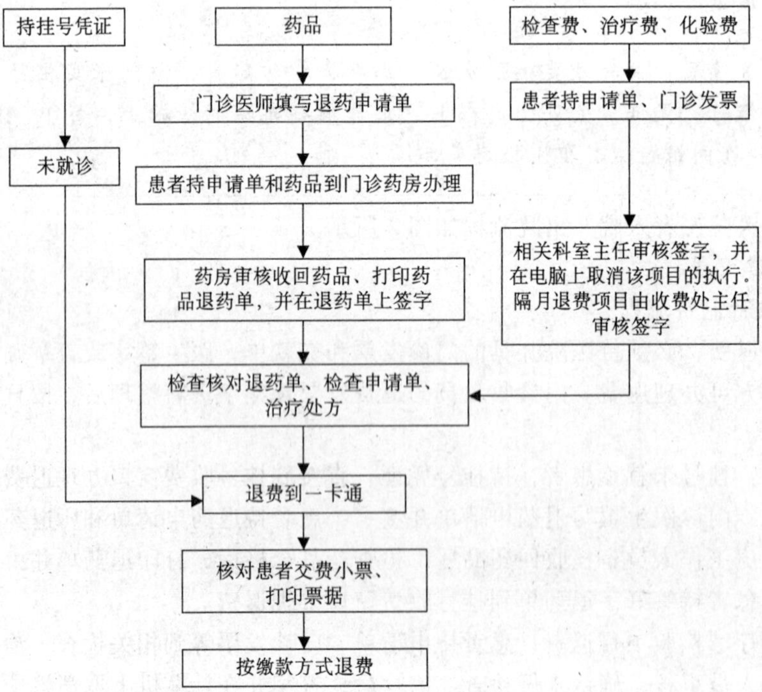


图 3　门诊患者退费流程

2. 住院患者退费流程

住院患者退费一般按检查、治疗项目退费、药品退费、检验项目退费三种方式分别进行退费。

检查、治疗项目退费流程：住院患者持检查申请单、住院处方单，到相关检查、治疗科室，由科室主任或授权人员审核确认、并签字同意退费，再由专人按规定核对住院号、姓名、检查、治疗项目，核对无误后签字确认，执行计算机退费程序，将费用退回个人账户。即核对无误后，在相关科室通过计算机取消执行该项目，费用自动退入个人账户。

药品退费：对于药房已发药的药品医嘱，若要退药，需先进行退药申请。护士录入退药申请单并提交到相应的药房，护士长及责任护士核对无误后，在退药申请单上签字，病区护士持退药申请单及药品到相应药房办理退药，药房工作人员审核退药单与所退药品是否相符，核对无误后，在退药单上签字，执行退药处理，费用退入个人账户。

规模较大的医院，病房楼会设有不同的药房或静配中心，退药申请单上系统会自动注明所送药房或静配中心。

检验项目退费：医院检验项目繁多，检验科设专人对住院患者的检验项目退费进行审核。病区护士填写检验项目退费申请单、粘贴条形码，科主任、护士长在检验项目退费申请单上签字，核对患者住院号、姓名、检验项目，检验科主任或授权人员进行审核，审核合格后签字确认，通过计算机执行退费，退到个人账户；若审核不合格，检验科主任不予签字，不能执行该检验项目的病区退费。

实际工作中，患者在住院期间，收费物价管理科负责提供患者费用查询和发放患者一日清单，有重复收费等问题患者能够及时发现，随时处理。患者办理出院结算后，很少发生退费。特殊情况由院领导或总会计师审批，住院处及相关科室根据实际情况办理退费。住院处要保管好退费资料，并将资料整理存档。

某市中心医院住院患者退费流程如图4所示。

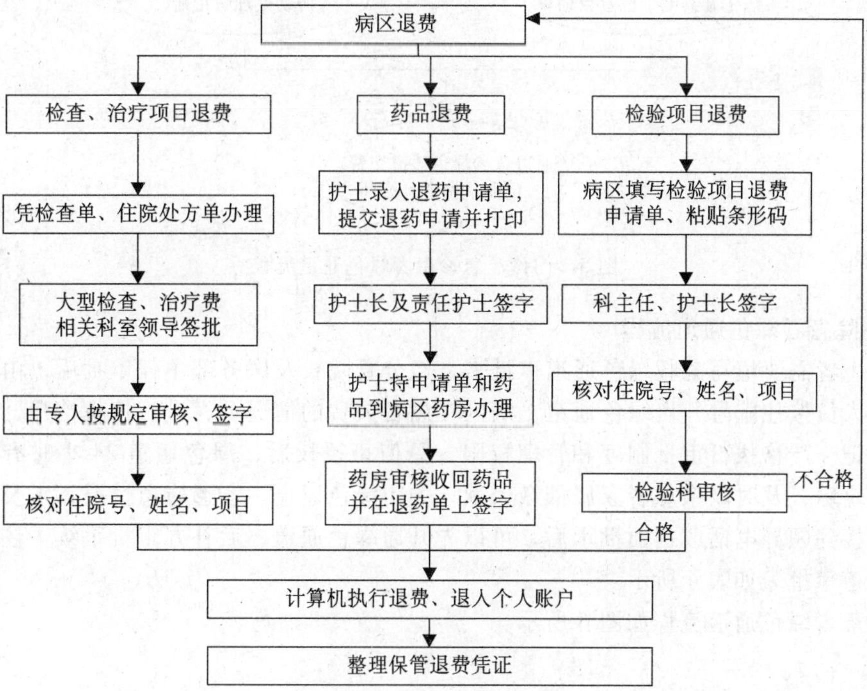


图4 住院患者退费流程

（五）绿色通道流程

1. 门诊、急诊患者绿色通道流程

发生突发公共卫生事件、重大交通事故和严重医疗纠纷时，在请示有关领导后及时为患者开通绿色通道，发生抢救的费用，由相关科室做好记录，等患者病情稳定后催缴或领导审批后处理。

**想一想**

医院设置绿色通道体现了什么宗旨？

某市中心医院门诊、急诊患者绿色通道流程如图 5 所示。

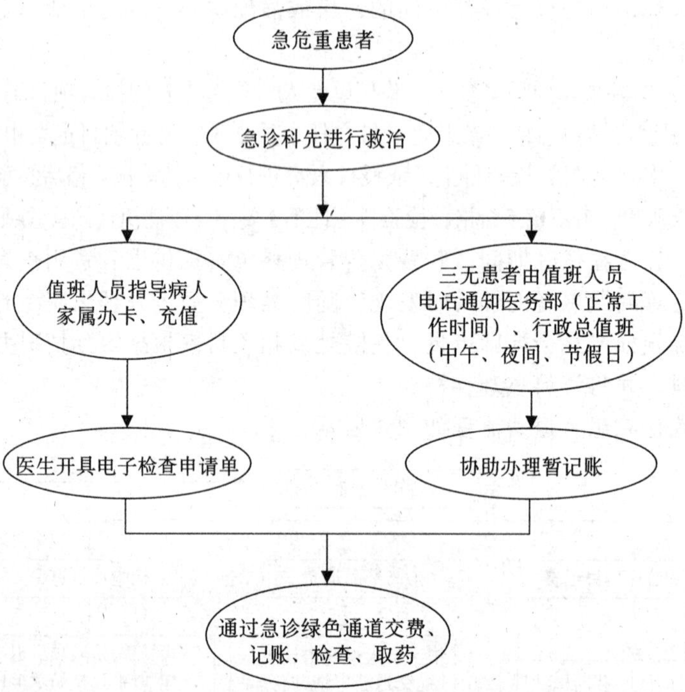


图 5 门诊、急诊患者绿色通道流程

2. 住院患者绿色通道流程

住院患者需要填写急救绿色通道审批表，经分管院长及医务部主任审批后，由住院处主任及授权人员按住院号开启绿色通道，病区在患者欠费的情况下，进行抢救治疗，住院处做好相关登记。严格执行审批制度和管理权限，总值班授权后，绿色通道 24 小时有效。待患者病情稳定后，及时联系患者家属催缴欠款，关闭绿色通道。若遇应急情况，未及时填写审批表者，接到领导电话或当面批示后，可以先开通绿色通道，后补办审批手续。住院患者急救绿色通道审批表如表 4 所示。

住院患者绿色通道流程如图 6 所示。

**表 4　　住院患者急救绿色通道审批表**

| | | | | | |
|---|---|---|---|---|---|
| 患者姓名 | | 住院号 | | 患者住院科室 | |
| 住院日期 | | 住院费用 | | 欠费金额 | |
| 住院天数 | | 批准人签字 | | | |
| 备注 | | | | | |

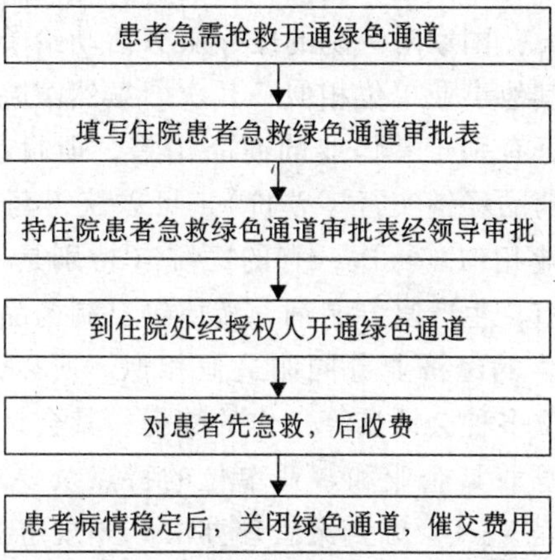


图 6　住院患者绿色通道流程

# 模块二　认知医院会计岗位

## 任务描述

医院会计岗位的基本任务是正确、及时地核算医院发生的各项经济业务，了解医院会计岗位要求是学好本课程的重要前提。本模块的学习任务是：了解什么是医院会计、医院会计核算的目标和基础、基本前提，了解医院会计核算的信息质量要求，牢记医院会计的要素、会计等式及会计科目，为学习医院经济业务核算打好基础。

## 相关知识

### 一、医院会计的概念

**想一想**

什么是会计？我国的会计是如何分类的？医院会计属于哪一类？

在会计体系中，医院会计属于事业单位会计的一种，由于医院与其他事业单位相比，其经济业务存在许多特殊的方面，因此，财政部、卫生和计划生育委员会根据《事业单位会计准则》和《事业单位财务规则》，专门制定了《医院财务制度》和《医院会计制度》，以适应我国医院改革和发展的需要。

医院会计是以货币作为主要计量单位，运用专门的方法和程序，对医院在开展医疗服务活动及其他活动过程中所发生的经济业务，进行完整、连续、系统的反映和监督，旨在提供真实、完整的会计信息和实现最优资金使用效益的一种管理活动。

医院的经济业务具有复杂、多面性。首先，医院的公益性决定了医院服务收费必须执行国家的物价标准、让利于人民，国家对医院的医疗服务活动给予财政补助，因此，医院在医疗活动中发生的经济业务同其他事业单位相似；其次，虽然医院必须凭据医生开具的处方销售药品，且不以营利为目的，有别于零售业的商品销售，但目前仍然是以零售价售出（按照医改实施意见，未来医院药品经销实行零差价），可以获得药品进销差价，因此，医院的药品经销业务同商品流通企业相似；再次，有的医院（特别是中医院）为满足临床需要和药品供应的不足而建立制剂室，生产复方制剂、液体等自制药品，不投放市场、不以营利为目的，在制剂生产过程中发生的经济业务同制造业相似。所以，医院的会计工作是集制造业、商品流通企业、事业单位多种会计核算工作的综合，其会计岗位设置、人员配备、会计档案管理、内部监督与控制等兼具企业和事业单位的特点及要求，按照《中华人民共和国会计法》、《会计基础工作规范》、《会计档案管理办法》等规定执行。

## 二、医院会计核算的目标和基础

### （一）医院会计核算的目标

医院会计核算的目标是向会计信息使用者提供与医院财务状况、事业成果、预算执行、现金流量等有关的会计信息，反映医院受托责任的履行情况，有助于会计信息使用者进行社会管理、作出经济决策。

医院会计信息使用者包括政府及其有关部门、举办（上级）单位、债权人、医院自身和其他利益相关者。

医院应向会计信息使用者提供对其决策有用的信息，如实反映医院各项资产、负债、净资产及其变化情况；如实反映医院的各项收入、费用的金额及其变动情况；如实反映医院各项业务活动、投资活动和筹资活动所形成的现金流入和现金流出情况等，从而为医院控制经济活动、提高资金使用效益、预测经营前景等提供决策依据。有助于举办（上级）单位正确、合理地评价医院的资产质量、国有资产使用情况和事业成果等；有助于政府及其有关部门监督医院预算执行情况和社会医疗服务情况，科学、合理地配置卫生资源，满足民众医疗需求；有助于债权人正确、合理地评估医院的偿债能力和财务风险，评估医院能否如期支付贷款本金及其利息，能否如期支付所欠购货款等；有助于社会公众了解医院的医疗服务能力、医院发展前景、经营效益及其效率等方面的信息，满足社会公众的信息需要。

医院管理层是受委托经营管理医院及其各项资产，负有受托责任。即医院管理层所经营管理的医院各项资产基本上均为国家投入的资本或者向债权人借入的资金所形成的，医院管理层有责任妥善保管并合理、有效使用这些资产。代表国家的政府及有关部门、举办（上级）单位和债权人等也需要及时或者经常性地了解医院管理层保管、使用资产的情况，以便于分析、监督、检查、评价医院经营业绩和社会效益，并决定是否需要调整相关政策或者信贷政策，是否需要加强医院内部控制和其他制度建设，是否需要更换管理层等。因此，会计信息应当反映医院管理层受托责任的履行情况，以有助于政府及其有关部门、举办（上级）单位和债权人等评价医院的经营管理责任和资源使用的有效性。

**（二）医院会计核算的基础**

医院会计采用权责发生制基础。

权责发生制基础要求，凡是当期已经实现的收入和已经发生或应当负担的费用，无论款项是否收付，都应当作为当期的收入和费用；凡是不属于当期的收入和费用，即使款项已在当期收付，也不应当作为当期的收入和费用。

收付实现制是与权责发生制相对应的一种会计基础，它是以收到或支付的现金作为确认收入和费用等的依据。

医院的财政补助收支业务、科教项目收支业务采用收付实现制，除此之外的收入和费用采用权责发生制。

## 三、医院会计核算的基本前提

会计基本前提又称会计基本假设，是对会计核算所处时间、空间环境等所做的合理设定。会计基本假设包括会计主体、持续运行、会计分期和货币计量。

**（一）会计主体**

会计主体，是指医院会计核算的空间范围。为了向会计信息使用者反映医院财务状况、事业成果、预算执行和现金流量，提供与其决策有用的信息，会计核算应当反映特定对象的经济活动，才能实现其目标。

按照《事业单位会计准则》规定，医院应当对其自身发生的经济业务或者事项进行会计核算。

> **想一想**
>
> 会计主体是否等同于法律主体？会计主体一定是法律主体吗？

**（二）持续运行**

持续运行是指会计主体在可以预见的未来，其业务活动能够持续不断、正常地运行下去。按照《事业单位会计准则》规定，医院会计核算应当以各项业务活动持续正常地进行为前提。

在持续运行前提下，医院在会计信息的收集和处理上所使用的会计处理方法才能保持稳定，会计信息才能真实可靠。会计核算上所使用的一系列的会计处理方法都是建立在持续运行前提基础上。

**（三）会计分期**

会计分期是指将会计主体持续运行的期间人为划分为若干连续的、长短相同的期间。会计分期的目的在于按期结算账目、编制财务报表，及时向会计信息使用者反映医院财务状况、事业成果、预算执行和现金流量的信息。

会计期间分为年度、季度和月度。我国《会计法》规定以公历年度作为会计年度。

按照《事业单位会计准则》规定，医院会计期间至少分为年度和月度。

**相关链接**

由于会计期间是人为划分的，根据世界各国对预算年度的规定不同，会计年度采用的形式也有所不同。主要有：

(1) 公历制：即每年1月1日起至本年12月31日止，如中国、德国、匈牙利、波兰、瑞士、朝鲜等国。

(2) 四月制：即每年4月1日起至次年3月31日止，如英国、加拿大、印度、日本、新加坡等国。

(3) 七月制：即每年7月1日起至次年6月30日止，如瑞典、澳大利亚等国。

(4) 十月制：即每年10月1日起至次年9月30日止，如美国、缅甸、泰国、斯里兰卡等国。

**(四) 货币计量**

货币计量是指会计主体在财务会计确认、计量和报告时以货币计量，反映会计主体的业务活动和预算执行过程及其结果。

货币计量前提包括三个方面的内容：第一，货币计量单位是会计计量的基本计量单位，其他计量单位如：实物量度（kg、m、L）、劳动量度（天、小时）等是辅助的；第二，在多种货币同时存在的条件下，或某些业务是用外币折算时，需要确定一种货币为记账本位币；第三，货币计量单位是借助价格来完成的，如某些经济业务没有客观形成的市场价格作为计量依据时，应选择合理的评估方法来完成计量工作。

在货币计量单位下，一个重要的基础是假定货币价值不变，即币值不变假定。按照国际会计惯例，当货币本身的价值波动不大，或前后波动能基本抵销时，会计核算中可不考虑这些波动。但在发生恶性通货膨胀时，就需要采用特殊的会计准则来进行处理，如通货膨胀会计。

按照《事业单位会计准则》规定，医院的会计核算应当以人民币为记账本位币。发生外币收支时，应当折算为人民币核算。

## 四、医院会计核算信息质量要求

会计信息质量要求是对各单位财务报告中所提供高质量会计信息的基本规范，是使财务报告中所提供会计信息对使用者决策有用应具备的基本特征，根据《事业单位会计准则》规定，医院会计信息质量要求包括可靠性、全面性、及时性、可比性、相关性、明晰性等。其中，可靠性、明晰性、可比性、相关性是医院会计信息的首要质量要求，是医院财务报告中所提供会计信息应具备的基本质量特征；全面性和及时性是会计信息的次级质量要求，是对可靠性、及时性、可比性、相关性等首要质量要求的补充和完善；另外，及时性还是会计信息相关性和可靠性的制约因素，医院需要在相关性和可靠性之间寻求一种平衡，以确定信息及时披露的时间。

可靠性要求医院以实际发生的经济业务或者事项为依据进行会计核算，如实反映各项会计要素的情况和结果，保证会计信息真实可靠。

全面性要求医院将发生的各项经济业务或者事项统一纳入会计核算，确保会计信息能够全面反映事业单位的财务状况、事业成果、预算执行等情况。

及时性要求医院对于已经发生的经济业务或者事项，应当及时进行会计核算，不得提前或者延后。

可比性要求医院提供的会计信息应当具有可比性。

医院不同时期发生的相同或者相似的经济业务或者事项，应当采用一致的会计政策，不得随意变更。确需变更的，应当将变更的内容、理由和对单位财务状况及事业成果的影响在附注中予以说明。即“纵向可比”。

同类医院中不同单位发生的相同或者相似的经济业务或者事项，应当采用统一的会计政策，确保同类单位会计信息口径一致，相互可比。即“横向可比”。

相关性要求医院提供的会计信息应当与医院受托责任履行情况的反映、会计信息使用者的管理、决策需要相关，有助于会计信息使用者对事业单位过去、现在或者未来的情况作出评价或者预测。

明晰性要求医院提供的会计信息应当清晰明了，便于会计信息使用者理解和使用。

**想一想**

企业会计准则规定了哪8项会计信息质量要求？哪5项会计要素的计量属性？

## 五、医院会计的要素和会计等式

### （一）医院会计要素

会计要素是对会计对象所做的最基本的分类，是会计对象的具体化，也是会计报表的组成项目。医院会计要素包括：资产、负债、净资产、收入和费用五个要素。

1. 资产

资产是指医院占有或者使用的能以货币计量的经济资源，包括各种财产、债权和其他权利。

**想一想**

1. 企业的资产是如何定义的？
2. 医院对其占有和使用的资产拥有所有权吗？为什么？
3. 如何理解经济资源和资源的含义？

（1）资产的分类。医院的资产按照流动性，分为流动资产和非流动资产。流动资产是指预计在1年内（含1年）变现或者耗用的资产。非流动资产是指流动资产以外的资产。具体分类如表5所示。

（2）资产的确认。符合资产定义的经济资源，在同时满足以下条件时，确认为资产：

①与该资源有关的经济利益或服务潜力能够流入医院；

②该资源的成本或价值能够可靠地计量。

表 5 资产的分类

| | 类别 | 含义 | 内容 |
|---|---|---|---|
| 流动资产 | 货币资金 | 医院在经济活动过程中，处于货币形态的那部分资金。 | 库存现金、银行存款、零余额账户用款额度和其他货币资金。 |
| | 短期投资 | 医院依法取得的，持有时间不超过1年（含1年）的投资。 | 短期国债。 |
| | 应收及预付款项 | 医院在开展医疗服务及其他活动中形成的各项债权。 | 应收在院病人医疗款、应收医疗款、预付账款、财政应返还额度和其他应收款。 |
| | 存货 | 医院为开展医疗服务及其他活动而储存的资产。 | 低值易耗品、卫生材料、药品、其他材料和在加工物资。 |
| 非流动资产 | 长期投资 | 医院持有时间超过1年（不含1年）的各种股权性质的投资，以及购入1年内（不含1年）不能变现的债权投资。 | 股权投资和长期国债。 |
| | 在建工程 | 医院已经发生必要支出，但尚未完工交付使用的各种建筑（包括新建、改建、扩建、修缮等）和设备安装工程。 | 建筑工程和设备安装。 |
| | 固定资产 | 医院持有的预计使用年限在1年以上（不含1年）、单位价值在规定标准以上、在使用过程中基本保持原有物质形态的有形资产。单位价值虽未达到规定标准，但使用年限在1年以上的大批同类物资，应作为固定资产管理。 | 房屋及建筑物、专业设备、一般设备和其他固定资产等。 |
| | 无形资产 | 不具有实物形态而能为医院提供某种权利的资产。 | 专利权、著作权、版权、土地使用权、非专利技术、商誉，医院购入的不构成相关硬件不可缺少组成部分的应用软件及其他财产权利。 |

（3）资产的计量。

①初始计量。医院的资产应当按照取得时的实际成本进行计量。

应收及预付款项应当按照实际发生额计量。以支付对价方式取得的资产，应当按照取得资产时支付的现金或者现金等价物的金额，或者按照取得资产时所付出的非货币性资产的评估价值等金额计量。取得资产时没有支付对价的，其计量金额应当按照有关凭据注明的金额加上相关税费、运输费等确定；没有相关凭据的，其计量金额比照同类或类似资产的市场价格加上相关税费、运输费等确定；没有相关凭据、同类或类似资产的市场价格也无法可靠取得的，所取得的资产应当按照名义金额入账。

②后续计量。资产的后续计量是指在资产的存续期间内的各个会计期末，资产账面价值的确定。《医院会计制度》规定，在每年年度终了，对医院的应收款项进行全面检查，对预计可能发生的坏账损失计提坏账准备、确认坏账损失并计入当期费用；对于固定资产和无形资产，要求按月计提折旧和摊销，以如实反映资产在期末的真实价值和医院的财务状况。医院的其他资产，除非新增或减少，期末一般不调整其账面价值。

2. 负债

负债是指医院所承担的能以货币计量，需要以资产或者劳务偿还的债务。包括流动负债和非流动负债。

**想一想**

医院的负债同企业的负债含义相同吗?

（1）负债的分类。医院的负债按照流动性，分为流动负债和非流动负债。流动负债是指预计在1年内（含1年）偿还的负债；非流动负债是指流动负债以外的负债。具体分类如表6所示。

**表6　负债的分类**

| | 类别 | 含义 | 内容 |
|---|---|---|---|
| 流动负债 | 短期借款 | 医院借入的期限在1年内（含1年）的各种借款。 | 银行借款和其他金融机构借款。 |
| | 应付及预收款项 | 医院在开展医疗服务及其他活动中发生的各项债务。 | 应付票据、应付账款、预收医疗款、其他应付款和预提费用。 |
| | 应缴款项 | 医院应缴未缴的各种款项。 | 应当上缴国库或者财政专户的款项、应缴税费，以及其他按照国家有关规定应当上缴的款项。 |
| | 应付职工薪酬 | 医院按有关规定应付给职工的各种薪酬。 | 工资、津补贴、奖金等。 |
| | 应付福利费 | 医院按国家有关规定从成本费用中提取的职工福利费。 | 用于职工个人方面的福利。 |
| | 应付社会保障费 | 医院按有关规定应付给社会保障机构的各种社会保障费。 | 城镇职工基本养老保险费、失业保险费、基本医疗保险费和住房公积。 |
| 非流动负债 | 长期借款 | 医院借入的期限超过1年（不含1年）的各种借款。 | 银行借款和其他金融机构借款。 |
| | 长期应付款 | 医院发生的偿还期限超过1年（不含1年）的应付款项。 | 融资租入固定资产发生的应付租赁费。 |

（2）负债的确认与计量。符合负债定义的义务，在同时满足以下条件时，确认为负债：

①与该义务有关的经济利益或服务潜力很可能流出医院；

②未来流出的经济利益或服务潜力的金额能够可靠地计量。

医院的负债应当按照合同金额或实际发生额进行计量。

3. 净资产

净资产是指医院资产减去负债后的余额。包括事业基金、专用基金、待冲基金、财政补助结转（余）、科教项目结转（余）、未弥补亏损。

事业基金，即医院按规定用于事业发展的净资产，是医院拥有的非限定用途的净资产。包括结余分配转入资金（不包括财政基本支出补助结转）、非财政专项资金结余解除限制后转入的资金等。事业基金按规定用于弥补亏损，用于弥补亏损的最高限额为事业基金扣除医院非财政补助资金和科教项目资金形成的固定资产、无形资产等资产净值。

专用基金，即医院按照规定提取或者设置具有专门用途的净资产。主要包括职工福利基金、医疗风险基金和其他专用基金。职工福利基金是指按业务收支结余（不包括财政基本支出补助结转）的一定比例提取、专门用于职工集体福利设施、集体福利待遇的资金；医疗风险基金是指从医疗业务成本中计提、专门用于支付医院购买医疗风险保险发生的支出或实际发生的医疗事故赔偿的资金；其他专用基金是指按照有关规定提取、设置的其他专用资金。

待冲基金，即财政补助收入和科教项目收入形成的资本性支出净值。

财政补助结转（余），即医院历年滚存的有限定用途的财政补助结余资金，包括从业务收支结余转入的基本支出结余以及项目支出结转（余）。

科教项目结转（余），即医院尚未结项的非财政资助科教项目累计所取得科教项目收入减去累计发生支出后的，留待下期按原用途继续使用的结余资金，以及医院已经结项但尚未解除限定的非财政科教项目结余资金。

未弥补亏损，即事业基金不足以弥补的亏损。

净资产的确认和计量主要取决于资产、负债、收入、费用等其他会计要素的确认和计量。

**想一想**

净资产与所有者权益有何异同？

4. 收入

收入是指医院开展医疗服务及其他活动依法取得的非偿还性资金。包括：医疗收入、财政补助收入、科教项目收入和其他收入。

医疗收入，即医院开展医疗服务活动取得的收入，包括门诊收入和住院收入。

财政补助收入，即医院按部门预算隶属关系从同级财政部门取得的各类财政补助收入，包括基本支出补助收入和项目支出补助收入。

科教项目收入，即医院取得的除财政补助收入外专门用于科研、教学项目的补助收入。

其他收入，即医院开展医疗业务、科教项目之外的活动所取得的收入，包括培训收入、租金收入、食堂收入、投资收益、财产物资盘盈收入、捐赠收入、确实无法支付的应付款项等。

医疗收入在医疗服务发生时依据政府确定的付费方式和付费标准确认；财政补助收入和科教项目收入在实际收到时按收到的金额确认；其他收入在发生时确定的金额确认。

5. 费用

费用是指医院在开展医疗服务及其他活动过程中发生的资金耗费和损失。包括医疗业务成本、财政项目补助支出、科教项目支出、管理费用和其他支出。

医疗业务成本，即指医院在开展医疗服务及其辅助活动过程中发生的费用，包括人员经费、耗用的药品及卫生材料费、固定资产折旧费、无形资产摊销费、提取医疗风险基金和其他支出，不包括财政补助收入和科教项目收入形成的固定资产折旧和无形资产摊销。

财政项目补助支出，即指医院利用财政补助收入安排的项目支出。实际发生额全部计入当期费用。

科教项目支出，即指医院利用科教项目收入开展科研、教学活动发生的费用。

管理费用，即指医院行政及后勤管理部门为组织、管理医疗、科研、教学业务活动所发生的各项费用，包括医院行政及后勤管理部门发生的人员经费、公用经费、资产折旧（摊销）费等费用，以及医院统一负担的离退休人员经费、坏账损失、银行借款利息支出、银行手续费支出、汇兑损益、聘请中介机构费、印花税、房产税、车船使用税等。

其他支出，即指医院正常医疗、科研、教学活动以外的支出，包括培训支出，食堂提供服务发生的支出，出租固定资产的折旧费，营业税、城市维护建设税、教育费附加等税费，财产物资盘亏或毁损损失，捐赠支出，罚没支出等。

医院的医疗业务成本、管理费用、其他支出应当在其发生时予以确认，并按照实际发生额进行计量；财政项目补助支出和科教项目支出应当在实际支付时予以确认，并按照实际支付金额进行计量。

综上所述，在医院会计要素中，资产、负债、净资产是医院财务状况的静态表现，也是资产负债表的要素；收入、费用是医院财务收支状况的动态表现，也是收入支出表的要素。通过医院会计五个要素的静态和动态的表现，可以较为系统的观察、描述医院的整个财务收支活动。

### （二）医院会计等式

医院会计等式又称医院会计方程式，是表明医院会计诸要素之间相互关系的代数方程表达式。它揭示了会计要素之间的内在联系，是会计核算的理论基础。

资产 = 负债 + 净资产　　　　（公式 1）

该公式揭示了资金运动在静态情况下，资产、负债、净资产三个要素之间的依存关系。既是资金平衡的理论依据，也是医院编制资产负债表的理论依据。

收入 - 费用 = 结余　　　　（公式 2）

该公式揭示了资金运动在动态情况下，其循环周转过程中发生的收入、费用和结余也存在着平衡关系。

## 六、医院会计科目

会计科目，简称“科目”，账户的名称，是对会计对象更为具体的分类，也是对会计要素的再分类。医院会计科目分为五类：资产类、负债类、净资产类、收入类、费用类。

### （一）医院会计科目表

医院会计科目名称及编号如表 7 所示。

表 7 医院会计科目名称及编号

| 序 号 | 编 号 | 名 称 |
|---|---|---|
| 一、资产类 | | |
| 1 | 1001 | 库存现金 |
| 2 | 1002 | 银行存款 |
| 3 | 1003 | 零余额账户用款额度 |
| 4 | 1004 | 其他货币资金 |
| 5 | 1101 | 短期投资 |
| 6 | 1201 | 财政应返还额度 |
| | 120101 | 财政直接支付 |
| | 120102 | 财政授权支付 |
| 7 | 1211 | 应收在院病人医疗款 |
| 8 | 1212 | 应收医疗款 |
| 9 | 1215 | 其他应收款 |
| 10 | 1221 | 坏账准备 |
| 11 | 1231 | 预付账款 |
| 12 | 1301 | 库存物资 |
| 13 | 1302 | 在加工物资 |
| 14 | 1401 | 待摊费用 |
| 15 | 1501 | 长期投资 |
| | 150101 | 股权投资 |
| | 150102 | 债权投资 |
| 16 | 1601 | 固定资产 |
| 17 | 1602 | 累计折旧 |
| 18 | 1611 | 在建工程 |
| 19 | 1621 | 固定资产清理 |
| 20 | 1701 | 无形资产 |
| 21 | 1702 | 累计摊销 |
| 22 | 1801 | 长期待摊费用 |
| 23 | 1901 | 待处理财产损溢 |
| 二、负债类 | | |
| 24 | 2001 | 短期借款 |
| 25 | 2101 | 应缴款项 |
| 26 | 2201 | 应付票据 |
| 27 | 2202 | 应付账款 |
| 28 | 2203 | 预收医疗款 |
| 29 | 2204 | 应付职工薪酬 |
| 30 | 2205 | 应付福利费 |

续表

| 序　号 | 编　号 | 名　称 |
|---|---|---|
| 31 | 2206 | 应付社会保障费 |
| 32 | 2207 | 应交税费 |
| 33 | 2209 | 其他应付款 |
| 34 | 2301 | 预提费用 |
| 35 | 2401 | 长期借款 |
| 36 | 2402 | 长期应付款 |
| 三、净资产类 | | |
| 37 | 3001 | 事业基金 |
| 38 | 3101 | 专用基金 |
| 39 | 3201 | 待冲基金 |
| | 320101 | 待冲财政基金 |
| | 320102 | 待冲科教项目基金 |
| 40 | 3301 | 财政补助结转（余） |
| 41 | 3302 | 科教项目结转（余） |
| 42 | 3401 | 本期结余 |
| 43 | 3501 | 结余分配 |
| 四、收入类 | | |
| 44 | 4001 | 医疗收入 |
| | 400101 | 门诊收入 |
| | 400102 | 住院收入 |
| 45 | 4101 | 财政补助收入 |
| | 410101 | 基本支出 |
| | 410102 | 项目支出 |
| 46 | 4201 | 科教项目收入 |
| 47 | 4301 | 其他收入 |
| 五、费用类 | | |
| 48 | 5001 | 医疗业务成本 |
| 49 | 5101 | 财政项目补助支出 |
| 50 | 5201 | 科教项目支出 |
| 51 | 5301 | 管理费用 |
| 52 | 5302 | 其他支出 |

### （二）医院会计科目的使用要求

医院应当按照下列规定运用会计科目：

（1）医院应当按照本制度的规定，设置和使用会计科目。在不影响会计处理和编报会计报表的前提下，可以自行设置本制度规定之外的明细科目。

（2）本制度统一规定会计科目的编号，以便于编制会计凭证、登记账簿、查阅账目，实行会计信息化管理。医院不得随意打乱重编。

（3）医院在编制会计凭证、登记会计账簿时，应当填列会计科目的名称，或者同时填列会计科目的名称和编号，不得只填列科目编号、不填列科目名称。

### 实践认知

王东通过认真学习《医院会计制度》、《医院财务制度》、《事业单位会计准则》等，明确了医院会计的归属，结合本院实际梳理了财务部的岗位设置，对照医院会计要素对医院会计业务进行了归类。绘制了会计体系结构图（见图7）、医院财务组织架构图（见图8）、医院会计要素、会计科目与经济业务对照表（见表8）。

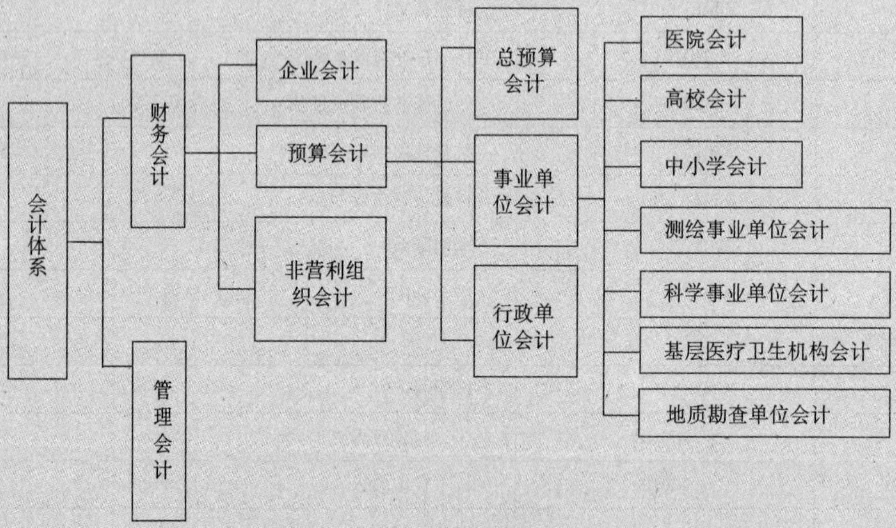


图7　会计体系结构图

## 岗位描述

医院实行“统一领导，集中管理”的财务管理体制，医院财务活动在院长及总会计师领导下，由医院财务部门集中管理。三级甲等综合性医院实行总会计师制。负责对医院经济活动进行核算、控制和监督并对医院财务工作实行记录核算、预测决策和控制分析。

财务部设出纳、记账、制单、审核、工资核算、成本核算、预算会计、票据管理、财产物资管理、往来款项管理、基建资金核算等会计岗位。下设收费物价管理科、住院处、挂号收费处三个医疗辅助科室。

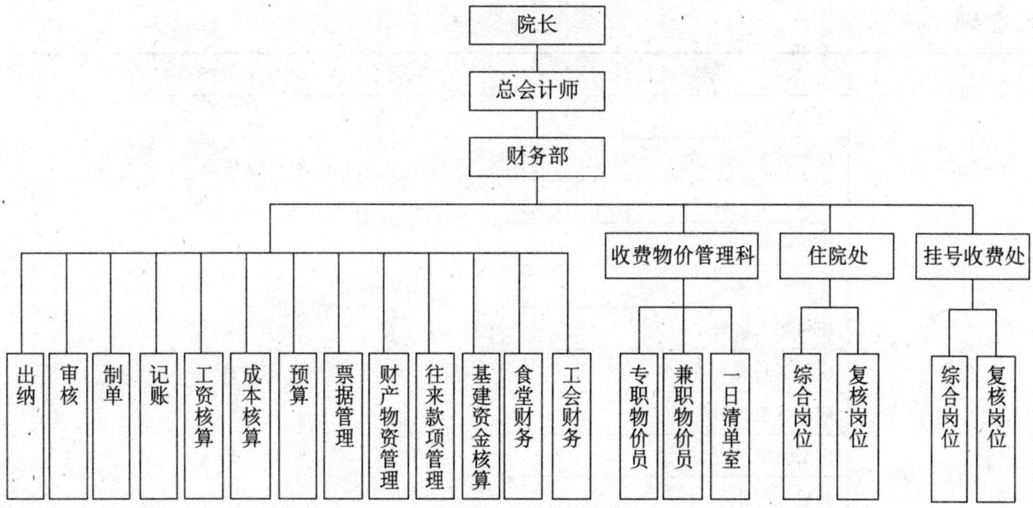


图 8　医院财务组织架构图

**表 8　　医院会计要素、会计科目与经济业务对照表**

| 会计要素 | 会计科目 | 经济业务类别 |
|---|---|---|
| 资产 | 库存现金 | 货币资金 |
| | 银行存款 | |
| | 零余额账户用款额度 | |
| | 其他货币资金 | |
| | 短期投资 | 财产物资 |
| | 财政应返还额度 | 债权 |
| | 应收在院病人医疗款 | |
| | 应收医疗款 | |
| | 其他应收款 | |
| | 坏账准备 | |
| | 预付账款 | |
| | 库存物资 | 财产物资 |
| | 在加工物资 | |
| | 待摊费用 | |
| | 长期投资 | |
| | 固定资产 | |
| | 累计折旧 | |
| | 在建工程 | |
| | 固定资产清理 | |
| | 无形资产 | |
| | 累计摊销 | |
| | 长期待摊费用 | |
| | 待处理财产损溢 | |

续表

| 会计要素 | 会计科目 | 经济业务类别 |
|---|---|---|
| 负债 | 短期借款 | 债务 |
| | 应缴款项 | |
| | 应付票据 | |
| | 应付账款 | |
| | 预收医疗款 | |
| | 应付职工薪酬 | |
| | 应付福利费 | |
| | 应付社会保障费 | |
| | 应交税费 | |
| | 其他应付款 | |
| | 预提费用 | |
| | 长期借款 | |
| | 长期应付款 | |
| 净资产 | 事业基金 | 基金和结余 |
| | 专用基金 | |
| | 待冲基金 | |
| | 财政补助结转（余） | |
| | 科教项目结转（余） | |
| | 本期结余 | |
| | 结余分配 | |
| 收入 | 医疗收入 | 收入 |
| | 财政补助收入 | |
| | 科教项目收入 | |
| | 其他收入 | |
| 费用 | 医疗业务成本 | 费用 |
| | 财政项目补助支出 | |
| | 科教项目支出 | |
| | 管理费用 | |
| | 其他支出 | |

## 项目实训

### 一、单项选择

1. 医院自身使用会计信息的目的是（　　）。

A. 分析、决策　　　　B. 分析、检查

C. 管理、监督　　D. 分析、评价

2. 下列哪项信息质量要求是会计信息相关性和可靠性的制约因素？(　　)

A. 可靠性　　B. 全面性

C. 及时性　　D. 相关性

3. 下列哪项信息质量要求医院将发生的各项经济业务或者事项统一纳入会计核算，确保会计信息能够全面反映事业单位的财务状况、事业成果、预算执行等情况？(　　)

A. 可靠性　　B. 全面性

C. 及时性　　D. 明晰性

4. 医院的短期投资主要是指（　　）。

A. 短期股票投资　　B. 短期债券

C. 基金　　D. 短期国债

5. 医院的资产应当按照取得时的（　　）进行计量。

A. 公允价值　　B. 实际成本

C. 评估价值　　D. 现值

6. 融资租入固定资产发生的应付租赁费属于（　　）。

A. 应付账款　　B. 其他应付款

C. 长期应付款　　D. 预提费用

7. 下列不属于资产类科目的是（　　）。

A. 零余额账户用款额度　　B. 应收在院病人医疗款

C. 财政应返还额度　　D. 预收医疗款

8. 待冲基金是什么性质的科目？(　　)

A. 资产类　　B. 负债类

C. 净资产类　　D. 费用类

9. 累计摊销是什么性质的科目？(　　)

A. 资产类　　B. 负债类

C. 净资产类　　D. 费用类

10. 应付社会保障费是什么性质的科目？(　　)

A. 资产类　　B. 负债类

C. 净资产类　　D. 费用类

## 二、多项选择

1. 医院的制剂生产的目的是（　　）。

A. 满足临床需要　　B. 弥补药品供应不足

C. 投放市场　　D. 获取利润

2. 医院会计核算的目标是向会计信息使用者提供哪些会计信息？(　　)

A. 财务状况　　B. 事业成果

C. 预算执行　　D. 现金流量

3. 医院会计信息使用者包括（　　）。

A. 政府及其有关部门　　B. 举办单位

C. 债权人　　D. 医院自身

4. 医院会计核算的基本前提包括（　　）。

A. 会计主体　　B. 持续运行

C. 会计分期　　D. 货币计量

5. 医院会计期间至少分为（　　）。

A. 年度　　B. 季度

C. 月度　　D. 半年度

6. 下列哪些是医院会计信息的首要质量要求？（　　）

A. 可靠性　　B. 全面性

C. 及时性　　D. 相关性

7. 下列哪些是医院会计信息的首要质量要求？（　　）

A. 可靠性　　B. 全面性

C. 及时性　　D. 明晰性

8. 医院会计要素包括哪些？（　　）

A. 资产　　B. 负债

C. 净资产　　D. 收入和费用

9. 医院的货币资金包括（　　）。

A. 库存现金　　B. 银行存款

C. 零余额账户用款额度　　D. 其他货币资金

10. 下列哪些属于医院的净资产？（　　）

A. 事业基金　　B. 专用基金

C. 待冲基金　　D. 未弥补亏损

11. 医院的收入包括（　　）。

A. 医疗收入　　B. 财政补助收入

C. 科教项目收入　　D. 其他收入

12. 医院的费用包括（　　）。

A. 医疗业务成本　　B. 财政项目补助支出

C. 科教项目支出　　D. 管理费用和其他支出

## 三、判断对错

1. 医院会计执行事业单位会计准则，不执行事业单位会计制度。（　　）

2. 医院的制剂产品不投放市场，不以营利为目的。（　　）

3. 医院会计核算的目标充分体现了“决策有用观”和“受托责任观”的相互融合。（　　）

4. 医院的财政补助收支业务、科教项目收支业务采用权责发生制基础。（　　）

5. 会计主体与法律主体是等同的。（　　）

6. 会计分期的目的在于按期结算账目、编制财务报表。（　　）

7. 医院会计核算可以选择某种货币作为记账本位币。（　　）

8. 资产是指医院拥有或控制的能以货币计量的经济资源。（　　）

9. 单位价值虽未达到规定标准，但使用年限在 1 年以上的大批同类物资，应作为固定资产管理。 (　　)

10. 净资产的确认和计量主要取决于资产、负债、收入、费用等其他会计要素的确认和计量。 (　　)

## 四、实践认知

以小组为单位，分别进入三甲医院、三乙医院、二甲医院和二乙医院实地调查，了解各医院的机构设置情况、业务范围及就诊流程，并形成调查报告（不少于2000 字）、制作 ppt 汇报。

步骤 1. 分组：每班分四个小组，实行组长负责制。

步骤 2. 布置任务：1 组负责调查三甲医院，2 组负责调查三乙医院，3 组负责调查二甲医院，4 组负责调查二乙医院；各组长负责所属组员的任务分工。

步骤 3. 汇报交流：每组可以推选 1 名代表汇报，也可以团队汇报。

步骤 4. 成绩评定：教师根据调查报告的质量和汇报情况评定各小组成绩；各小组组长根据组员的模块完成情况评定各成员成绩。

## 项目小结

<table>
<tr><th>项目名称</th><th>项目要素</th><th>模块要素</th><th>知识、技能</th></tr>
<tr><td rowspan="5">认知医院会计</td><td>学习目标</td><td rowspan="5">任务描述<br>相关知识<br>实践认知</td><td rowspan="5">知识归纳：<br>1. 医院的概念<br>2. 医院的分类与分级<br>3. 医院的机构设置<br>4. 医院的业务范围<br>5. 医院的业务流程<br>6. 医院会计的概念<br>7. 医院会计核算的目标和基础<br>8. 医院会计核算的基本前提<br>9. 医院会计信息质量要求<br>10. 医院会计要素及会计等式<br>11. 医院会计科目<br>实践认知：<br>1. 医院机构设置认知<br>2. 医院业务范围及流程认知<br>3. 医院财务岗位认知</td></tr>
<tr><td>项目描述</td></tr>
<tr><td>认知医院</td></tr>
<tr><td>认知医院会计岗位</td></tr>
<tr><td>项目实训</td></tr>
</table>

# 项目一
# 货币资金的核算

## 学习目标

**知识目标：**

- 了解货币资金的内容
- 了解货币资金的管理规定
- 掌握货币资金的核算方法

**技能目标：**

- 会分析判断货币资金业务真实性、合规性
- 会进行货币资金业务的会计处理

### 项目描述

王东通过观察和学习，对医院和医院的会计岗位有了感性的认知，知晓了医院的各项业务流程，搞清了财务部门的岗位设置及经济业务类型；接下来要跟着张会计学习医院的会计核算内容，以便能够尽快学会处理各类经济业务，首先学习货币资金的核算。

王东学得很用心。第一，他利用业余时间学习了《医院会计制度》和《医院财务制度》的相关规定，知道了货币资金业务处理的理论规定；第二，仔细查看了医院以前月份的货币资金业务的记账凭证和原始凭证，并加以总结、找出规律，了解了货币资金的实际会计处理方法；第三，认真向张会计请教并在其指导下进行实际操作。

王东通过学习发现，医院的货币资金核算同企业大多相同，只有一个科目“零余额账户用款额度”是企业会计中没有的，因为企业不实行国库集中支付，除此之外还是比较简单的。张会计认真地对王东说：医院的货币资金是流动性最强的资产，做好货币资金的管理与核算对医院业务活动的正常开展有着极其重要的影响。然后给王东布置了货币资金核算的学习任务：

了解医院货币资金的内容和管理规定，知道医院货币资金的控制点，对医院货币资金的增减变化做出正确的会计处理。具体任务是：

（1）了解库存现金的管理规定，完成库存现金的会计处理。

（2）了解常用的银行转账结算方式，会进行银行存款的对账，完成银行存款的会计处理和银行存款余额调节表的编制。

（3）了解零余额账户用款额度的管理规定，完成零余额账户用款额度的会计处理。

（4）了解医院其他货币资金的内容，完成其他货币资金的会计处理。

## 学习要点及流程

学习要点及流程见图 1－1。

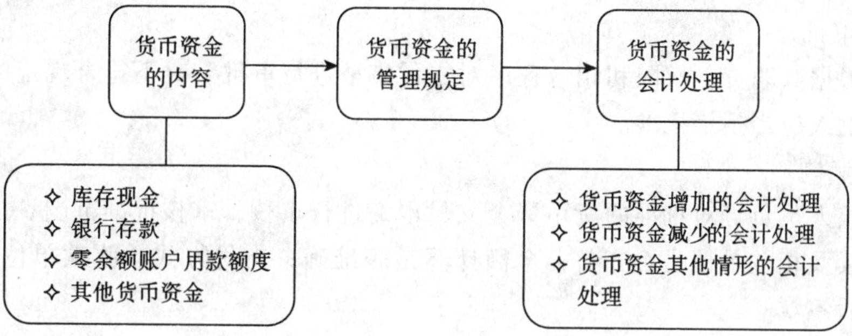


图 1－1　货币资金核算的学习内容和流程

## 相关知识

### 一、货币资金的概念及内容

医院的货币资金是指医院在开展医疗服务及其他业务活动中，处于货币形态的那部分资金。是医院流动性最强的资产，必须加强控制，防止舞弊行为发生。医院的货币资金包括库存现金、银行存款、零余额账户用款额度和其他货币资金。

### 二、货币资金的核算任务

医院货币资金核算的任务是：如实反映医院货币资金的活动情况；执行医院的收支预算，促使医院合理安排货币资金的收支，增加收入，节约不合理支出；认真执行国家有关的方针政策，严格遵守货币资金管理制度，保护资金的安全和完整。

### 三、货币资金控制点

#### （一）建立健全货币资金管理制度和岗位责任制

明确岗位的职责、权限，确保不相容职务相互分离，合理设置岗位，加强制约和监督。

出纳不得兼任稽核、票据管理、会计档案保管和收入、支出、债权、债务账目的登记工作。

医疗机构不得由1人办理货币资金业务的全过程。

**（二）办理货币资金业务的人员，要有计划地进行岗位轮换**

医疗机构门诊和住院收费人员要具备会计基础知识和熟练操作计算机的能力。

**（三）建立严格的货币资金业务授权批准制度**

明确被授权人的审批权限、审批程序、责任和相关控制措施，审批人员按照规定在授权范围内进行审批，不得超越权限。

**（四）按照规定的程序办理货币资金收入业务**

货币资金收入必须开具收款票据，保证货币资金及时、完整入账。

**（五）货币资金支付必须按规定程序办理**

1. 支付申请

用款时应当提交支付申请，注明款项的用途、金额、预算、支付方式等内容，并附有效经济合同或相关证明及计算依据。

2. 支付审批

审批人根据其职责、权限和相应程序对支付申请进行审批。对不符合规定的货币资金支付申请，审批人应当拒绝批准。

3. 支付审核

财务审核人员负责对批准的货币资金支付申请进行审核，审核批准范围、权限、程序是否合规；手续及相关单证是否齐备；金额计算是否准确；支付方式、收款单位是否妥当等。经审核无误后签章。

4. 支付结算

出纳人员根据签章齐全的支付申请，按规定办理货币资金支付手续，并及时登记现金日记账和银行存款日记账。签发的支票应进行备查登记。

**（六）按照《现金管理暂行条例》的规定办理现金的收支业务**

不属于现金开支范围的业务应当通过银行办理转账结算。实行现金库存限额管理，超过限额的部分，必须当日送存银行并及时入账，不得坐支。

**（七）按照《支付结算办法》等有关规定加强银行账户的管理**

严格按照规定开立账户、办理存款、取款和结算；定期检查、清理银行账户的开立及使用情况；加强对银行结算凭证的填制、传递及保管等环节的管理与控制。严禁出借银行账户。

**（八）加强银行存款对账控制**

由出纳和编制收付款凭证以外的财会人员每月必须核对一次银行账户，并编制银行存款余额调节表，对调节不符、长期未达的账项应及时向有关负责人报告。

**（九）加强银行预留印鉴的管理**

医疗机构财务专用章必须由专人保管；个人印章要由本人或其授权人员保管；因特殊原因需他人暂时保管的必须有登记记录。

严禁1人保管支付款项所需的全部印章。

**（十）加强与货币资金相关的票据的管理**

明确各种票据的购买、保管、领用、背书转让、注销等环节的职责权限和程序，并专设登记簿进行记录，防止空白票据的遗失和被盗用。

**（十一）加强对现金业务的管理与控制**

出纳人员每日要登记日记账、核对库存现金、编制货币资金日报表，做到日清月结。

**（十二）建立货币资金盘点核查制度**

随机抽查银行对账单、银行日记账及银行存款余额调节表，核对是否相符。不定期抽查库存现金、门诊和住院备用金，保证货币资金账账、账款相符。

货币资金的管理依据主要有：《中华人民共和国票据法》、《支付结算办法》、《票据管理实施办法》及《现金管理暂行条例》。

## 模块一 库存现金的核算

### 业务描述

对于库存现金的管理，医院同企业一样执行《现金管理暂行条例》。回顾企业会计实务中学过的库存现金管理规定，了解医院库存现金的经济业务类型，熟练进行库存现金的会计处理。

### 相关知识

库存现金是医院货币资金的重要组成部分，是通用的支付手段，使用方便，收付频繁，也容易被挪用或侵吞。因此，医院应当严格遵循《现金管理暂行条例》等有关现金管理的规定，建立健全库存现金内部控制制度，对库存现金进行严密的管理和控制，保证库存现金使用的合法性和合理性，保护库存现金的安全与完整。

**想一想**

1. 库存现金的限额管理是如何规定的？
2. 《现金管理暂行条例》规定，现金的使用范围主要有哪些？
3. 什么是“坐支”？是否绝对禁止单位“坐支”？
4. 出纳不得兼任哪些岗位？

### 操作步骤

1. 设置会计科目

为核算医院库存现金的增减变化情况，应在资产类科目中设置“库存现金”总账科目，如有外币业务，可按币种设置明细科目进行明细核算。

“库存现金”账户结构如下：

借 库存现金 贷

| 借方 | 贷方 |
|---|---|
| 库存现金的增加额 | 库存现金的减少额 |
| 期末余额反映医院实际持有的库存现金 | |

2. 会计处理

医院库存现金的主要经济业务类型及会计处理方法：

(1) 从银行提取现金（同企业会计处理方法）。

借：库存现金

　　贷：银行存款/零余额账户用款额度

(2) 将现金存入银行（同企业会计处理方法）。

借：银行存款

　　贷：库存现金

(3) 预借差旅费。

借：其他应收款

　　贷：库存现金

(4) 部门备用金。

借：其他应收款

　　贷：库存现金

(5) 库存现金的溢余（长款）和短缺（短款）。

《医院会计制度》规定：医院每日账款核对中发现现金溢余或短缺的，应当及时进行处理。

如发现现金溢余，属于应支付给有关人员或单位的部分，借记“库存现金”，贷记“其他应付款”科目；属于无法查明的其他原因的部分，借记“库存现金”，贷记“其他收入”科目。

会计分录：

借：库存现金

　　贷：其他应付款/其他收入

如发现现金短缺，属于应由责任人赔偿的部分，借记“其他应收款”科目，贷记“库存现金”；属于无法查明原因的部分，报经批准后，借记“其他支出”科目，贷记“库存现金”。

会计分录：

借：其他应收款/其他支出

　　贷：库存现金

**想一想**

企业会计中发生现金溢余和短缺是如何进行会计处理的？

**实例操作**

【例1-1】2013年12月1日，某医院从零余额账户中提取现金600元。财会部门根据有关凭证，做如下会计分录：

借：库存现金　　600

　　贷：零余额账户用款额度　　600

【例1-2】2013年12月2日，某医院院办张某出差预借差旅费3 000元，现金付讫；12月8日，张某报销差旅费2 800元，退回现金200元。财会部门根据有关凭证，做如下会计分录：

2013年12月2日：

借：其他应收款　　3 000

　　贷：库存现金　　3 000

2013年12月8日：

借：库存现金　　200

　　管理费用　　2 800

　　贷：其他应收款　　3 000

【例1-3】2013年12月3日，某医院收到门诊病人以现金交纳的医疗收费共计1 500 000元。财会部门根据有关凭证，做如下会计分录：

借：库存现金　　1 500 000

　　贷：医疗收入　　1 500 000

【例1-4】2013年12月5日，某医院收到住院病人预交金1 400 000元。财会部门根据有关凭证，做如下会计分录：

借：库存现金　　1 400 000

　　贷：预收医疗款　　1 400 000

【例1-5】2013年1月6日，某医院收费处从财会部门借取备用金50 000元，现金付讫。财会部门根据有关凭证，做如下会计分录：

借：其他应收款　　50 000

　　贷：库存现金　　50 000

【说明：医院内部各部门、各单位因工作需要，需备有一定数额的备用金以便周转使用，备用金在“其他应收款”科目中核算。】

【例1-6】2013年12月25日，某医院盘点库存现金时发现现金溢余（长款）30元。经查，原因不明，经批准作其他收入处理。财会部门根据有关凭证，做如下会计分录：

借：库存现金　　30

　　贷：其他收入　　30

【例1-7】2013年12月28日，某医院盘点库存现金时发现现金短缺（短款）100元。经查，原因不明，经批准由个人承担50元，其余部分列支。财会部门根据有关凭证，做如下会计分录：

借：其他应收款　　50

　　其他支出　　50

　　贷：库存现金　　100

# 模块二 银行存款的核算

## 业务描述

了解银行存款的基本管理规定，巩固银行结算方式的相关知识，完成银行存款的对账并编制银行存款余额调节表，熟练进行银行存款的会计处理。

## 相关知识

### 一、银行存款的管理

银行存款是指医院存入银行的各种款项，它可以用于医院各项经济往来的结算、发放工资及补充库存现金等。

医院必须严格按照国家有关规定开立账户，以办理有关存款、取款和转账结算业务。医院开立、变更、撤销银行账户，应按规定逐级审批、备案。按照国家有关规定，医院只能开设一个基本账户。医院按照财政部和中国人民银行规定的用途、限定的范围使用银行账户，不得将财政拨款转为定期存款；不得将医院资金以个人名义存入银行；不得出租、出借、转让银行账户。

### 二、银行结算方式

实际工作中，各单位日常大量的与其他组织或个人的经济业务往来，都是通过银行结算的。《中华人民共和国票据法》规定，我国的票据包括汇票（银行汇票和商业汇票）、本票（银行本票）和支票（现金支票和转账支票）；《支付结算办法》还规定了汇兑、托收承付、信用卡、委托收款和信用证（主要用于国际贸易）等结算方式。

不同的结算方式，其所使用的会计科目也不相同，具体如表 1－1 所示。

表 1－1　　结算方式与核算科目对应表

| 结算方式 | 会计科目 |
|---|---|
| 银行汇票 | 其他货币资金 |
| 银行本票 | 其他货币资金 |
| 信用卡 | 其他货币资金 |
| 商业汇票 | 应付票据 |
| 支票 | 银行存款 |
| 托收承付 | 银行存款 |
| 委托收款 | 银行存款 |
| 汇兑 | 银行存款 |

**想一想**

各种银行结算方式结算流程是怎样的？

## 三、银行存款的对账

银行存款的对账主要包括三个内容：一是银行存款日记账与银行存款收款、付款凭证相核对，做到账证相符；二是银行存款日记账与银行存款总账相核对，做到账账相符；三是银行存款日记账与银行存款对账单相核对，做到账实相符。

“银行存款日记账”的记录与银行开出的“银行存款对账单”的记录若有差额，一般有以下两种原因：一是双方记账发生错误，如漏记、重记、串户等；二是单位与银行之间存在“未达账项”。

未达账项是指单位或银行一方已经入账，另一方因尚未接到有关凭证而尚未入账的账项。未达账项主要有以下四种情况：

（1）银行已收款入账，而单位尚未收款入账。

（2）银行已付款入账，而单位尚未付款入账。

（3）单位已付款入账，而银行尚未付款入账。

（4）单位已收款入账，而银行尚未收款入账。

通过核对，如果发现单位或银行有错账或漏账，应立即通知更正；如发现有未达账项，应当编制“银行存款余额调节表”，并验证调节后余额是否相等。

“银行存款余额调节表”格式如表1－2所示。

表1－2 银行存款余额调节表 年 月 日

| 项 目 | 金额 | 项 目 | 金额 |
|---|---|---|---|
| 单位银行存款日记账余额<br>加：单位未入账的收入款项<br>减：单位未入账的支付款项 | | 银行对账单余额<br>加：银行未入账的收入款项<br>减：银行未入账的支付款项 | |
| 调节后存款余额 | | 调节后存款余额 | |

调整未达账项后仍未调节相符的，可能是未达款项未全部查出，也可能是一方或双方记账仍有差错，需要进一步查明原因，加以调节或更正。

**想一想**

“银行存款调节表”是原始凭证吗？可以作为记账依据吗？

**操作步骤**

1. 设置会计科目

为核算医院银行存款的增减变化情况，应在资产类科目中设置“银行存款”总账科目，按开户银行、存款种类及币种等设置明细科目进行明细核算。

“银行存款”账户结构如下：

| 借 | 银行存款　　　　贷 |
|---|---|
| 银行存款的增加额 | 银行存款的减少额 |
| 期末余额反映医院实际存放在银行的款项 | |

2. 会计处理

医院银行存款的增减对应的会计科目及经济业务类型主要有：

（1）医院银行存款的增加主要对应“库存现金”、“应收医疗款”、“医疗收入”、“科教项目收入”、“其他收入”等科目。

即：借：银行存款

　　贷：库存现金/应收医疗款/医疗收入/科教项目收入

（2）医院银行存款的减少主要对应“库存现金”、“应付账款”、“医疗业务成本”、“科教项目支出”、“管理费用”等科目。

即：借：库存现金/应付账款/医疗业务成本/科教项目支出/管理费用

　　　贷：银行存款

**相关链接**

**医院外币业务的会计处理**

医院发生外币业务的，应当按照业务发生当日（或当期期初）的即期汇率，将外币金额折算为人民币记账，并登记外币金额和汇率。

期末，各种外币账户的外币余额应当按照期末汇率折合为人民币。按照期末汇率折合的人民币金额与原账面人民币金额之间的差额，作为汇兑损益计入当期管理费用。

（1）以外币购入库存物资、设备等，按照购入当日（或当期期初）的即期汇率将支付的外币或应支付的外币折算为人民币金额，借记“固定资产”、“库存物资”等科目，贷记本科目、“应付账款”等科目的外币账户。

（2）会计期末，根据各外币账户按期末汇率调整后的人民币余额与原账面人民币余额的差额，作为汇兑损益，借记或贷记本科目、“应付账款”等科目，贷记或借记“管理费用——其他费用”科目。

**实例操作**

**【例1-8】** 2013年12月5日，某医院收到银行转账支票一张，系科研单位拨付的科研拨款200 000元。财会部门根据有关凭证，做如下会计分录：

借：银行存款　　200 000

　　贷：科教项目收入　　200 000

**【例1-9】** 2013年12月6日，某医院收到转账支票一张，系20 000元的无条件捐赠，并于当日终了将款项存入银行。财会部门根据有关凭证，做如下会计分录：

借：银行存款　　20 000

　　贷：其他收入——捐赠收入　　20 000

【例 1－10】2013 年 12 月 7 日，某医院购买了一批急需药品 150 000 元，以转账支票结算，药品已验收入库。财会部门根据有关凭证，做如下会计分录：

借：库存物资　　150 000

　　贷：银行存款　　150 000

【例 1－11】2013 年 12 月 25 日，某医院支付电费 900 000 元，其中临床科室应负担 300 800 元、医疗技术科室应负担 210 400 元、医疗辅助科室应负担 190 000、行政后勤科室应负担 198 800 元。供电部门采用委托收款结算方式。财会部门根据有关凭证，做如下会计分录：

借：医疗业务成本　　701 200

　　管理费用　　198 800

　　贷：银行存款　　900 000

【例 1－12】2013 年 12 月 1 日，某医院银行存款（美元户）账户余额为 52 000 美元，当日汇率为 1 美元＝6.58 元人民币。2013 年 12 月 25 日，从该账户中支出 3 500 美元用于购买外科设备，当日汇率为 1 美元＝6.54 元人民币。12 月 31 日汇率为 1 美元＝6.49 元人民币。财会部门根据有关凭证，做会计分录如下：

12 月 25 日支付设备购置款：

银行存款（美元户）折算金额＝3 500×6.54＝22 890（元）。

借：固定资产　　22 890

　　贷：银行存款—外币户（3 500 美元）　　22 890

1 月 31 日计算汇兑损益：

1 月 1 日，外币账户人民币余额＝52 000×6.58＝342 160（元）

1 月 31 日，银行存款（美元户）账户余额＝52 000－3 500＝48 500（美元）

按当日汇率折算金额＝48 500×6.49＝314 765（元）

汇兑差额＝314 765－（342 160－22 890）＝－4 505（元）（汇兑损失）

借：管理费用　　4 505

　　贷：银行存款—外币户　　4 505

【例 1－13】2013 年 12 月初，某医院收到银行送来的 11 月份银行对账单，11 月底银行对账单余额为 55 400 元，银行存款日记账余额为 53 000 元。经审核，未发现记账差错。经逐笔核对，发现以下未达账项：

（1）11 月 6 日，某医院收到支票 1 张，金额为 3 000 元，某医院已入账而银行尚未入账。

（2）11 月 10 日，银行代某医院支付水电费 840 元，某医院尚未收到结算凭证和水电费缴款收据，银行已入账而某医院尚未入账。

（3）11 月 12 日，银行代收退回的采购款 2 800 元，某医院尚未收到银行通知单，银行已入账而某医院尚未入账。

（4）11 月 20 日，某医院已签发转账支票 1 张，金额为 3 440 元，持票单位尚未到银行办理转账手续，某医院已入账而银行尚未入账。

根据以上资料，编制银行存款余额调节表，见表 1－3。

**表 1-3** **银行存款余额调节表** 2013 年 11 月 30 日

| 项　目 | 金额（元） | 项　目 | 金额（元） |
|---|---|---|---|
| 单位银行存款日记账余额 | 53 000 | 银行对账单余额 | 55 400 |
| 加：单位未入账的收入款项 | 2 800 | 加：银行未入账的收入款项 | 3 000 |
| 减：单位未入账的支付款项 | 840 | 减：银行未入账的支付款项 | 3 440 |
| 调节后存款余额 | 54 960 | 调节后存款余额 | 54 960 |

## 模块三　零余额账户用款额度的核算

### 业务描述

了解国库集中支付制度，了解财政授权支付和财政直接支付的流程，了解零余额账户用款额度的管理规定，熟练进行零余额账户用款额度的会计处理。

### 相关知识

#### 一、国库集中支付制度

国库集中支付制度是指政府将所有财政性资金都纳入国库单一账户体系管理，收入直接缴入国库或财政专户，支出通过国库单一账户体系支付到商品和劳务供应者或用款单位。逐步建立和完善以国库单一账户体系为基础，资金拨付以国库集中收付为主要形式的财政国库管理制度，是财政管理体制改革的有机组成部分和主要内容。在国库集中支付制度下，财政资金的拨付包括财政直接支付和财政授权支付两种方式。

**（一）财政直接支付**

财政直接支付是指由财政部门向代理银行签发支付指令，代理银行根据支付指令通过国库单一账户体系将资金直接支付到收款人（如供应商）或医院（如资金申请和使用医院）的账户。具体流程如图 1-2 所示。

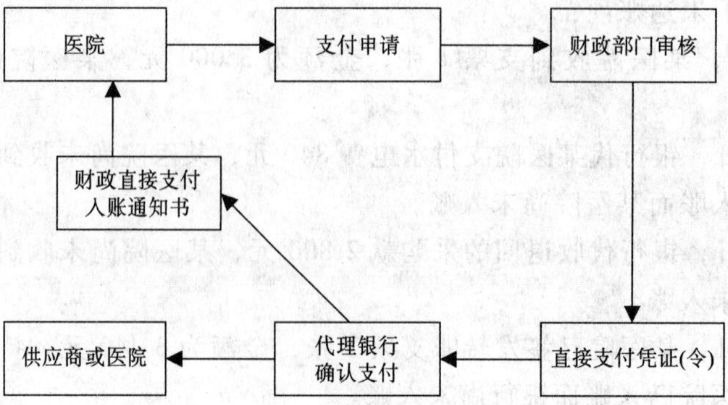


图 1-2　财政直接支付流程

（二）财政授权支付

财政授权支付是指医院按照财政部门的授权，向代理银行签发支付指令，代理银行根据支付指令，在财政部门核准下达的授权用款额度内，通过国库单一账户体系将资金支付到收款人或医院账户。具体流程如图 1－3 所示。

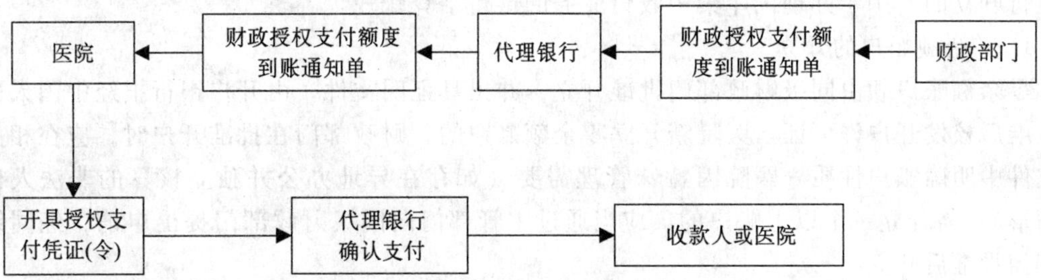


图 1－3　财政授权支付流程

## 二、国库集中支付的核算程序

（一）财政直接支付核算程序

医院实行财政直接支付的支出包括工资支出、基建支出、政府采购支出及其他专项支出。财政直接支付的申请由卫生主管部门汇总，填写“财政直接支付汇总申请书”，报财政部门国库支付执行机构。

步骤 1：医院向财政部门国库支付执行机构申请用款，填制“财政直接支付申请书”。

步骤 2：财政部门审核无误后，签发直接支付指令，开具“财政直接支付凭证”，经财政部门国库管理机构盖章后，分别送中国人民银行和代理银行。

步骤 3：代理银行根据“财政直接支付凭证”及时将资金直接支付给收款人或用款医院。

步骤 4：代理银行办理支付后，开具“财政直接支付入账通知书”给医院，医院据此做账。

（二）财政授权支付核算程序

适用于未纳入工资支出、工程采购支出、物品和服务采购支出管理的购买支出和零星支出，包括单件物品或单项服务购买额不足 10 万元人民币的购买支出；年度财政投资不足 50 万元人民币的工程采购支出；特别紧急的支出和经财政部门批准的其他支出。

步骤 1：医院按照批复的部门预算与资金使用计划（即用款计划），申请授权支付的月度用款限额。

步骤 2：财政部门根据批复的用款计划，以“财政授权支付额度通知单”的形式分别通知中国人民银行和代理银行。

步骤 3：代理银行收到“财政授权支付额度通知单”时，向医院发出“财政授权支付额度到账通知书”。

步骤 4：医院收到“财政授权支付额度到账通知书”时，进行会计处理。

步骤 5：医院使用授权额度时，填制“财政授权支付凭证”，并进行相关会计处理。

## 三、零余额账户用款额度的管理

### （一）零余额账户的管理

零余额账户是指预算单位经财政部门批准，在国库集中支付代理银行和非税收入收缴代理银行开立的、用于办理国库集中收付业务的银行结算账户。

1. 零余额账户的开立

零余额账户须由同级财政部门批准开立，并出具证明文件，由开户银行报经中国人民银行核准后核发开户许可证。医院新开立零余额账户的，财政部门在批准开户时，应在相关证明文件中明确账户性质。医院因特殊管理需要（如存在异址办公并独立核算的非法人机构等情形），需开立一个以上账户的，应当通过主管部门向同级财政部门提出申请，经同级财政部门批准后开立。

2. 零余额账户的管理

医院零余额账户印鉴卡必须按规定的格式和要求填写，印鉴卡内容如有变动，应当及时向同级财政部门提出变更申请，办理印鉴卡更换手续。

医院零余额账户的用款额度具有与人民币存款相同的支付结算功能，可办理转账、汇兑、委托收款和提取现金等支付结算业务。可以向本单位按账户管理规定保留的相应账户划拨工会经费、住房公积金及提租补贴，以及划拨经财政部门批准的特殊款项。

零余额账户的变更、合并与撤销，须经同级财政部门批准，并按照财政国库管理制度规定的程序和要求办理。

### （二）零余额账户用款额度的管理

零余额账户用款额度是对实行国库集中支付制度的医院，财政部门根据批复的用款计划下达给医院的财政授权支付额度。实际上财政不再将货币资金拨付到医院，而是将用款额度划拨到医院的“零余额账户”，于当日营业终了前由代理银行在财政部门批准的用款额度内与国库单一账户清算。

（1）财政授权的转账业务一律通过医院零余额账户办理。

（2）营业中单笔支付额 5 000 万元人民币以上（含 5 000 万元），应及时与国库单一账户清算。

（3）严禁未经授权的机构或人员办理零余额账户用款额度资金业务。

（4）医院应定期与财政部门、银行核对零余额账户用款，每月至少核对一次，编制零余额账户用款调节表。

零余额账户用款额度直接支付余额应与财政部门核对相符，授权支付账面余额应与银行对账单核对相符。

（5）配合财政部门对医院预算执行、资金申请与拨付和账户管理等情况进行监督管理，及时报送有关报表。

**操作步骤**

1. 设置会计科目

在资产类科目中设置“零余额账户用款额度”总账科目，核算实行国库集中支付的医院根据财政部门批复的用款计划收到的零余额账户用款额度。本科目不进行明细核算。

"零余额账户用款额度"账户结构如下：

| 借 | 零余额账户用款额度　　贷 |
|---|---|
| 收到授权支付到账额度 | 支用的零余额用款额度 |
| 期末余额反映医院尚未支用的零余额用款额度(本科目年末无余额) | |

2. 会计处理

(1) 在财政授权支付方式下，收到授权支付到账额度时，根据收到的额度金额：

借：零余额账户用款额度

　　贷：财政补助收入

(2) 支用零余额账户用款额度时，按照支付金额：

借：医疗业务成本/财政项目补助支出

　　贷：零余额账户用款额度

对于支用额度为购建固定资产、无形资产或购买药品等库存物资发生的支出，还应同时：

借：在建工程/固定资产/无形资产/库存物资

　　贷：待冲基金——待冲财政基金

(3) 年度终了，依据代理银行提供的对账单中的注销额度：

借：财政应返还额度——财政授权支付

　　贷：零余额账户用款额度

医院本年度财政授权支付预算指标数大于零余额账户用款额度下达数的，根据未下达的用款额度：

借：财政应返还额度——财政授权支付

　　贷：财政补助收入

医院依据下年初代理银行提供的额度恢复到账通知书中的恢复额度：

借：零余额账户用款额度

　　贷：财政应返还额度——财政授权支付

下年度医院收到财政部门批复的上年末未下达零余额账户用款额度时：

借：零余额账户用款额度

　　贷：财政应返还额度——财政授权支付

**实例操作**

【例1-14】2013年12月2日，某医院收到财政部门批复的分月用款计划及代理银行盖章的"授权支付到账通知书"，金额为50 000元，财会部门根据有关凭证，做如下会计分录：

| | | |
|---|---|---|
| 借：零余额账户用款额度 | 50 000 | |
| 　　贷：财政补助收入 | | 50 000 |

【例 1－15】 2013 年 12 月 15 日，某医院根据财政部门审定的医疗部门人员统发工资清单，合计金额 4 000 000 元送代理银行办理资金支付。财会部门根据有关凭证，做如下会计分录：

借：医疗业务成本 —— 人员费用　　4 000 000

　　贷：零余额账户用款额度　　4 000 000

【例 1－16】2013 年 12 月 16 日，某医院用零余额账户用款额度购买固定资产 50 000 元，财会部门根据有关凭证，做会计分录如下：

借：财政专项补助支出　　50 000

　　贷：零余额账户用款额度　　50 000

同时：

借：固定资产　　50 000

　　贷：待冲基金——待冲财政基金　　50 000

【例 1－17】年度终了，医院经与代理银行提供的对账单核对无误后，将余额 9 500 000 元予以注销，财会部门根据有关凭证，做如下会计分录：

借：财政应返还额度——财政授权支付　　9 500 000

　　贷：零余额账户用款额度　　9 500 000

【例 1－18】年度终了，本年度财政授权支付预算指标数大于零余额账户用款额度下达数 8 000 000 元，医院根据两者的差额，编制会计分录如下：

借：财政应返还额度——财政授权支付　　8 000 000

　　贷：财政补助收入　　8 000 000

【例 1－19】下年初，财政恢复用款额度时，编制会计分录如下：

借：零余额账户用款额度　　9 500 000

　　贷：财政应返还额度——财政授权支付　　9 500 000

## 模块四　其他货币资金的核算

### 业务描述

了解医院其他货币资金的内容及管理规定，熟练处理医院其他货币资金的经济业务。

### 相关知识

医院的其他货币资金是指医院除库存现金、银行存款、零余额账户用款额度之外的货币资金，包括银行本票存款、银行汇票存款、信用卡存款等货币资金。

银行本票存款，是指医院为取得银行本票按规定存入银行的款项；银行汇票存款，是指医院为取得银行汇票按规定存入银行的款项；信用卡存款，是指医院为取得信用卡按照规定存入银行的款项。

医院应加强对其他货币资金的管理，及时办理结算，对于逾期尚未办理结算的银行汇票、银行本票等，应按规定及时转回，按规定进行处理。

## 操作步骤

1. 设置会计科目

医院应当在资产类科目中设置“其他货币资金”总账科目，核算医院的银行本票存款、银行汇票存款、信用卡存款等各种其他货币资金；并在该科目下设置“银行本票存款”、“银行汇票存款”、“信用卡存款”等明细科目，进行明细核算。

“其他货币资金”账户结构如下：

| 借　　　　其他货币资金 | 贷 |
|---|---|
| 其他货币资金的增加额 | 其他货币资金的减少额 |
| 期末余额反映医院实际持有的其他货币资金 | |

2. 会计处理

（1）银行本票存款。医院向银行提交“银行本票申请书”并将款项交存银行，取得银行本票后，根据银行盖章退回的申请书存根联：

借：其他货币资金——银行本票

　　贷：银行存款

医院使用银行本票后，根据发票账单等有关凭证：

借：库存物资

　　贷：其他货币资金——银行本票

因本票超过付款期等原因而要求退款时，应当填制进账单一式两联，连同本票一并送交银行，根据银行盖章退回的进账单第一联：

借：银行存款

　　贷：其他货币资金——银行本票

（2）银行汇票存款。医院在填送“银行汇票申请书”并将款项交存银行，取得银行汇票后，根据银行盖章退回的申请书存根联：

借：其他货币资金——银行汇票

　　贷：银行存款

医院使用银行汇票后，根据发票账单等有关凭证：

借：库存物资

　　贷：其他货币资金——银行汇票

如有多余款或因汇票超过付款期等原因而退回款项，根据开户行转来的银行汇票第四联（多余款收账通知）：

借：银行存款

　　贷：其他货币资金——银行汇票

（3）信用卡存款。医院应按规定填制信用卡申请表，连同支票和有关资料一并送交发卡银行，根据银行盖章退回的进账单第一联：

借：其他货币资金——信用卡

　　贷：银行存款

医院用信用卡购物或支付有关费用时：

借：有关科目

　　贷：其他货币资金——信用卡

医院信用卡在使用过程中，需向其账户续存资金的，根据存款金额：

借：其他货币资金——信用卡

　　贷：银行存款

## 实例操作

【例1-20】2013年12月6日，某医院向银行填交“银行本票申请书”，将3 000元银行存款转作银行本票存款，当日取得金额为3 000元的银行本票。12月8日，某医院用银行本票购买办公用品3 000元。财会部门根据有关凭证，做如下会计分录：

2013年12月6日，取得银行本票：

借：其他货币资金——银行本票　　3 000

　　贷：银行存款　　3 000

2013年12月8日，以银行本票购买商品：

借：库存物资　　5 000

　　贷：其他货币资金——银行本票　　5 000

【例1-21】2013年12月10日，某医院开出票面金额为15 000元的银行汇票，用于购买医疗耗材。12月12日，医疗耗材经验收入库，实际支付的价款为14 000元。12月13日，根据银行的收款通知，余款1 000元退回开户银行。财会部门根据有关凭证，做会计分录如下：

2013年12月10日，办理银行汇票：

借：其他货币资金——银行汇票　　15 000

　　贷：银行存款　　15 000

2013年12月12日，结算款价、耗材验收入库：

借：库存物资　　14 000

　　贷：其他货币资金——银行汇票　　14 000

2013年12月13日，余款退回开户银行：

借：银行存款　　1 000

　　贷：其他货币资金——银行汇票　　1 000

【例1-22】2013年12月2日，某医院向银行申领信用卡，以银行存款交存信用卡存款50 000元。12月25日，某医院以信用卡向某饭店支付会议费25 000元。财会部门根据有关凭证，做如下会计分录：

2013年12月2日，申领信用卡：

借：其他货币资金——信用卡　　50 000

　　贷：银行存款　　50 000

2013 年 12 月 25 日，以信用卡支付会议费：

借：管理费用　　25 000

　　贷：其他货币资金——信用卡　　25 000

## 项目实训

### 一、单项选择

1. 出纳可以兼任（　　）岗位。

A. 支出账目的登记　　B. 债权账目的登记

C. 债务账目的登记　　D. 固定资产明细账的登记

2. 医院库存现金发生溢余，属于应支付给有关人员或单位的部分，应借记“库存现金”，贷记（　　）。

A. 其他应付款　　B. 待处理财产损益

C. 其他应收款　　D. 其他收入

3. 医院库存现金发生溢余，属于无法查明的其他原因的部分，应借记“库存现金”，贷记（　　）。

A. 其他应付款　　B. 待处理财产损益

C. 其他应收款　　D. 其他收入

4. 医院库存现金发生短缺，属于应由责任人赔偿的部分，应借记（　　），贷记“库存现金”。

A. 其他应付款　　B. 待处理财产损益

C. 其他应收款　　D. 其他支出

5. 医院库存现金发生短缺，属于无法查明原因的部分，报经批准后，应借记（　　），贷记“库存现金”。

A. 其他应付款　　B. 待处理财产损益

C. 其他应收款　　D. 其他支出

6. 医院使用商业汇票进行采购结算，通过（　　）科目核算。

A. 银行存款　　B. 其他货币资金

C. 应付票据　　D. 应收票据

7. 医院外币汇兑损益应计入（　　）科目。

A. 财务费用　　B. 管理费用

C. 其他支出　　D. 其他收入

### 二、多项选择

1. 医院的货币资金包括（　　）。

A. 库存现金　　B. 银行存款

C. 零余额账户用款额度　　D. 其他货币资金

2. 出纳不得兼任（　　）岗位。

A. 稽核　　B. 票据管理

C. 会计档案保管　　D. 收入账目的登记

3. 货币资金支付程序包括（　　）。

A. 支付申请　　B. 支付审批

C. 支付审核　　D. 支付结算

4. 不同的结算方式，所使用的会计科目也不相同。通过“其他货币资金”科目核算的银行结算方式有（　　）。

A. 银行汇票　　B. 银行本票

C. 信用卡　　D. 信用证

5. 不同的结算方式，所使用的会计科目也不相同。通过“银行存款科目”核算的银行结算方式有（　　）。

A. 支票　　B. 汇兑

C. 委托收款　　D. 托收承付

6. 医院零余额账户的用款额度具有与人民币存款相同的支付结算功能，可办理（　　）支付结算业务。

A. 转账　　B. 汇兑

C. 委托收款　　D. 提取现金

## 三、判断对错

1. 医院不得由1人办理货币资金业务的全过程。（　）

2. 1人可以保管支付款项所需的全部印章。（　）

3. 银行存款余额调节表可以作为记账的依据。（　）

4. “零余额账户用款额度”是只有实行国库集中支付的医院，在授权支付方式下才使用的会计科目。（　）

5. 零余额账户的开立，需同级财政部门批准，报中国人民银行备案。（　）

6. 零余额账户的变更、合并与撤销，须经同级财政部门批准，并按照财政国库管理制度规定的程序和要求办理。（　）

7. “零余额账户用款额度”科目年末无余额。（　）

## 四、业务操作

某医院3月份发生下列经济业务，请做出会计分录：

1. 5日，办理单位银行卡一张，交存金额50 000元。

2. 7日，支付上月电话费2 000元，用银行卡结算。

3. 10日，某医院办理以一张票面金额为20 000元的银行汇票，用于购买医疗耗材。

4. 12日，医疗耗材经验收入库，实际支付的价款为18 000元。

5. 13日，根据银行的收款通知，余款2 000元退回开户银行。

6. 14日收到财政部门批复的分月用款计划及代理银行盖章的“授权支付到账通知书”，金额为50 000元。

7. 15日，某医院根据财政部门审定的医务人员统发工资清单，合计金额4 000 000元送代理银行办理资金支付。

8. 16日，用零余额账户用款额度购买心电图机一台，价款50 000元，设备已交付使用。

9. 17日，用零余额账户用款额度购买西药一批，价款30 000元，药品已验收入库。

## 项目小结

| 项目名称 | 项目要素 | 模块要素 | 知识、技能 |
|---|---|---|---|
| 货币资金核算 | 学习目标<br>项目描述<br>学习要点及流程<br>库存现金的核算<br>银行存款的核算<br>零余额账户用款额度的核算<br>其他货币资金的核算<br>项目实训 | 业务描述<br>相关知识<br>操作步骤<br>实例操作 | 知识归纳：<br>1. 库存现金的管理规定<br>2. 银行存款的管理<br>3. 银行结算方式<br>4. 银行存款对账<br>5. 国库支付制度<br>6. 零余额账户用款额度的管理<br>7. 其他货币资金的内容及管理<br>操作流程梳理：<br>1. 设置会计科目<br>2. 会计处理 |

# 项目二
# 财产物资的核算

## 学习目标

**知识目标：**

- 了解财产物资的内容
- 了解财产物资的管理规定
- 掌握财产物资的核算方法

**技能目标：**

- 会分析判断财产物资相关经济业务的真实性、合规性
- 会进行存货、投资、固定资产、无形资产和其他资产业务的会计处理

### 项目描述

王东学习的第二类业务是财产物资核算。通过学习，王东发现医院购买财产物资的资金来源有三个：其一是用财政资金购买，其二是用科教资金购买，其三是用自有资金购买；而且用不同来源资金购买的财产物资，其会计处理是不相同的。张会计肯定了王东的说法，并表扬王东善于思考。接着向王东介绍了医院财产物资核算的重要性：医院的财产物资包括存货、投资、固定资产、无形资产和其他资产，在医院资产总额中占有很高的比例，管好医院的财产物资、提高财产物资的利用效率，是医院业务活动正常开展的重要保证。

给王东布置的学习任务是：了解医院财产物资的内容和管理规定，正确核算医院财产物资的增减变化。具体任务有：

1. 了解医院存货的分类、计量及管理规定，完成存货的会计处理。

2. 了解投资的分类、确认与计量，完成短期投资和长期投资的会计处理。

3. 了解固定资产的概念与分类、计价及管理规定，掌握折旧的计提方法，完成固定资产的会计处理。

4. 了解医院无形资产的内容与计价，完成无形资产的会计处理。

5. 了解医院其他资产的内容及管理规定，完成其他资产的会计处理。

## 学习要点及流程

学习要点及流程见图 2－1。

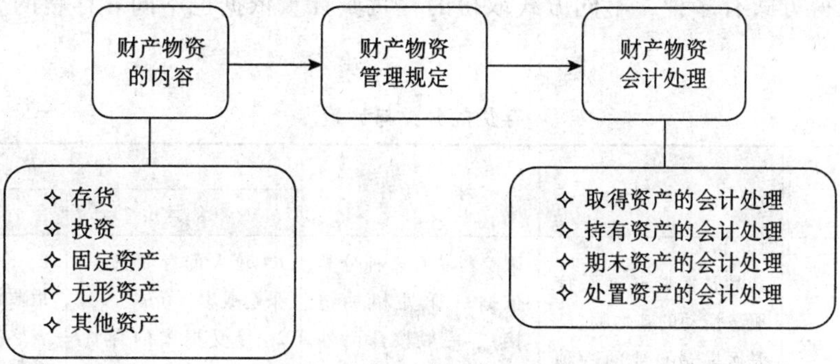


图 2－1 财产物资核算的学习内容和流程

# 模块一 存货的核算

### 业务描述

了解医院存货的内容，了解存货的分类和计量，了解存货的管理规定，了解医院特殊存货的管理规定，熟练进行存货的会计处理。

## 相关知识

### 一、存货的概念及特点

存货是指医院为开展医疗服务及其他活动而储存的低值易耗品、卫生材料、药品、其他材料、在加工物资等。

医院的存货与其他资产相比，主要有以下特点：

第一，存货是有形资产。

第二，存货具有较强的流动性。存货经常处于不断销售、耗用、购买或重置中，具有较快的变现能力和明显的流动性。

第三，存货具有时效性和发生潜在损失的可能性。在正常的医疗服务活动下，存货能够规律地转换为货币资产或其他资产，但长期不能耗用或者消费的存货就有可能成为积压物资，从而造成损失。

医院存货的确认条件：医院在判断一项资产是否应当作为存货予以确认时，首先要看其是否符合存货的定义；其次还要看该存货的成本是否能够可靠地计量。

## 二、存货的分类及计量

医院存货品种比较多，为了加强对存货的管理，需要对不同性质的存货进行合理分类。医院存货的取得方式有多种，不同方式取得的存货其计量依据也不同。存货的分类及计量如表2－1所示。

表2－1 存货的分类与计量

<table>
<tr><th colspan="2" rowspan="2">类 别</th><th rowspan="2">定 义</th><th rowspan="2">内 容</th><th colspan="2">计 量</th></tr>
<tr><th>初始计价</th><th>发出计价</th></tr>
<tr><td rowspan="4">库存物资</td><td>药品</td><td>药品是医院开展医疗服务活动的基本物资，是医院最重要的一种存货。</td><td>医院药品有多种分类依据（详见相关链接），一般按药品性质分为西药、中草药、中成药。</td><td rowspan="4">1. 购入的存货按其采购成本计价；<br>2. 接受捐赠的存货按照同类或类似物资的市场价格或有关凭据注明的金额计价；<br>3. 盘盈的存货按照同类品种的价格计价。</td><td rowspan="5">1. 个别计价法。是指假设存货实物流转与成本流转一致，按各种存货，逐一辨认各批发出存货所属的入库批别，分别按入库时所确定的单位成本作为计算各批发出存货单位成本的方法。<br>2. 先进先出法。是指根据先入库先发出的原则，对发出存货进行计价，按存货入库的先后顺序，分别计算价格的方法。<br>3. 加权平均法。是以月初和当月各批入库存货数量为权数计算平均单价的一种方法。<br>计算公式如下：<br>存货加权平均单价＝（月初结存金额＋本期入库发生额）÷（月初结存数量＋本月入库数量）<br>本月发出存货的成本＝本月发出存货的数量×加权平均单价<br>本月月末库存存货成本＝月末库存存货的数量×加权平均单价</td></tr>
<tr><td>卫生材料</td><td>卫生材料是指临床和医技科室在业务活动中，一次性消耗的物品。</td><td>纱布、药棉、放射材料、镶牙材料、化学试剂、血液等。</td></tr>
<tr><td>其他材料</td><td>其他材料是指间接为医疗服务活动而消耗的各种材料。</td><td>针棉织品、办公用品、卫生清洁用具、燃料及油料等。</td></tr>
<tr><td>低值易耗品</td><td>低值易耗品是指在医院医疗服务过程中经多次使用不改变其实物形态，而其单位价值又低于固定资产起点，或其单位价值达到了固定资产价值标准，但使用期限较短或易于损坏、需要经常补充和更新的物品。</td><td>医疗用品（如听诊器、消毒车）、办公用品（如计算器、装订机）、棉纺织品（如口罩、帽子）、文体用品（如球拍、网球、乒乓球台）、炊事用品（如锅、碗、蒸笼）等。</td></tr>
<tr><td colspan="2">在加工物资</td><td>在加工物资是指医院自制或委托外单位加工的各种药品、卫生材料等物资。</td><td>自制物资、委托加工物资</td><td>按其发生的实际成本计价。</td></tr>
</table>

**想一想**

企业存货的采购成本包括哪些内容？

**相关链接**

1. 库存物资的采购成本

库存物资的采购成本，指库存物资从采购到入库前所发生的全部支出，包括购买价款、相关税费和其他可归属于库存物资采购成本的费用。其中：

（1）购买价款，指医院购入的材料或商品的发票账单上列明的价款。

（2）相关税费，指医院购买的应计入库存物资采购成本的税费。

（3）其他可归属于库存物资采购成本的费用，即采购成本中除上述各项以外的可归属于库存物资采购成本的费用，如在库存物资采购过程中发生的仓储费、包装费、运输途中的合理损耗、入库前的挑选整理费用等。这些费用能分清负担对象的，应直接计入库存物资的采购成本；不能分清负担对象的，应选择合理的分配方法，分配计入有关库存物资的采购成本。分配方法通常包括按所购库存物资的数量或采购价格比例进行分配。

但是，对于采购过程中发生的物资毁损、短缺等，除合理的途耗应当作为库存物资的其他可归属于库存物资采购成本的费用计入采购成本外，应区别不同情况进行会计处理：①从供货单位、外部运输机构等收回的物资短缺或其他赔款，应冲减所购库存物资的采购成本；②因遭受意外灾害发生的损失和尚待查明原因的途中损耗，不得增加库存物资的采购成本，应及时查明原因，按照管理权限报经批准后计入当期费用。

取得库存物资单独发生的运杂费，能够直接计入医疗业务成本的，计入医疗业务成本；不能直接计入医疗业务成本的，计入管理费用。

2. 存货加工成本的构成

存货的加工成本，是指在存货加工的过程中发生的追加费用，包括直接人工和制造费用。直接人工是指医院在生产产品过程中直接从事产品生产人员的职工薪酬。直接人工和间接人工的划分依据是生产人员是否与所产生的产品直接相关。制造费用是指医院为生产产品和提供服务而发生的各项间接费用。制造费用属于间接生产成本，包括生产部门管理人员的职工薪酬、折旧费、水电费等。

医院在存货加工过程中发生的直接人工和制造费用，能够直接计入有关成本核算对象的，应当直接计入该成本核算对象；否则，应按照一定方法分配计入有关成本核算对象。分配方法一经确定，不得随意变更。

## 三、存货的管理

存货要按照“计划采购、定额定量供应”的办法进行管理，健全各项管理制度，控制存货在医院流转的各个环节，加快存货的周转。

### （一）合理确定储备定额

医院应根据存货供应情况及业务需求，确定批量采购或零星采购，实行储备定额计划控制，最大限度降低库存储备。

**想一想**

什么是经济订货量？如何确定采购次数？

**（二）健全存货采购的管理制度**

存货由医院统一采购。财务部门应监督采购方式确定、供应商选择、验收程序等流程。纳入政府采购和药品集中招标采购范围内的，必须按照有关规定执行。

**（三）加强存货出、入库管理**

1. 入库管理

根据医院财产物资验收制度和经批准的合同等采购文件，组织验收人员对存货品种、规格、数量、质量和其他相关内容进行验收并及时入库；所有存货必须经过验收入库方可领用；未经验收入库，一律不得办理资金结算。

2. 出库管理

存货的储存与保管要实行限制接触控制。指定专人负责领用，制定领用限额或定额；建立高值耗材的领、用、存辅助账。

**（四）加强存货核对管理**

财务部门应根据审核无误的验收入库单、批准的计划、合同、协议、发票等相关证明及时进行会计处理；每月与归口管理部门核对账目，保证账账、账实相符。

**想一想**

计划、合同、协议是原始凭证吗？与发票的财务效力等同吗？

**（五）加强对存货的清查盘点工作**

库存物资的清查盘点是指医院通过查点数量，确定物资的实际库存数量，并与存货账面数量进行核对。这项工作是医院财务管理的一项基础性工作。

由于在对存货的验收、计量、核算、管理中可能发生的疏漏，以及存货的自然损耗和发生的其他意外事故等原因，有时会发生库房的盘盈或盘亏，造成账实不符。因此，为了及时发现问题，堵塞漏洞，加强管理，健全制度，最大限度地保证物资的安全与完整，做到账实相符，医院必须对存货进行定期或不定期的清查盘点，核实库房的实际库存数量，并与存货的账面记录进行核对；对于盘盈、盘亏的物资，应及时查明原因，分清责任，并按照规定的程序报经批准后，计入当期损益，并进行相应的会计处理，使物资的账面记录与库存实物相符。

**相关链接**

**特殊存货的管理**

一、药品的分类与管理

（一）药品的分类

医院的药品品种繁多，进销频繁，为便于管理与核算，对药品应按一定标准进行分类。

药品的各种分类如表2-2所示。

表2-2　　药品分类

<table>
<tr><th>分类依据</th><th colspan="3">类别</th></tr>
<tr><td rowspan="3">按药品的存放地点分类</td><td>药库药品</td><td colspan="2">西药、中成药、中草药</td></tr>
<tr><td rowspan="2">药房药品</td><td>门诊药房药品</td><td>西药、中成药、中草药</td></tr>
<tr><td>住院药房药品</td><td>西药、中成药、中草药</td></tr>
<tr><td>按药品的性质分类</td><td colspan="3">西药、中成药、中草药</td></tr>
<tr><td rowspan="2">按药品的形态分类</td><td colspan="3">西药分为片剂、针剂、粉剂、酊剂等</td></tr>
<tr><td colspan="3">中药分为膏、丸、散等</td></tr>
<tr><td>按药品的管理分类</td><td colspan="3">一般药品、有毒药品、麻醉药品、限制药品、短缺药品、贵重药品</td></tr>
</table>

（二）药品的管理

药品是医院为了开展医疗服务、用于诊断和治疗疾病的特殊商品，是医疗服务必不可少的物资保证和重要手段，是医院最重要的一种存货。在医院的医疗服务过程中，药品的消耗占医院各种物资消耗的比重很大，药品的采购、储备、周转与处置关系到医院医疗服务的开展，是医院存货管理的重点。

1. 管理依据

药品管理要严格执行《药品管理法》、药品价格管理、国家基本药物制度和基本医疗保险制度等相关政策和规定。

2. 管理原则

医院要遵循“定额管理、合理使用、保证供应”的原则对药品进行管理。

3. 管理办法

医院使用计算机进行药品管理且具备条件的，应采用“金额管理、数量统计、实耗实销”的管理办法；没有使用计算机进行药品管理的，采用“金额管理、重点统计、实耗实销”的管理办法。医院不得以领代报，以存定销。

二、低值易耗品的管理

低值易耗品实物管理采用“定量配置、以旧换新”的管理办法。物资管理部门要建立辅助明细账，对各类物资进行数量、金额管理，反映低值易耗品的分布、使用以及消耗情况。

低值易耗品领用实行一次性摊销，个别价值较高或领用报废相对集中的可采用五五摊销法。

低值易耗品报废收回的残余价值，按照国有资产管理有关规定处理。

三、医院自制药品和材料的管理

医院应建立健全自制药品、材料管理制度，按类别、品种进行成本核算。

四、高值耗材的管理

医院的高值耗材是指单价在2 000元以上（含配套附件），用于人体植入、人体介入治疗等的医用耗材，如心脏起搏器、人工晶体、人工关节等。医院应加强对高值耗材的管理，设置高值耗材的领、销、存明细账，建立资金回收跟踪记录，杜绝漏洞和浪费。

**想一想**

什么是低值易耗品的一次摊销法和五五摊销法？各自的优点及适用范围是怎样的？

## 操作步骤

1. 会计科目设置

为核算医院存货的增减变化情况，应在资产类科目中设置“库存物资”和“在加工物资”总账科目。

“库存物资”是核算医院为了开展医疗活动而储存的药品、卫生材料、低值易耗品、其他材料的实际成本。该科目应当按照库存物资的类别，设置“药品”、“卫生材料”、“低值易耗品”和“其他材料”一级明细科目。“药品”一级明细科目下应设置“药库”、“药房”两个二级明细科目，并按西药、中成药、中草药设置三级明细科目，进行明细核算。

“库存物资”账户结构如下：

| 借　　　　　　　　库存物资 | 贷 |
|---|---|
| 库存物资的增加额 | 库存物资的减少额 |
| 期末余额反映医院库存物资的实际成本 | |

医院物资管理等部门应当在本科目明细账下，按品名、规格设置数量金额明细账，仓库应设置实物收、发、存数量明细账和卡。

“在加工物资”是核算医院自制或委托外单位加工的各种药品、卫生材料等物资的实际成本。该科目应按“自制物资”和“委托加工物资”设置一级明细科目，并按照物资类别设置明细账，进行明细核算。自制药品、卫生材料的，应当在本科目的相关明细科目下归集自制药品、卫生材料等发生的直接材料、直接人工（专门从事药品、卫生材料等物资制造的生产工人工资）等直接费用；生产多种药品、卫生材料发生的间接费用，在本科目的“自制物资”一级明细科目下单独设置“间接费用”二级明细科目予以归集，会计期末，再按一定的分配标准和方法，分配计入有关药品、卫生材料的成本。

“在加工物资”账户结构如下：

| 借　　　　　　　　在加工物资 | 贷 |
|---|---|
| 在加工物资的增加额 | 在加工物资的减少额 |
| 期末余额反映医院自制或委托外单位加工但尚未完工的各种在加工物资实际成本 | |

2. 会计处理

A. 库存物资的会计处理（见图 2 - 2）。

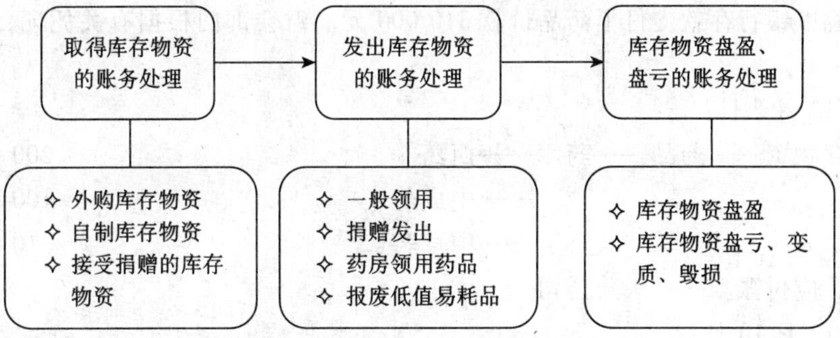


图 2－2　库存物资的会计处理内容及流程

（1）取得库存物资的会计处理。库存物资在取得时，应当以其成本入账。具体如下：

①外购的库存物资，其成本按照采购价格（含增值税额，下同）确定。外购的物资验收入库，按确定的成本：

借：库存物资

　　贷：银行存款/应付账款

使用财政补助、科教项目资金购入的物资验收入库，按确定的成本：

借：库存物资

　　贷：待冲基金

同时，按实际支出金额

借：财政项目补助支出/科教项目支出

　　贷：零余额账户用款额度/财政补助收入/银行存款

↓　↓　↘

（财政授权支付方式）（财政直接支付方式）（未实行国库集中支付）

②自制的库存物资加工完成并验收入库，按照所发生的实际成本（包括发生的直接生产费用和分配的间接生产费用）：

借：库存物资

　　贷：在加工物资

③委托外单位加工收回的库存物资，按照所发生的实际成本（包括加工前发出物资成本和支付的加工费）：

借：库存物资

　　贷：在加工物资

④接受捐赠的库存物资，其成本比照同类物资的市场价格或有关凭据注明的金额确定。接受捐赠的物资验收入库，按照确定的成本：

借：库存物资

　　贷：其他收入

**实例操作**

【例 2－1】2013 年 12 月 5 日，东方医院从医药公司购入西药 200 000 元，中成药 100 000 元，中草药 10 000 元，价款尚未支付，当日收到药品，经验收合格入库。12 月 10

日，东方医院以银行存款支付了药品价款 310 000 元。财会部门根据有关凭证，作如下会计分录：

2013 年 12 月 5 日：

借：库存物资——药品——药库——西药　　200 000

——中成药　　100 000

——中草药　　10 000

贷：应付账款——医药公司　　310 000

2013 年 12 月 10 日：

借：应付账款——医药公司　　310 000

贷：银行存款　　310 000

如果上述药品在购入时，以科教项目资金支付货款。会计分录为：

**想一想**

上例，如果使用银行汇票、银行本票、商业汇票结算方式，应如何作会计分录？

借：库存物资——药品——药库——西药　　200 000

——中成药　　100 000

——中草药　　10 000

贷：待冲基金——待冲科教项目基金　　310 000

同时：

借：科教项目支出　　310 000

贷：银行存款　　310 000

**想一想**

如果上述药品款是以财政补助支付的，在财政授权支付和财政直接支付方式下分别做怎样的会计分录？

【例 2－2】2013 年 12 月 7 日，东方医院与 B 药厂签订了一项药品捐赠协议，协议约定，B 药厂将一批西药无偿捐赠给东方医院，这批西药在 B 药厂的账面价值为 10 万元，市场价格为 15 万元。4 月 10 日，东方医院收到 B 药厂捐赠的药品，并验收入库。财会部门根据有关凭证，作会计分录如下：

借：库存物资——药品——药库——西药　　150 000

贷：其他收入——捐赠收入　　150 000

（2）发出库存物资的会计处理。库存物资在发出时，应当根据实际情况采用个别计价法、先进先出法或者加权平均法，确定发出物资的实际成本。计价方法一经确定，不得随意变更。

①开展业务活动领用或加工发出库存物资，按照其实际成本：

借：医疗业务成本/在加工物资/科教项目支出/管理费用

贷：库存物资

使用财政补助、科教项目资金形成的库存物资，应在发出、领用物资时，按发出物资对应的待冲基金金额：

借：待冲基金

　　贷：库存物资

②药房从药库领取药品，按照领取药品的成本：

借：库存物资——药品——药房

　　贷：库存物资——药品——药库

确认药品收入结转药品成本时，按照发出药品的实际成本：

借：医疗业务成本

　　贷：库存物资——药品——药房

③确认卫生材料收入结转材料成本时，按照发出材料的实际成本：

借：医疗业务成本

　　贷：库存物资

④对外捐赠发出库存物资，按照其实际成本：

借：其他支出

　　贷：库存物资

⑤低值易耗品报废时，应按报废低值易耗品的残料变价收入扣除相关处置费用后的金额：

借：库存现金或银行存款

　　贷：医疗业务成本/管理费用或应缴款项（按规定上缴时）

**实例操作**

【例 2-3】2013 年 11 月末，东方医院物资部门向财务处报来卫生材料领用表，当月各科室领用卫生材料总价款为 600 000 元，其中教学领用 20 000 元、科研领用 30 000 元，出售给病人 550 000 元。财会部门根据有关凭证，作如下会计分录：

| | | |
|---|---|---|
| 借：医疗业务成本 | 550 000 | |
| 　　待冲基金——待冲科教项目基金 | 50 000 | |
| 　　贷：库存物资——卫生材料 | | 600 000 |

【例 2-4】2013 年 11 月末，东方医院药库报来门诊药房领用西药 120 000 元、中成药 60 000 元、中草药 45 000 元；住院药房领用西药 160 000 元、中成药 50 000 元、中草药 10 000 元。财会部门根据有关凭证，作如下会计分录：

| | | |
|---|---|---|
| 借：库存物资——药品——药房——西药 | 280 000 | |
| 　　——中成药 | 110 000 | |
| 　　——中草药 | 55 000 | |
| 　　贷：库存物资——药品——药库——西药 | | 280 000 |
| 　　——中成药 | | 110 000 |
| 　　——中草药 | | 55 000 |

实际工作中，药房领用药品会发生错领，这时，有两种处理办法：第一，药房将药品退回药库，填写药品材料退库单，财务部门按照领取药品的成本，借记“库存物资——药品——

药库”科目，贷记“库存物资——药品——药房”科目；第二，补办出库手续，填写药品材料出库单，财务部门按照补领药品的成本，借记“库存物资——药品——药房”科目，贷记“库存物资——药品——药库”科目。

**【例 2-5】** 2013 年 12 月 15 日，东方医院住院药房发现从药库领用的某针剂质量存在问题，办理退库手续。该针剂每支成本为 10.5 元，共退库 500 支。财会部门根据有关凭证，作如下会计分录：

借：库存物资——药品——药库——西药　　5 250

　　贷：库存物资——药品——药房——西药　　5 250

**【例 2-6】** 2013 年 11 月末，东方医院药房报来当月销售药品处方成本，其中门诊药房药品销售成本 8 050 000 元，其中西药销售成本 5 000 000 元、中成药销售成本 1 900 000 元、中草药销售成本 1 150 000 元；住院药房药品销售成本 6 200 000 元，其中西药销售成本 4 665 000 元、中成药销售成本 1 360 000 元、中草药销售成本 175 000 元。财会部门根据有关凭证，作如下会计分录：

借：医疗业务成本　　14 250 000

　　贷：库存物资——药品——药房——西药　　9 665 000

　　　　　　　　　　　　　　　　——中成药　　3 260 000

　　　　　　　　　　　　　　　　——中草药　　1 325 000

**【例 2-7】** 2013 年 12 月 5 日，东方医院将一批西药捐赠给某贫困县人民医院，这批西药成本为 850 000 元。财会部门根据有关凭证，作如下会计分录：

借：其他支出　　850 000

　　贷：库存物资——药品——药库——西药　　850 000

如果该批西药是使用财政补助、科教项目资金形成的，则会计分录为：

借：待冲基金——待冲财政基金（或待冲科教项目基金）　　850 000

　　贷：库存物资——药品——药库——西药　　850 000

**【例 2-8】** 2013 年 11 月 15 日，住院部领用小型医疗器械 5 件，每件 300 元。假设该医院采用一次摊销法核算这类低值易耗品。财会部门根据有关凭证，作如下会计分录：

借：医疗业务成本　　1 500

　　贷：库存物资——低值易耗品　　1 500

如果医院采用五五摊销，则低值易耗品在领用时应摊销其成本的 50%，在处置（报废）时摊销其成本的 50%。开展业务活动领用低值易耗品时，借记“库存物资——低值易耗品——在用”科目，贷记“库存物资——低值易耗品——在库”科目；第一次领用低值易耗品摊销 50% 成本时，借记“医疗业务成本”等科目，贷记“库存物资——低值易耗品——摊销”科目；低值易耗品报废摊销 50% 成本时，借记“医疗业务成本”等科目，贷记“库存物资——低值易耗品——摊销”科目；同时，借记“库存物资——低值易耗品——摊销”科目，贷记“库存物资——低值易耗品——在用”科目。

**【例 2-9】** 2013 年 3 月 15 日，住院部领用小型医疗器械 5 件，每件 300 元。11 月底，该 5 件小型医疗器械报废。假设该医院采用五五摊销法核算这类低值易耗品。财会部门根据有关凭证，作如下会计分录：

2013 年 3 月 15 日，领用时：

借：库存物资——低值易耗品——在用 1 500

　　贷：库存物资——低值易耗品——在库 1 500

领用时摊销其成本的50%：

借：医疗业务成本 750

　　贷：库存物资——低值易耗品——摊销 750

2013年11月底，报废时摊销其成本的50%

借：医疗业务成本 750

　　贷：库存物资——低值易耗品——摊销 750

同时：

借：库存物资——低值易耗品——摊销 1 500

　　贷：库存物资——低值易耗品——在用 1 500

为了便于在用低值易耗品管理，建议医院设立低值易耗品在用分户账，并作以下会计分录：

（1）领用时，借记“库存物资——低值易耗品——在用”科目，贷记“库存物资——低值易耗品——在库”科目，同时摊销其成本（包括五五摊销法和一次性摊销法），借记“医疗业务成本”等科目，贷记“库存物资——低值易耗品——摊销”科目。

（2）报废时，借记“库存物资——低值易耗品——摊销”科目，贷记“库存物资——低值易耗品——在用”科目。

以【例2－9】为例，作会计分录如下：

2013年3月15日，领用时：

借：库存物资——低值易耗品——在用 1 500

　　贷：库存物资——低值易耗品——在库 1 500

同时摊销其成本：

借：医疗业务成本 1 500

　　贷：库存物资——低值易耗品——摊销 1 500

2013年11月底，报废时：

借：库存物资——低值易耗品——摊销 1 500

　　贷：库存物资——低值易耗品——在用 1 500

**【例2－10】**2013年11月底，东方医院财务处收到处理报废小型医疗器械残值款150元现金。财会部门根据有关凭证，作会计分录如下：

借：库存现金 150

　　贷：医疗业务成本 150

（3）库存物资盘盈、盘亏的会计处理。医院的各种库存物资，应当定期进行清查盘点，每年至少盘点一次。对于发生的盘盈、盘亏以及变质、毁损等物资，应当按照库存物资的实际成本，先记入“待处理财产损益”科目，并及时查明原因，根据管理权限报经批准后及时进行会计处理：

①盘盈的库存物资，按比照同类物资的市场价格确定的价值：

借：库存物资

　　贷：待处理财产损溢——待处理流动资产损溢

报经批准处理时：

借：待处理财产损溢——待处理流动资产损溢

　　贷：其他收入

②盘亏、变质、毁损的库存物资，按照库存物资账面余额减去该物资对应的待冲基金数额后的金额：借记“待处理财产损溢——待处理流动资产损溢”科目，按该库存物资对应的待冲基金数额，借记“待冲基金”科目，按该库存物资账面余额，贷记“库存物资”科目。

会计分录：

借：待处理财产损溢——待处理流动资产损溢

　　待冲基金

　　贷：库存物资

报经批准处理时，按照相关待处理财产损溢金额扣除可以收回的保险赔偿和过失人的赔偿等后的金额，借记“其他支出”科目，按照已收回或应收回的保险赔偿和过失人赔偿等，借记“库存现金”、“银行存款”、“其他应收款”等科目，按照相关待处理财产损溢的账面余额，贷记“待处理财产损溢——待处理流动资产损溢”科目。

会计分录：

借：其他支出

　　库存现金/银行存款/其他应收款（保险赔偿和过失人赔偿部分）

　　　（已收到赔偿）（应收为收到的赔偿）

　　贷：待处理财产损溢——待处理流动资产损溢

**实例操作**

**【例2-11】**2013年11月末，东方医院药库报来药品盘点表，破损西药账面余额800元，其中500元西药是财政资金形成的；盘亏中成药15瓶，账面价值共计450元，经查，属于保管员保管不善发生丢失；溢余中草药市场价格500元。12月初，报经院领导批准，西药破损属正常损失，丢失中成药由责任人交现金赔偿，中草药溢余属正常盘盈。财会部门根据有关凭证，作如下会计分录：

2013年11月末，药品盘点。

西药破损：

借：待处理财产损溢——待处理流动资产损溢　300

　　待冲基金——待冲财政基金　500

　　贷：库存物资——药品——药库——西药　800

中成药盘亏：

借：待处理财产损溢—待处理流动资产损溢　450

　　贷：库存物资——药品——药库——西药　450

中草药溢余：

借：库存物资——药品——药库——中草药　500

　　贷：待处理财产损溢——待处理流动资产损溢　500

2013年12月初，报经批准后处理。

西药破损：

借：其他支出　300
　　贷：待处理财产损溢——待处理流动资产损溢　300
中成药盘亏：
借：其他应收款——保管员　450
　　贷：待处理财产损溢——待处理流动资产损溢　450
中草药溢余：
借：待处理财产损溢——待处理流动资产损溢　500
　　贷：其他收入　500
B. 在加工物资的会计处理（见图2-3）。

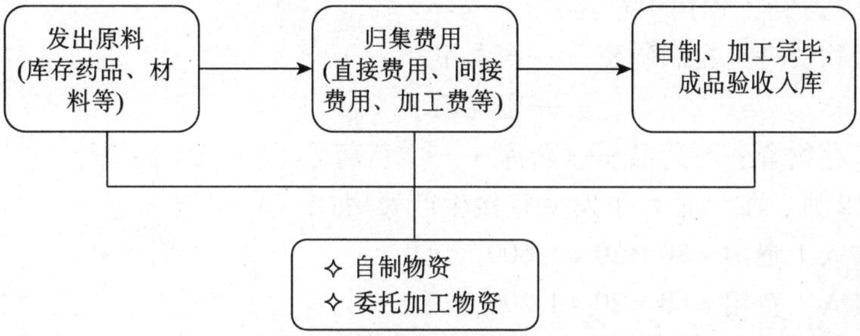


图2-3　在加工物资的会计处理内容及流程

（1）自制物资的会计处理。
①为自制物资领用库存药品、材料时：
借：在加工物资——自制物资——××药品、材料
　　贷：库存物资
②专门从事物资制造的人员发生的直接人工费用：
借：在加工物资——自制物资——××药品、材料
　　贷：应付职工薪酬/应付福利费/应付社会保障费
③为自制物资发生的其他直接费用：
借：在加工物资——自制物资——××药品、材料
　　贷：银行存款
④为自制物资发生的间接生产费用：
借：在加工物资——自制物资——间接费用
　　贷：银行存款/应付职工薪酬
期末按照受益对象及规定的标准和方法分配间接费用时：
借：在加工物资——自制物资——××药品、材料
　　贷：在加工物资——自制物资——间接费用

间接费用一般可以按生产工人工资、生产工人工时、机器工时、耗用材料的数量或成本、直接费用（直接材料和直接人工）或药品、材料产量等进行分配。医院可根据自己的具体情况自行选择分配方法。分配方法一经确定，不得随意变更。

⑤已经制造完成并验收入库的药品、卫生材料，按所发生的实际成本（包括直接生产费用和分配的间接生产费用）：

借：库存物资

贷：在加工物资——自制物资

**实例操作**

【例2－12】2013年12月初，东方医院制剂室从中药库领用了两批中草药，账面价值分别为80 000元和60 000元，用于加工中成药蜜丸甲和蜜丸乙。加工过程中，蜜丸甲耗用直接人工80工时，蜜丸乙耗用直接人工60工时，每工时职工薪酬为20元。12月底，中成药制作完成，经验收入库，共发生间接生产费用4 200元（假定均为固定资产折旧）。间接费用分摊标准为生产蜜丸所耗用的直接人工工时。财会部门根据有关凭证，作如下会计分录：

①2013年12月初，领用中草药：

借：在加工物资——自制物资——蜜丸甲　80 000

——蜜丸乙　60 000

贷：库存物资——药品——药库——中草药　140 000

②2013年12月，加工过程中发生直接生产费用：

蜜丸甲直接人工费用＝80×20＝1 600（元）

蜜丸乙直接人工费用＝60×20＝1 200（元）

借：在加工物资——自制物资——蜜丸甲　1 600

贷：应付职工薪酬　1 600

借：在加工物资——自制物资——蜜丸乙　1 200

贷：应付职工薪酬　1 200

③2013年12月，加工过程中发生间接生产费用：

借：在加工物资——自制物资——间接费用　4 200

贷：累计折旧　4 200

④2013年12月底，分配加工过程中发生的间接生产费用：

按耗用的直接人工分摊间接生产费用：

蜜丸甲间接生产费用＝［80÷（80＋60）］×4 200＝2 400（元）

蜜丸乙间接生产费用＝［60÷（80＋60）］×4 200＝1 800（元）

借：在加工物资——自制物资——蜜丸甲　2 400

——蜜丸乙　1 800

贷：在加工物资——自制物资——间接费用　4 200

⑤2013年12月底，加工完成的中成药验收入库：

借：库存物资——药品——药库——中成药——蜜丸甲　84 000

——蜜丸乙　63 000

贷：在加工物资——自制物资——蜜丸甲　84 000

——蜜丸乙　63 000

（2）委托加工物资的会计处理。

①发给外单位加工的药品、卫生材料等，按照其实际成本：

借：在加工物资——委托加工物资

贷：库存物资

②医院支付加工费用，按实际支付的金额：

借：在加工物资——委托加工物资

  贷：银行存款

③委托加工完成的药品、卫生材料等验收入库，按加工前发出物资的成本和加工成本：

借：库存物资

  贷：在加工物资——委托加工物资

**实例操作**

【例 2-13】2013 年 12 月 15 日，东方医院中药库发出一批中草药，委托某加工厂进行切片。这批中草药每公斤 100 元，共发出 100 公斤。12 月 25 日，东方医院收到加工完成的已切片中草药并验收入库，以转账支票支付加工费 2 000 元。财会部门根据有关凭证，作如下会计分录：

①2013 年 12 月 15 日，发出待加工中草药：

发出中草药成本 = 100 × 100 = 10 000（元）

| | | |
|---|---|---|
| 借：在加工物资——委托加工物资——切片中草药 | 10 000 | |
|   贷：库存物资——药品——药库——中草药 | | 10 000 |

②2013 年 12 月 25 日，支付加工费用：

| | | |
|---|---|---|
| 借：在加工物资——委托加工物资——切片中草药 | 3 000 | |
|   贷：银行存款 | | 3 000 |

③2013 年 12 月 25 日，加工完成的中草药验收入库：

| | | |
|---|---|---|
| 借：库存物资——药品——药库——中草药 | 13 500 | |
|   贷：在加工物资——委托加工物资——切片中草药 | | 13 500 |

## 模块二 投资的核算

### 业务描述

了解医院投资的形式及管理规定，熟练进行短期投资和长期投资的会计处理。

**相关知识**

医院的投资是指医院以货币资金购买国家债券或以实物、无形资产等开展的投资活动。对外投资按照投资回收期的长短分为长期投资和短期投资。

> **想一想**
>
> 按投资性质和投资形式如何分类？

相关链接

## 对外投资的管理规定

一、投资范围

《医院财务制度》第五十五条规定，医院应在保证正常运转和事业发展的前提下严格控制对外投资，投资范围仅限于医疗服务相关领域。医院不得使用财政拨款、财政拨款结余对外投资，不得从事股票、期货、基金、企业债券等投资。

投资必须经过充分的可行性论证，并报主管部门（或举办单位）和财政部门批准。

医院财务制度之所以规定医院的投资范围，是因为医院是公益性事业单位，对外投资只是其经济活动的辅助内容，原则上不能进行营利性投资。当然，更严禁使用医院的资金以个人的名义对外投资。

投资具有风险性，所以医院在投资前必须对投资风险和投资收益进行论证，运用科学的预测方法，选择最佳的投资方案；医院对外投资属于医院的重大事项，医院的资产属于国有资产，根据《行政事业单位内部控制规范》和《事业单位国有资产管理暂行办法》规定，医院的对外投资，必须在充分论证的基础上经医院领导班子集体研究决定，并按规定程序报主管部门（或举办单位）和财政部门批准，办理国有资产非经营转经营相关手续。

二、投资评估

《医院财务制度》第五十六条规定，医院投资应按照国家有关规定进行资产评估，并按评估确定的价格作为投资成本。

医院认购的国家债券，按实际支付的金额作价。

医院以非货币资金（如：固定资产、无形资产、存货等）对外投资时，应进行合理的评估，并按评估价加上发生的相关税费作为投资成本。

医院以货币资金对外投资时，以人民币投资的，按实际支付的全部价款（包括买价、税金、手续费等相关费用）作为投资成本；以外币投资的，按投出时的外汇市场汇率换算成人民币作为投资成本。

三、投资监管

《医院财务制度》第五十七条规定，医院应遵循投资回报、风险控制和跟踪管理等原则，对投资效益、收益与分配等情况进行监督管理，确保国有资产的保值增值。

医院对投资的监管主要从两个方面进行：

第一，内部审计部门的监管。检查对外投资业务岗位设置及人员配备是否符合有关规定，检查投出资产的情况、投资的管理情况、投资的会计处理情况、投资的处置情况。内部审计部门对监督检查过程中发现的投资薄弱环节，应及时通知有关职能部门，并将监督检查结果及有关部门的整改情况定期向医院领导报告。

第二，财务监管。财务部门应根据被投资单位报来的财务报表数据，每年定期进行投资分析，检查是否完成预期的投资绩效目标，撰写绩效自评报告。

在投资项目的经营过程中，因工作失误给医院造成重大损失或产生恶劣影响的，应视情节轻重追究当事人及相关领导的责任。

## 一、短期投资的确认与计量

短期投资是指能随时变现并且持有时间不准备超过 1 年（含 1 年）的投资。包括短期股票投资和短期债券投资，医院的短期投资主要指短期国债。

短期投资在取得时要确认投资成本，持有期间要确认投资收益，处置时要确认投资损失或收益。具体方法如表 2 – 3 所示。

表 2 – 3　　短期投资的确认与计量

| 确认对象 | 确 认 方 法 |
|---|---|
| 投资成本（取得投资时） | 医院的短期投资在取得时，应当按照取得时的实际成本（包括购买价款及税金、手续费等相关费用）作为投资成本入账。但不包含购买时已宣告到期付息但尚未领取的国债利息。 |
| 投资收益（持有期间） | 按医院实际收到的属于持有期间的利息确认投资收益。如果是医院在持有期间收到的投资时已宣告发放而实际未付的利息，则不属于医院的投资收益，是“其他应收款”的收回。 |
| 处置损益（处置投资时） | 处置短期投资时，医院实际收到的金额大于投资成本的部分确认为处置收益；实际收到的金额小于投资成本的部分确认为处置损失。 |

短期投资取得时实际支付的价款中包含购入国债时已到付息日但尚未领取的国债利息，属于在购买时垫付的资金，是在投资时所取得的一项债权，所以在取得投资时单独计入“其他应收款”核算，而不计入短期投资成本。持有期间收回该利息是医院债权的收回，并非是医院取得投资后产生的收益，所以，医院应冲减“其他应收款”，而不应计入“其他收入”。

短期投资的投资收益是指医院在持有投资期间实际收到的，并且属于医院投资后产生的收益。如果持有期间所获得的利息是医院投资前发生的，并且不是医院取得投资时已到付息日但尚未领取的利息，应作为初始投资成本的收回，冲减投资的账面价值。实际工作中，由于短期投资的持有时间不超过 1 年，且医院的短期投资主要指短期国债，一般都是到期还本付息，很少有按期付息的，所以医院持有短期投资期间一般不确认投资收益。

## 二、长期投资的确认与计量

长期投资是指不能随时变现的、持有时间超过 1 年（不含 1 年）的投资，包括股权投资和债权投资。股权投资是指医院持有时间准备超过 1 年的各种股权性质的投资；债权投资是指医院购入的在 1 年内（不含 1 年）不能变现或不准备随时变现的国债投资。

长期投资具有投资期限长、投资成本高、变现能力差、投资风险大、收益大等特点。

**想一想**

医院的长期投资形式有哪些？

长期投资的投资成本、投资收益及处置损益的确认原则同短期投资类似，但长期投资的类别、投资形式较短期投资复杂，因此，其确认与计量有许多特别规定。具体方法如

表2－4所示。

**表2－4　　长期投资的确认与计量**

| 投资类别 | 投资形式 | 投资成本 | 投资收益 | 处置损益 |
|---|---|---|---|---|
| 股权投资 | 货币资金投资 | 在取得长期股权投资时，按实际支付的全部价款（包括购买价款及税金、手续费等相关费用）作为投资成本。 | 长期股权投资持有期间，应当采用成本法核算。采用成本法核算的长期股权投资，除非追加（或收回）投资，长期股权投资的账面价值一般保持不变。 | 医院转让或收回长期股权投资时，实际取得的价款大于投资成本的部分确认为处置收益；实际取得的价款小于投资成本的部分确认为处置损失。 |
| | 非货币资产投资（无形资产、固定资产、流动资产） | 在取得长期股权投资、无形资产和实物转移时，按评估价加上发生的相关税费作为投资成本。 | | |
| 债权投资 | 货币资金投资 | 在取得长期债权投资时，按实际支付的全部价款（包括购买价款及税金、手续费等相关费用）作为投资成本。 | 投资持有期间，应当按照票面价值与票面利率按期计算确认利息收入。 | 出售或到期收回长期债权投资时，如果是到期一次还本付息的债权，医院实际收到的金额大于投资成本与已计未收利息金额之和的部分确认为处置收益；实际收到的金额小于投资成本与已计未收利息金额之和的部分确认为处置损失。<br>如果是分期付息的债权，医院实际收到的金额大于投资成本的部分确认为处置收益；实际收到的金额小于投资成本的部分确认为处置损失。 |

**相关链接**

### 长期股权投资的成本法和权益法

一、长期股权投资的成本法

（一）成本法的适用范围

按照长期股权投资准则核算的权益性投资中，应当采用成本法核算的是以下两类：一是企业持有的对子公司投资；二是对被投资单位不具有共同控制或重大影响，且在活跃市场中没有报价、公允价值不能可靠计量的长期股权投资。

准则中要求企业对子公司的长期股权投资在日常核算及母公司个别财务报表中采用成本法核算，主要是为了避免在子公司实际宣告发放现金股利或利润之前，母公司垫付资金发放现金股利或利润等情况，解决了原来权益法下投资收益不能足额收回导致的超分配问题。

（二）成本法核算下长期股权投资账面价值的调整及投资损益的确认

采用成本法核算的长期股权投资，初始投资或追加投资时，按照初始投资或追加投资的成本增加长期股权投资的账面价值。被投资单位宣告分派的现金股利或利润中，投资企业按应享有的部分确认为当期投资收益。

二、长期股权投资的权益法

长期股权投资准则规定，应当采用权益法核算的长期股权投资包括两类：一是对合营企业投资；二是对联营企业投资。

按照权益法核算的长期股权投资，一般的核算程序为：

一是初始投资或追加投资时，按照初始投资成本或追加投资的投资成本，增加长期股权投资的账面价值。

二是比较初始投资成本与投资时应享有被投资单位可辨认净资产公允价值的份额，对于初始投资成本小于应享有被投资单位可辨认净资产公允价值份额的，应对长期股权投资的账面价值进行调整，计入取得投资当期的损益。

三是持有投资期间，随着被投资单位所有者权益的变动相应调整增加或减少长期股权投资的账面价值，并分别情况处理：对属于因被投资单位实现净损益产生的所有者权益的变动，投资企业按照持股比例计算应享有的份额，增加或减少长期股权投资的账面价值，同时确认为当期投资损益；对被投资单位除净损益以外其他因素导致的所有者权益变动，在持股比例不变的情况下，按照持股比例计算应享有或应分担的份额，增加或减少长期股权投资的账面价值，同时确认为资本公积（其他资本公积）。在持有投资期间，被投资单位能够提供合并财务报表的，应当以合并财务报表、净利润和其他投资变动为基础进行核算。

四是被投资单位宣告分派利润或现金股利时，投资企业按持股比例计算应分得的部分，一般应冲减长期股权投资的账面价值。

医院长期投资的目的主要有三个：第一，为将来特定的用途积累资金，并在使用该资金之前合理利用，获得收益；第二，影响或控制医疗服务相关企业的经营决策，以满足医院本身经营发展的需要；第三，使医院多元化发展，分化经营风险。

医院长期股权投资投出的资产一般不得随意抽回，只有在联营期满或联营单位宣告解散的情况下方可收回投资。购买的长期国债，一般会持有至到期日，如因急需资金或继续持有的国债难以带来预期收益等原因，医院可以在国家债券到期前将其转让。

**操作步骤**

1. 设置会计科目

医院应当在资产类科目中设置“短期投资”总账科目，核算医院购入能随时变现并且持有时间不准备超过1年（含1年）的投资，主要指短期国债。并在该科目下按国债的种类设置明细科目，进行明细核算。

“短期投资”账户结构如下：

短期投资

| 借 | 贷 |
|---|---|
| 取得时的实际成本 | 出售或到期收回短期投资的成本 |
| 期末余额反映医院持有的短期投资的实际成本 | |

医院应当在资产类科目中设置“长期投资”总账科目，核算医院持有时间准备超过1年（不含1年）的各种股权性质的投资，以及购入的在1年内（不含1年）不能变现或不准备随时变现的国债等债权性质的投资。该科目应当按照“股权投资”和“债权投资”设置一级明细科目，并在一级明细科目下按股权投资被投资单位和债权投资的投资种类设置明细账，进行明细核算。到期一次还本付息的长期债权投资，还应在“债权投资”一级明细科目下设置“成本”、“应收利息”两个二级明细科目。

“长期投资”账户结构如下：

长期投资

| 借 | 贷 |
|---|---|
| 取得时的实际成本、到期一次还本付息的长期债权投资的应收利息 | 转让或到期收回长期投资的成本、到期一次还本付息的长期债权投资的已计未收利息 |
| 期末余额反映医院持有的长期投资的价值 | |

2. 会计处理

A. 短期投资的会计处理流程见图2－4。

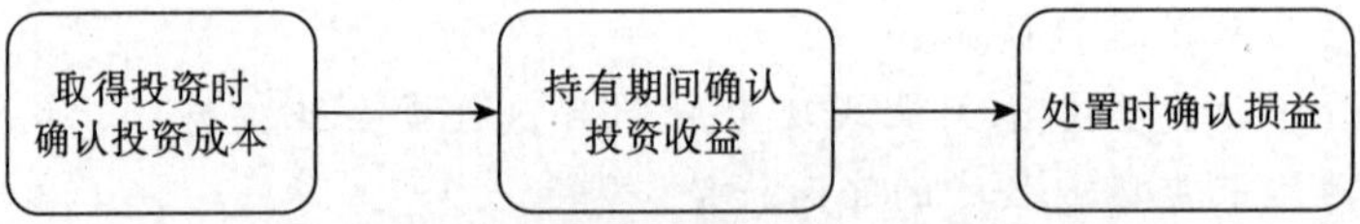


图2－4　短期投资的会计处理流程

（1）医院的短期投资在取得时，应当按照取得时的实际成本（包括购买价款以及税金、手续费等相关费用）作为投资成本：

借：短期投资

　　贷：银行存款

（2）短期投资持有期间收到利息等投资收益时，按实际收到的金额：

借：银行存款

　　贷：其他收入——投资收益

（3）出售短期投资或到期收回短期债券本息时：

借：银行存款（按实际收到的金额）
　　其他收入——投资收益（借方差额）
　　贷：短期投资（按出售或收回短期投资的成本）
　　　　其他收入——投资收益（贷方差额）

### 实例操作

【例 2－14】2013 年 1 月 1 日，东方医院购买 3 个月到期国债，购买金额为 101 065 元（含手续费、税费等），并包括宣告到期付息但尚未领取的国债利息 1 065 元，该国债票面利率为 4.26%，利息按季支付。财会部门根据有关凭证，作如下会计分录：

购买国债时：

| | | |
|---|---|---|
| 借：短期投资 | 100 000 | |
| 　　其他应收款——应收短期国债利息 | 1 065 | |
| 　　贷：银行存款 | | 101 065 |

持有期间收到利息 2 130 元：

| | | |
|---|---|---|
| 借：银行存款 | 2 130 | |
| 　　贷：其他应收款——应收短期国债利息 | | 1 065 |
| 　　　　其他收入——投资收益 | | 1 065 |

到期医院收回国债本金：

| | | |
|---|---|---|
| 借：银行存款 | 100 000 | |
| 　　贷：短期投资 | | 100 000 |

【例 2－15】承接【例 2－14】，假如医院因急需资金，购入国债 1 个月后售出，收到 101 400 元，持有期间没有收到利息。财会部门根据有关凭证，作如下会计分录：

购买国债时：

| | | |
|---|---|---|
| 借：短期投资 | 100 000 | |
| 　　其他应收款——应收短期国债利息 | | 1 065 |
| 　　贷：银行存款 | | 101 065 |

出售国债时：

| | | |
|---|---|---|
| 借：银行存款 | 101 400 | |
| 　　贷：短期投资 | | 100 000 |
| 　　　　其他应收款——应收短期国债利息 | | 1 065 |
| 　　　　其他收入——投资收益 | | 335 |

如果上例中，医院以 101 000 元的价格出售国债，则会计分录为：

购买国债的会计分录同上，出售国债时：

| | | |
|---|---|---|
| 借：银行存款 | 101 000 | |
| 　　其他收入——投资收益 | 65 | |
| 　　贷：短期投资 | | 100 000 |
| 　　　　其他应收款——应收短期国债利息 | | 1 065 |

B. 长期股权投资的会计处理内容及流程见图 2－5。

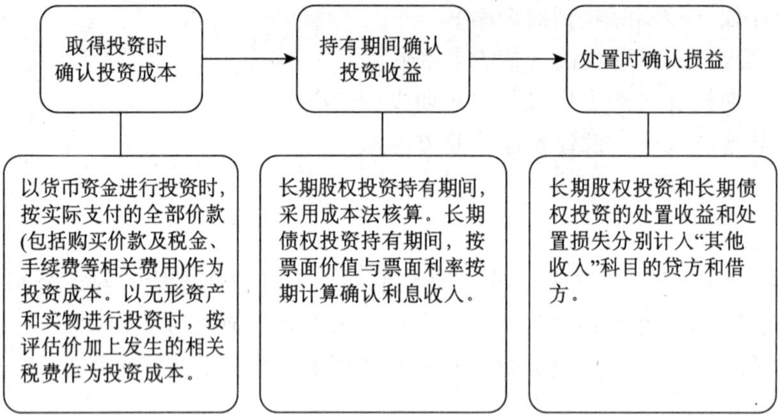


图 2－5 长期投资的会计处理内容及流程

(1) 取得长期股权投资的会计处理。

①以货币资金取得的长期股权投资，按照实际支付的全部价款（包括支付的税金、手续费等相关费用）作为投资成本：

借：长期投资——股权投资

　　贷：银行存款

②以固定资产取得的长期股权投资，按照协议或评估价加上应支付的相关税费作为投资成本，借记“长期投资——股权投资”科目，按照投出固定资产已提的折旧，借记“累计折旧”科目，按发生的相关税费，贷记“银行存款”、“应交税费”等科目，按投出固定资产的账面原价，贷记“固定资产”科目，按其差额，贷记“其他收入”科目或借记“其他支出”科目。

会计分录：

借：长期投资——股权投资

　　累计折旧

　　(其他支出)

　　贷：银行存款

　　　　应交税费

　　　　固定资产

　　　　(其他收入)

③以已入账无形资产取得的长期股权投资，按照协议或评估价加上应支付的相关税费作为投资成本，借记“长期投资——股权投资”科目，按照累计摊销额，借记“累计摊销”科目，按发生的相关税费，贷记“银行存款”、“应交税费”等科目，按照投出无形资产的账面余额，贷记“无形资产”科目，按其差额，贷记“其他收入”科目或借记“其他支出”科目。

会计分录：

借：长期投资——股权投资

　　累计摊销

　　(其他支出)

贷：银行存款

应交税费

无形资产

（其他收入）

以未入账的无形资产取得的其股权投资，按照评估价加上发生的相关税费作为投资成本，借记“长期投资——股权投资”科目，按发生的相关税费，贷记“银行存款”、“应交税费”等科目，按其差额，贷记“其他收入”科目。

会计分录：

借：长期投资——股权投资

贷：银行存款

应交税费

（其他收入）

④以库存物资取得的长期股权投资，按照协议或评估价加上应支付的相关税费，借记“长期投资——股权投资”科目，按投出库存物资的账面余额，贷记“库存物资”等科目，按应支付的相关税费，贷记“银行存款”、“应交税费”等科目，按其差额，贷记“其他收入”科目或借记“其他支出”科目。

会计分录：

借：长期投资——股权投资

（其他支出）

贷：库存物资

银行存款

应交税费

（其他收入）

⑤无偿调入的长期股权投资，按在调出单位的原账面价值加上发生的相关税费作为其投资成本，借记“长期投资——股权投资”科目，按发生的相关税费，贷记“银行存款”、“应交税费”等科目，按其差额贷记“其他收入”科目。实际工作中，一般不会发生此类业务。如果是有偿调入则与转让股权的处理相同，即按协议价受让时，根据实际支付的价款，借记“长期投资——股权投资”科目，贷记“银行存款”、“应交税费”科目。

会计分录：

借：长期投资——股权投资

贷：银行存款

应交税费

其他收入

**实例操作**

【**例 2－16**】2013 年 1 月 1 日，经上级主管部门和财政部门批准，东方医院投资了一家三产企业——甲企业，医院出资 500 000 元，占甲企业 30% 的股份，已办妥手续。财会部门根据有关凭证，作如下会计分录：

借：长期投资——股权投资——甲企业　　　　500 000

贷：银行存款　　500 000

【例 2－17】2013 年 5 月 1 日，经上级主管部门和财政部门批准，东方医院以 2 台超声诊断仪投资某体检中心，取得该体检中心 10% 的股份。该超声诊断仪单台原价为 2 000 000 元，已提取折旧 500 000 元，单台设备评估价为 1 200 000 元。财会部门根据有关凭证，作如下会计分录：

借：长期投资——股权投资　　2 400 000
　　其他支出　　600 000
　　累计折旧　　1 000 000
　　贷：固定资产　　4 000 000

【例 2－18】2013 年 6 月 1 日，经上级主管部门和财政部门批准，东方医院以一套物流管理系统对乙医院投资，取得乙医院 10% 的股份。该套系统账面原值为 200 000 元，已摊销 100 000 元，该软件评估价为 180 000 元。财会部门根据有关凭证，作如下会计分录：

借：长期投资——股权投资　　180 000
　　累计摊销　　100 000
　　贷：无形资产　　200 000
　　　　其他收入　　80 000

【例 2－19】2013 年 7 月 1 日，经上级主管部门和财政部门批准，东方医院将自行研发的预算管理系统对丙公司投资，占丙公司 5% 的股权。该软件在医院未按无形资产核算，其评估价为 100 000 元，财会部门根据有关凭证，作如下会计分录：

借：长期投资——股权投资　　100 000
　　贷：其他收入　　100 000

【例 2－20】2013 年 7 月 15 日，经上级主管部门和财政部门批准，东方医院将一批药品合计 100 000 元对丁公司投资，占丁公司 5% 的股权。财会部门根据有关凭证，作如下会计分录：

借：长期投资——股权投资　　100 000
　　贷：库存物资——药品——药库药品　　100 000

（2）长期股权投资持有期间的会计处理。

长期股权投资持有期间的主要业务是确认投资收益，应当采用成本法核算。采用成本法核算的长期股权投资，除非追加（或收回）投资，长期股权投资的账面价值一般保持不变。

被投资单位宣告分派利润时，按照宣告分派的利润中属于医院应享有的份额，确认当期投资收益：

借：其他应收款
　　贷：其他收入——投资收益

实际收到利润时，按照实际收到的金额：

借：银行存款
　　贷：其他应收款

**实例操作**

【例 2－21】承接【例 2－16】，2013 年底，甲企业实现利润 100 000 元。2014 年 3 月 2

日，甲企业宣告分派2013年度的利润50 000元，该利润于2014年4月20日收到，东方医院的会计处理如下：

2014年3月2日，甲企业宣告分派利润，东方医院享有的利润金额 = 50 000 × 30% = 15 000（元）：

借：其他应收款——应收利润　　15 000

　　贷：其他收入——投资收益　　15 000

2012年4月20日，实际收到甲企业分派利润：

借：银行存款　　15 000

　　贷：其他应收款——应收利润　　15 000

（3）处置长期股权投资的会计处理。

医院在处置长期股权投资时，应当将实际取得价款与投资账面价值的差额确认为当期投资损益。

处置长期股权投资时，按照实际取得的价款，借记“银行存款”等科目，按照所处置长期股权投资的账面余额，贷记“长期投资——股权投资”科目，按照尚未领取的已宣告分派的利润，贷记“其他应收款”科目，按照其差额，借记或贷记“其他收入——投资收益”科目。

会计分录：

借：银行存款

　　（其他收入）

　　贷：长期投资——股权投资

　　　　其他应收款

　　　　（其他收入）

## 实例操作

【例2-22】承接【例2-20】，2014年3月5日，甲企业宣告分派2014年度的利润60 000元。3月底，东方医院将其持有的甲企业股份出售给C医院，价款为600 000元，款项已经收存银行。4月25日，C医院实际收到甲企业分派的利润，假设不考虑相关税费。

东方医院的会计处理如下：

2015年3月5日，甲企业宣告分派利润，东方医院享有的利润金额 = 60 000 × 30% = 18 000（元）：

借：其他应收款——应收利润　　18 000

　　贷：其他收入——投资收益　　18 000

2015年3月底，东方医院出售甲企业股份：

借：银行存款　　600 000

　　贷：长期投资——股权投资——甲企业　　500 000

　　　　其他应收款——应收利润　　18 000

　　　　其他收入——投资收益　　82 000

C医院的会计处理如下：

2015年3月底，购买甲企业股份：

借：长期投资——股权投资——甲企业　　600 000

　　贷：银行存款　　600 000

2015 年 4 月 25 日，实际收到甲企业分派利润：

借：银行存款　　18 000

　　贷：长期投资——股权投资——甲企业　　18 000

C. 长期债权投资的会计处理。

（1）取得长期债权投资的会计处理。

①以货币资金购入的长期债权投资，按照实际支付的价款（包括支付的税金、手续费等相关费用）作为其投资成本：

借：长期投资——债权投资

　　贷：银行存款

②无偿调入的长期债权投资，按在调出单位的原账面价值加上发生的相关税费作为其投资成本：

借：长期投资——债权投资

　　贷：其他收入

实际工作中，一般不会发生此类业务。如果是有偿调入则同转让债权的处理相同，即按协议价受让时，根据实际支付的价款：

借：长期投资——债权投资

　　贷：银行存款

**实例操作**

**【例 2－23】**2013 年 4 月 20 日，东方医院以 50 000 元的价格购入当日发行的 5 年期国债（到期还本付息），年利率为 8%，面值为 500 000 元，购买国债时支付的相关税费为 200 元。财会部门根据有关凭证，作如下会计分录：

借：长期投资——债权投资——国债　　50 200

　　贷：银行存款　　50 200

（2）长期债权投资持有期间的会计处理。长期债权投资持有期间，应当按照票面价值与票面利率按期计算确认利息收入。

①如果医院购入的是到期一次还本付息的债权投资，按期确认利息时：

借：长期投资——债权投资——应收利息

　　贷：其他收入——投资收益

②如果医院购入的是分期付息、到期还本的债权投资：

借：其他应收款

　　贷：其他收入——投资收益

**实例操作**

**【例 2－24】**2013 年 7 月 1 日，东方医院以银行存款购入 3 年期国债 100 000 元，年利率为 3%，到期一次还本付息。为简化示例，假设于每年 12 月底计息。

财会部门根据有关凭证，作如下会计分录：

2013 年 7 月 1 日，购入国债：

借：长期投资——债权投资——国债——投资成本 100 000

贷：银行存款 100 000

2013 年 12 月 31 日：

应确认的利息收入 = 100 000 × 3% ÷ 2 = 1 500 元。

借：长期投资——债权投资——国债——应收利息 1 500

贷：其他收入——投资收益 1 500

2014 年 ~2015 年 12 月 31 日，每年末应确认的利息收入 = 100 000 × 3% = 3 000 元。

借：长期投资——债权投资——国债——应收利息 3 000

贷：其他收入——投资收益 3 000

2016 年 6 月 30 日应确认的利息收入 = 100 000 × 3% ÷ 2 = 1 500 元。

借：长期投资——债权投资——国债——应收利息 1 500

贷：其他收入——投资收益 1 500

**【例 2 - 25】** 2013 年 7 月 1 日，东方医院以银行存款购入 3 年期国债 100 000 元，年利率为 3%，分期付息、到期还本。为简化示例，假设于每年 6 月底和 12 月底计息，每年 7 月 1 日付息。

财会部门根据有关凭证，作如下会计分录：

2013 年 7 月 1 日，购入国债：

借：长期投资——债权投资——国债 100 000

贷：银行存款 100 000

2013 年 12 月 31 日应确认的利息 = 100 000 × 3% ÷ 2 = 1 500 元：

借：其他应收款——应收利息 1 500

贷：其他收入——投资收益 1 500

2014 年 6 月 30 日应确认的利息收入 = 100 000 × 3% ÷ 2 = 1 500 元：

借：其他应收款——应收利息 1 500

贷：其他收入——投资收益 1 500

2014 年 7 月 1 日，收到第一年利息，利息收入 = 100 000 × 3% = 3 000（元）：

借：银行存款 3 000

贷：其他应收款——应收利息 3 000

2014 年 12 月 31 日、2015 年 6 月 30 日、2015 年 12 月 31 日、2016 年 6 月 30 日的计息金额和会计处理同 2013 年 12 月 31 日和 2014 年 6 月 30 日的会计处理。

借：其他应收款——应收利息 1 500

贷：其他收入——投资收益 1 500

2015 年 7 月 1 日，收到第二年利息的会计处理同第一年。

借：银行存款 3 000

贷：其他应收款——应收利息 3 000

（3）处置长期债权投资的会计处理。

①处置到期一次还本付息的债权投资的会计处理。出售长期债权投资或到期收回长期债

权投资本息，按照实际收到的金额，借记“银行存款”等科目，按照债券初始投资成本，贷记“长期投资——债权投资——投资成本”科目，按照已计未收利息金额，贷记“长期投资——债权投资——应收利息”科目，按照其差额，贷记或借记“其他收入——投资收益”科目。

会计分录：

借：银行存款

　　其他收入——投资收益

　　贷：长期投资——债权投资——投资成本

　　　　长期投资——债权投资——应收利息（已计未收的利息）

　　　　其他收入——投资收益

②处置分期付息、到期还本的债权投资的会计处理。出售长期债权投资或到期收回长期债权投资本息，按照实际收到的金额，借记“银行存款”等科目，按照债券初始投资成本，贷记“长期投资——债权投资”科目，按照已计未收利息金额，贷记“其他应收款”科目，按照其差额，贷记或借记“其他收入——投资收益”科目。

会计分录：

借：银行存款

　　其他收入——投资收益

　　贷：长期投资——债权投资——投资成本

　　　　其他应收款（已计未收的利息）

　　　　其他收入——投资收益

**实例操作**

**【例 2-26】** 承接**【例 2-24】**，2016 年 6 月 30 日，东方医院购买的国债到期。7 月 1 日，收到国债本息共计 109 000 元。

财会部门根据有关凭证，作会计分录如下：

2016 年 7 月 1 日：

| | | |
|---|---|---|
| 借：银行存款 | 109 000 | |
| 　　贷：长期投资——债权投资——国债——成本 | | 100 000 |
| 　　　　　　　　　　　　　　　　——应收利息 | | 9 000 |

**【例 2-27】** 承接**【例 2-24】**，假设 2015 年 1 月 1 日，东方医院出售了这笔国债，实际收到价款 105 000 元。财会部门根据有关凭证，作如下会计分录：

2015 年 1 月 1 日：

| | | |
|---|---|---|
| 借：银行存款 | 105 000 | |
| 　　贷：长期投资——债权投资——国债——成本 | | 100 000 |
| 　　　　　　　　　　　　　　　　——应收利息 | | 4 500 |
| 　　　　其他收入——投资收益 | | 500 |

**【例 2-28】** 2013 年 1 月 3 日，东方医院购入五年期国债，票面年利率 12%，债券面值 1 000 元。东方医院按面值购入 80 张。该国债每年付息一次，最后一年还本金并付最后一次利息。为简化示例，假设按年计算利息。财会部门根据有关凭证，作如下会计分录：

2013 年 1 月 3 日，购入国债：

| | | |
|---|---|---|
| 借：长期投资——债权投资——国债 | 80 000 | |
| 　　贷：银行存款 | | 80 000 |

2013 年 ~2017 年，年末计算利息（每年相同）：

| | | |
|---|---|---|
| 借：其他应收款——应收利息 | 9 600 | |
| 　　贷：其他收入——投资收益 | | 9 600 |

2013 年 ~2016 年，每年收到债券利息（除最后一次付息外）：

| | | |
|---|---|---|
| 借：银行存款 | 9 600 | |
| 　　贷：其他应收款——应收利息 | | 9 600 |

2017 年末，到期还本并收到最后一次利息：

| | | |
|---|---|---|
| 借：银行存款 | 89 600 | |
| 　　贷：长期投资——债权投资 | | 80 000 |
| 　　　　其他应收款——应收利息 | | 9 600 |

# 模块三　固定资产的核算

## 业务描述

了解医院固定资产的概念及特点，了解医院固定资产的种类、计量、折旧计提方法及管理规定，熟练进行固定资产各类经济业务的会计处理。

## 相关知识

### 一、固定资产的概念及特点

固定资产是指单位价值在 1 000 元及以上（其中：专业设备单位价值在 1 500 元及以上），使用期限在 1 年以上（不含 1 年），并在使用过程中基本保持原有物质形态的资产。单位价值虽未达到规定标准，但耐用时间在 1 年以上（不含 1 年）的大批同类物资，应作为固定资产管理。

医院的固定资产与其他资产相比，具有以下特征：

第一，固定资产的使用期限要在 1 年以上。与一次性消耗的卫生材料和其他材料以及 1 年内转变为现金的其他流动资产不同，固定资产能够多次使用，且使用期限较长（1 年以上），属于持久、耐用性的资产。

第二，固定资产的单位价值要在规定标准以上。《医院财务制度》规定，医院的一般设备单位价值在 1 000 元以上，专业设备单位价值在 1 500 元以上。单位价值虽未达到规定标准，但耐用时间在 1 年以上（不含 1 年）的大批同类物资，应作为固定资产管理。如图书、病床等。

第三，固定资产在使用过程中要基本保持原有物质形态。与流动资产在使用中不断改变原有的物质形态且价值一次消耗、转移或者实现不同，固定资产在使用过程中能够基本保持原有的物质形态，其价值在多次的使用中，随着固定资产的损耗程度而逐步地消耗、转移或者实现。

固定资产属于劳动工具，而存货属于劳动对象。

## 二、固定资产的分类

根据固定资产的所属关系，结合经济用途和使用情况，将固定资产分为四大类。

**（一）房屋及建筑物**

房屋及建筑物指产权属于医院的房屋、建筑物以及与房屋不可分割的各种附属设施。如门诊用房、病房、实验用房、行政后勤用房、水塔、烟囱、变电室、职工宿舍及病员食堂等。

**（二）专业设备**

专业设备指直接用于临床服务的各种设备。如核磁共振、X 光机、B 超、实验仪器等。

**（三）一般设备**

一般设备指不直接用于临床服务的各种通用设备，如打印机、计算机、复印机、办公家具、交通工具等。

**（四）其他资产**

其他资产指不直接用于临床服务的各种其他固定资产。

医院固定资产的这种分类与政府国有资产管理有关规定相衔接，有利于分析各类固定资产在全部固定资产中所占的比重，促使医院合理配置固定资产；有利于考核分析固定资产在各科室的分布情况，有利于分析固定资产在各科室的利用情况；有利于正确计算和提取折旧；也有利于医院成本核算工作的开展。

## 三、固定资产的计量

《医院财务制度》规定，固定资产按实际成本计量。

固定资产的来源不同，其实际成本的计量也不同。具体计量方法如表 2－5 所示。

表 2－5　固定资产的计量

| 固定资产的来源 | 计量方法 |
| --- | --- |
| 外购固定资产 | 按照实际支付的购买价款、相关税费、使固定资产达到预定可使用状态前所发生的可归属于该项资产的运输费、装卸费、安装费和专业人员服务费等相关支出作为成本。<br>以一笔款项购入多项没有单独标价的固定资产，按照同类或类似资产价格的比例对购置成本进行分配，分别确定各项固定资产的成本。 |
| 自行建造固定资产 | 按照国家有关规定计算成本，其成本包括该项资产完工交付使用前所发生的全部必要支出。 |
| 改、扩建、大型修缮后的固定资产 | 按照原固定资产账面价值（原价减去累计折旧后的价值）加上改建、扩建、修缮发生的支出，减去改建、扩建、修缮过程中的变价收入，再扣除固定资产拆除部分的账面价值后的金额确定。 |

续表

| 固定资产的来源 | 计 量 方 法 |
| --- | --- |
| 融资租入的固定资产 | 按照租赁协议或者合同确定的价款、运输费、途中保险费、安装调试费，以及融资租入固定资产达到预定可使用状态前发生的借款费用等确定。 |
| 无偿调入、接受捐赠的固定资产 | 比照同类资产的市场价格或有关凭据注明的金额加上相关税费确定。 |
| 盘盈的固定资产 | 按照同类或类似资产市场价格确定的价值入账。 |

大型医疗设备等固定资产的购建和租赁，要符合区域卫生规划，经过科学论证，并按国家有关规定报经主管部门会同有关部门批准。

医院新增固定资产必须符合本地区的区域卫生规划、相关的配置标准、职能定位，不能盲目扩张。同时充分发挥各级各类医疗卫生机构的相互协作关系，充分利用现有资源，提高资源利用率，减少不必要的支出。

另外，医院已入账的固定资产，一般不得任意变动其入账价值，但下列情况除外：

（1）根据国家规定对固定资产重新估价。

（2）增加补充设备或改良装置。

（3）将固定资产一部分拆除。

（4）根据实际价值调整原来的暂时价值。

（5）发现固定资产价值错误。

## 四、固定资产折旧

折旧，是指在固定资产的使用寿命内，按照确定的方法对应计折旧额进行的系统分摊。其中，应计折旧额是指应当计提折旧的固定资产原价扣除其预计净残值后的余额，但医院会计计提固定资产折旧不考虑残值因素。

### （一）计提折旧的范围

医院应该对所有固定资产计提折旧，但有特别规定。

（1）图书不提折旧。

（2）经营租入的固定资产不提折旧，设辅助账簿进行登记。

（3）融资租入的固定资产计提折旧，且应当采用与自有固定资产相一致的折旧政策。

（4）月增加的固定资产，当月不提折旧，从下月起计提折旧；当月减少的固定资产，当月照提折旧，从下月起不提折旧。

（5）已提足折旧仍继续使用的固定资产，不再计提折旧。

（6）已到达预定可使用状态但尚未办理竣工决算的固定资产，应当按照估计价值确定其成本，并计提折旧；待办理竣工决算后再按实际成本调整原来的暂估价值，但不需要调整原已计提的折旧额，只需调整以后各期应计提折旧额。

（7）提前报废的固定资产，不得补提折旧。

所谓提足折旧，是指已经提足该项固定资产应当提取的折旧总额，其中应当提取的折旧总额为固定资产原价。

（8）未使用、不需用的设备不提折旧。

**想一想**

为什么提前报废的固定资产，不得补提折旧？已提足折旧仍继续使用的固定资产也不再计提折旧？如果计提折旧会产生什么会计影响？

（二）计提折旧的方法

《医院财务制度》规定，医院原则上应当根据固定资产性质，在预计使用年限内，采用平均年限法或工作量法计提折旧。计提固定资产折旧不考虑残值。计提折旧的具体办法由各省（自治区、直辖市）主管部门会同财政部门规定或审批。各医院固定资产的折旧方法一经确定，不得随意变更。

**想一想**

为什么医院固定资产的折旧方法一经确定，不得随意变更？体现了会计准则中哪项质量信息要求？

1. 平均年限法

年限平均法也称直线法，是将固定资产的应计折旧额均衡地分摊到固定资产预计使用寿命内的一种方法。采用这种方法计算的每期折旧额是等额的参见表 2－6。计算公式如下：

年折旧率＝1÷预计使用年限×100%

月折旧率＝年折旧率÷12

月折旧额＝固定资产原值×月折旧率

或：年折旧额＝固定资产原值÷预计使用年限

月折旧额＝年折旧额÷12

采用年限平均法计算固定资产折旧比较简便，但它也存在着一些明显的局限性。例如，固定资产在不同使用年限提供的社会效益或者经济效益是不同的。一般来说，固定资产在其使用前期工作效率相对较高，所提供的服务或者经济效益也较多；而在其使用后期，工作效率一般呈下降趋势，因而所能够提供的服务或者带来的经济效益也就逐渐减少。年限平均法没有考虑这一因素。再如，固定资产在不同的使用年限发生的维修费用也不一样，固定资产的维修费用将随着其使用时间的延长而不断增大，而年限平均法也没有考虑这一因素。因此，只有当固定资产各期的负荷程度相同，各期应分摊相同的折旧费用时，采用年限平均法计算折旧才是合理的。但是，若固定资产各期负荷程度不同，采用年限平均法计算折旧时，则不能反映固定资产的实际使用情况，提取的折旧数与固定资产的损耗程度也不相符。

2. 工作量法

工作量法是根据实际工作量计提固定资产折旧额的一种方法。这种方法可以弥补平均年限法只考虑使用时间，不考虑使用强度的缺点。计算公式如下：

单位工作量折旧额＝固定资产原值÷预计总工作量

某项固定资产月折旧额＝该项固定资产当月工作量×单位工作量折旧额

**相关链接**

**表 2－6　　医院固定资产折旧年限表**

| 设备分类名称 | 折旧年限 | 备　注 |
|---|---|---|
| 一、房屋及建筑物 | | |
| 1. 业务用房 | | |
| 钢结构 | 50 年 | |
| 钢筋混凝土结构 | 50 年 | |
| 砖混结构 | 30 年 | |
| 砖木结构 | 30 年 | |
| 2. 简易房 | 8 年 | 围墙、货场等 |
| 3. 其他建筑物 | 8 年 | |
| 二、专用设备 | | |
| 1. 医用电子仪器 | 5 年 | 心、脑、肌电图、监护仪器、除颤器、起搏器等 |
| 2. 光学仪器及窥镜 | 6 年 | 验光仪、裂隙灯、手术显微镜、内窥镜等 |
| 3. 医用超声仪器 | 6 年 | 超声诊断仪、超声手术刀、超声治疗机等 |
| 4. 激光仪器设备 | 5 年 | 激光诊断仪、激光治疗仪、激光手术设备等 |
| 5. 医用高频仪器设备 | 5 年 | 高频手术、微波、射频治疗设备等 |
| 6. 物理治疗及体疗设备 | 5 年 | 电疗、光疗、理疗、生物反馈仪等 |
| 7. 高压氧舱 | 6 年 | |
| 8. 中医仪器设备 | 5 年 | 脉相仪、舌色相仪、经络仪、穴位治疗机、电针治疗仪器 |
| 9. 医用磁共振设备 | 6 年 | 永磁型、常导型、超导型等 |
| 10. 医用 X 线设备 | 6 年 | X 射线诊断、治疗设备、CT、造影机、数字减影机、X 光刀 |
| 11. 高能射线设备 | 8 年 | 医用加速器、放射治疗模拟机等 |
| 12. 医用核素设备 | 6 年 | 核素扫描仪、SPECT、钴 60 机、PET 等 |
| 13. 临床检验分析仪器 | 5 年 | 电泳仪、色谱仪、生化分析仪、血氧分析仪、蛋白测定仪、肌肝测定仪、酶标仪等 |
| 14. 体外循环设备 | 5 年 | 人工心肺机、透析机等 |
| 15. 手术急救设备 | 5 年 | 手术床、麻醉机、呼吸机、吸引器等 |
| 16. 口腔设备 | 6 年 | 牙钻、综合治疗台等 |
| 17. 病房护理设备 | 5 年 | 病床、推车、婴儿暖箱、通讯设备、供氧设备等 |
| 18. 消毒设备 | 6 年 | 各类消毒器、灭菌器等 |
| 19. 其他 | 5 年 | 以上未包括的医药专用设备等 |
| 三、一般设备 | | |
| 1. 家具用具及其他类 | 5 年 | |
| 2. 交通运输设备 | 10 年 | |
| 3. 电子产品及通信设备 | 5 年 | 彩电、摄像机、服务器、计算机、电话、传真等 |
| 4. 电气设备 | 5 年 | 发电机、冰箱、空调、洗衣机等 |
| 5. 通用设备 | 10 年 | 锅炉、电梯、空调机组、冷藏柜等 |
| 四、其他固定资产 | | |
| 1. 仪器仪表及量具 | 5 年 | 电表、万能表、显微镜等 |
| 2. 其他 | | 以上未包括的其他固定资产 |

## 五、固定资产的后续支出

医院的固定资产投入使用后，为了维护或提高固定资产的使用效能等，往往需要对现有固定资产进行维护、改建、扩建或者改良，为此所发生的支出即为固定资产的后续支出。

与固定资产有关的更新改造等后续支出，分为资本化的后续支出和费用化的后续支出，分别以下情况处理：

### （一）资本化的后续支出

1. 后续支出予以资本化的条件

后续支出予以资本化需要满足以下两个条件之一：一是该项支出能增加固定资产的使用效能；二是该项支出能增加固定资产的使用寿命。

2. 资本化后续支出的形式

予以资本化的后续支出通常以改建、扩建或大型修缮的形式存在。大型修缮确认标准由各省（自治区、直辖市）财政部门会同卫生主管部门根据当地实际情况确定。

3. 如何调整固定资产的价值

被资本化的后续支出应当计入固定资产，同时将被替换部分的账面价值扣除。

### （二）费用化的后续支出

1. 后续支出费用化的条件

当后续支出不符合资本化的条件时予以费用化。

2. 费用化后续支出的形式

予以费用化的后续支出通常以修理费的形式存在。

3. 会计处理

费用化的后续支出应当计入当期支出。

## 六、固定资产的管理

固定资产是医院资产的重要构成项目。加强固定资产管理，保证其安全与完整，提高其使用效率是医院固定资产的管理目标。

在院长的统一领导下，将固定资产管理的各职能部门和使用单位组成管理系统，明确管理职责，制定管理制度，确定管理工作程序和反馈制度，对固定资产实行有效管理，切实提高固定资产投资的社会效益和经济效益，做到物尽其用。

### （一）固定资产管理制度

医院固定资产的管理制度至少要包括：

1. 三账一卡制度

财务部门负责总账和一级明细分类账，固定资产管理部门负责二级明细分类账，使用部门负责建卡（台账）。

2. 大型设备技术档案和使用情况报告制度

医院应对大型贵重设备指定专人管理，制定操作规程，建立技术档案，做好使用记录并定期报告。

3. 资产共享、共用制度

医院为保证存量资产的有效利用，在财政部门建立的事业单位国有资产整合、共享、共用机制下，积极参与大型仪器、设备等资产的共享、共用，提高资产的利用效率。

4. 盘点与核对制度

医院对固定资产应当定期进行清查盘点，至少要于年度终了前进行一次全面的清查盘点。财产物资部门要定期与财务部门和使用部门进行核对，做到账账相符、账卡相符、账实相符。

5. 处置制度

医院出售、转让、报废固定资产或者发生固定资产毁损时，应当按照国有资产管理规定处理。一般经单位负责人及上级主管部门批准后核销，并做好案存工作；大型、精密贵重的设备、仪器的报废、转让，应当经过有关部门鉴定，报主管部门、财政部门批准后核销。未履行报批手续，任何单位和个人不得擅自对固定资产进行处置。

**（二）固定资产管理的具体要求**

1. 全程管理

从投资方案的论证、决策、设计、建设（购建）、使用、维修到清理整个周期过程进行管理。

2. 全面管理

把固定资产管理与医疗业务、医疗质量、技术、财务等方面的管理结合起来，进行全面管理。

3. 全员管理

从医院院长、财务科（处）、设备科（处）、总务科（处）到使用科室及操作人员，实行全员管理。

4. 重点管理

大型医疗设备实行责任制，指定专人管理，制定操作规程，建立设备技术档案和使用情况报告制度。

5. 定期盘点

医院应定期对固定资产进行清查和盘点，至少每年末要进行一次全面资产清查，如果发生盘盈、盘亏应及时查明原因，按规定处理。

## 操作步骤

1. 设置会计科目

（1）固定资产。医院应当在资产类科目中设置“固定资产”总账科目，核算医院固定资产的原价。在总账科目下设“房屋及建筑物、专用设备、一般设备和其他固定资产”4个明细科目进行明细核算。

医院还应当设置“固定资产登记簿”和“固定资产卡片”，按固定资产类别、使用部门和每项固定资产设置明细账，进行明细核算。医院应当在固定资产明细账中登记每项固定资产原价中财政补助资金、科教项目资金、其他资金的金额及其所占的比例。

出租、出借或作为担保的固定资产，应设置备查簿进行登记。

经营租入的固定资产，应当另设辅助簿进行登记，不在“固定资产”科目核算。

“固定资产”账户结构如下：

| 借 固定资产 | 贷 |
| --- | --- |
| 固定资产的增加 | 固定资产的减少 |
| 期末余额反映医院固定资产的账面原价 | |

**想一想**

对于应用软件，什么情况下作为固定资产进行核算？什么情况下作为无形资产核算？

（2）累计折旧。医院应在资产类科目中设置“累计折旧”总账科目，核算医院固定资产计提的累计折旧。在总账科目下按照所对应固定资产的类别及项目设置明细科目，进行明细核算。该科目是“固定资产”科目的备抵科目。

“累计折旧”账户结构如下：

| 借 累计折旧 | 贷 |
| --- | --- |
| 累计折旧的减少 | 累计折旧的增加 |
| 期末余额反映医院提取的固定资产折旧累计数 | |

**想一想**

1. 什么是备抵科目？它与被备抵科目之间的关系是怎样的？
2. 什么是附加科目？

（3）在建工程。为反映医院建造、改建、扩建及修缮固定资产以及安装设备情况，应当在资产类科目中设置“在建工程”总账科目，核算医院进行的各项建筑、安装工程所发生的实际成本。并在总账科目下按照具体工程项目设置明细科目进行明细核算。

“在建工程”账户结构如下：

| 借 在建工程 | 贷 |
| --- | --- |
| 在建工程的增加 | 在建工程的减少 |
| 期末余额反映医院完成的在建工程 | |

（4）固定资产清理。为反映医院对固定资产出售、报废、毁损处置情况，应在资产类科目中设置“固定资产清理”总账科目，核算医院因出售、报废、毁损等原因转入清理的固定资产净值及其清理过程中所发生的清理费用和清理收入等。并在总账科目下按照“处

置资产净额”、“处置净收入”以及被清理的固定资产项目设置明细科目，进行明细核算。

“固定资产清理”账户结构如下：

| 借　　　　固定资产清理 | 贷 |
|---|---|
| 登记转入清理的固定资产价值及清理过程中所发生的清理费用 | 登记清理过程中所发生的清理收入 |
| 借方余额反映医院尚未清理完毕的固定资产清理净损失 | 贷方余额反映医院尚未清理完毕的固定资产清理净收益 |

2. 会计处理

固定资产的会计处理内容及流程见图 2－6。

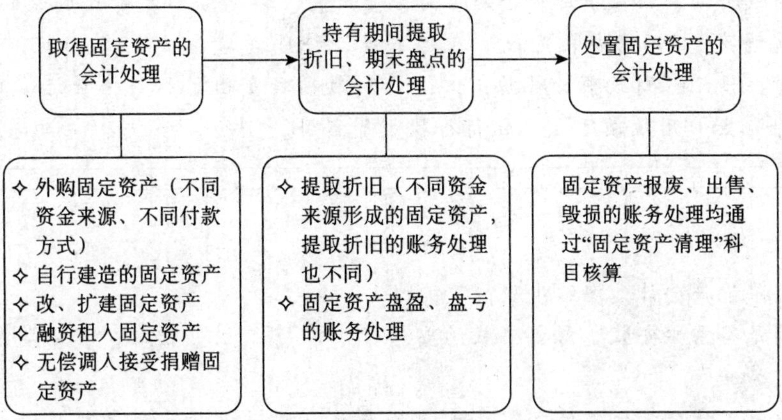


图 2－6　固定资产的会计处理内容及流程

（1）取得固定资产的会计处理。医院取得固定资产，应当按取得时的实际成本入账。

以一笔款项购入多项没有单独标价的固定资产，按照各项固定资产同类或类似资产市场价格的比例对总成本进行分配，分别确定各项固定资产的入账成本。

**想一想**

医院固定资产如何确认其实际成本？

①外购固定资产的会计处理。

购入不需要安装的固定资产：

借：固定资产

　　贷：银行存款/应付账款

购入需要安装的固定资产：

借：在建工程

　　贷：银行存款/应付账款

发生安装费用：

借：在建工程

　　贷：银行存款

安装完毕交付使用时：

借：固定资产

　　贷：在建工程

**提　示**

实际工作中购入固定资产会扣留质量保证金，应当在取得固定资产时，按照确定的成本，借记“固定资产”（不需安装）或“在建工程”科目（需要安装），按照实际支付的价款，贷记“银行存款”、“应付账款”等科目，按照扣留的质量保证金，贷记“其他应付款”科目；质保期满支付质量保证金时，借记“其他应付款”科目，贷记“银行存款”等科目。

使用财政补助、科教项目资金购入固定资产的，按构成固定资产成本的支出金额，借记“固定资产”（不需安装）或“在建工程”科目（需要安装），贷记“待冲基金”科目；同时，借记“财政项目补助支出”、“科教项目支出”科目，贷记“财政补助收入”、“零余额账户用款额度”、“银行存款”等科目。

**想一想**

外购固定资产会计处理的步骤？

首先看是否需要安装。需要安装的要通过“在建工程”核算，不需要安装的直接增加“固定资产”。

其次看是用什么资金支付，即弄清资金来源（财政资金、科教项目资金、自有资金）。如果使用财政资金和科教项目资金支付，增加“待冲基金”，并且要作双分录。

第三看是否付款。如果已付款，还要看采用哪种结算方式；如果未付款，通过“应付账款”核算。如果已付款，采用商业汇票结算时，通过“应付票据”核算；采用银行汇票、银行本票、单位银行卡结算时，通过“其他货币资金”核算；采用支票、汇兑、托收承付结算时，通过“银行存款”核算。如果预付资金订货时，先通过“预付账款”核算，货到验收、交付使用时在重建“预付账款”，同时增加固定资产（实际工作中很少有预先付款的情况，一般都是货到付款或试用期后付款）。可用以下汇总分录表示。

使用自有资金购入固定资产：

借：固定资产（不需安装）/在建工程（需要安装）

　　贷：应付账款/银行存款/应付票据/其他货币资金

　　　　↓　　　↓　　　↘　　　↘

（未付款）（汇兑、支票结算）（商业汇票结算）（银行汇票、银行本票、银行卡结算）

使用科教项目资金购入固定资产：

借：固定资产（不需安装）/在建工程（需要安装）

　　贷：待冲基金——待冲科教项目基金

同时，借：科教项目支出

贷：银行存款
使用财政资金购入固定资产：
借：固定资产（不需安装）/在建工程（需要安装）
贷：待冲基金——待冲财政基金
同时，借：财政项目补助支出
贷：财政补助收入（财政直接支付）/零余额账户用款额度（财政授权支付）

**实例操作**

【例2-29】2013年3月2日，东方医院购入一台不需要安装就可投入使用的医疗设备，设备价款为936 000元，发生运杂费为5 000元，以银行存款转账支付，假定不考虑其他相关税费。财会部门根据有关凭证，作如下会计分录：

| | | |
|---|---|---|
| 借：固定资产 | 941 000 | |
| 贷：银行存款 | | 941 000 |

假如该设备是使用财政资金支付的，采用财政直接支付方式。则会计分录为：

| | | |
|---|---|---|
| 借：固定资产 | 941 000 | |
| 贷：待冲基金——待冲财政基金 | | 941 000 |
| 同时：借：财政项目补助支出 | 941 000 | |
| 贷：财政补助收入 | | 941 000 |

**想一想**

在例2-29中，如若是采用财政授权支付方式，应如何作会计分录？如果该设备是用科教项目资金购买的，又如何进行会计处理？

【例2-30】2013年3月13日，东方医院购入一台需要安装的医疗设备，价款为304 200元，支付的运输费为3 000元，款项已通过银行支付。3月13日，安装设备时，支付有关材料费28 340元，支付外单位安装人员报酬为4 800元。3月底，安装完毕，经调试可正常运行，假定不考虑其他相关税费。财会部门根据有关凭证，作如下会计分录：

2013年3月13日，支付设备价款和运输费：

| | | |
|---|---|---|
| 借：在建工程——设备安装 | 307 200 | |
| 贷：银行存款 | | 307 200 |

2013年13日，发生安装设备用材料和人工费：

| | | |
|---|---|---|
| 借：在建工程——设备安装 | 33 140 | |
| 贷：银行存款 | | 33 140 |

2013年3月底，设备安装完毕交付使用：

| | | |
|---|---|---|
| 借：固定资产——专用设备 | 340 340 | |
| 贷：在建工程——设备安装 | | 340 340 |

**想一想**

在例2－30中，如果该设备是用科教项目资金或财政资金购买的，应如何进行会计处理？

【**例2－31**】2013年4月10日，开出转账支票284 200元，购入发药车、移动推车、文件柜各20个，各项资产均没有单独标价，作为固定资产管理。按照各项资产的类似市场价格确定其入账成本，分配比例为发药车：移动推车：文件柜＝2∶3∶5。财会部门根据有关凭证，作如下会计分录：

| | | |
|---|---|---|
| 借：固定资产——一般设备——发药车 | 56 840 | |
| 　　固定资产——一般设备——移动推车 | 85 260 | |
| 　　固定资产——一般设备——文件柜 | 142 100 | |
| 　　贷：银行存款 | | 284 200 |

②自行建造固定资产的会计处理。自行建造的固定资产，其成本包括该项资产完工交付使用前所发生的全部必要支出。建造过程中，医院财务通过“在建工程”核算，同时基建部门按照国有建设单位会计制度处理会计事项；工程完工交付使用时，医院财务按自行建造过程中发生的实际支出，借记“固定资产”，贷记“在建工程”科目。具体处理如下：

日常业务支付时（非财政拨款）：

基建账套：借：建筑安装工程投资/设备投资/待摊投资

　　　　　　贷：银行存款——自筹

医院财务账套：借：在建工程——具体项目名称

　　　　　　　　贷：银行存款

日常业务支付时（财政拨款）：

基建账套：借：建筑安装工程投资/设备投资/待摊投资

　　　　　　贷：银行存款——基建拨款

医院财务账套：借：财政专项支出

　　　　　　　　贷：财政补助收入——财政直接支付/零余额账户用款额度

　　　　　　　借：在建工程——具体项目名称

　　　　　　　　贷：待冲基金

固定资产交付使用时：

基建账套：借：交付使用资产

　　　　　　贷：建筑安装工程投资/设备投资/待摊投资

　　　　　借：银行存款——基建拨款/自筹

　　　　　　贷：交付使用资产

医院财务账套：借：固定资产

　　　　　　　　贷：在建工程——具体项目名称

由于基建账套与医院财务账套并存，故进行会计处理时，各种原始凭证全部复印，原件附在医院财务账套保存，复印件附在基建账套保存，基建账套的凭证、账表另行装订，独立成册。

**实例操作**

【例 2-32】2013 年 4 月 1 日，东方医院将一幢新建办公楼工程出包给乙企业承建，按规定先向承包单位预付工程价款 5 000 000 元，以银行存款转账支付。2013 年 10 月 8 日，收到承包单位的有关工程结算单据，补付工程款 172 000 元，以银行存款转账支付。2013 年 10 月 23 日，工程达到预定可使用状态。

财会部门根据有关凭证，作如下会计分录：

(1) 2013 年 4 月 1 日预付工程款：

借：在建工程——建筑工程　　5 000 000

　　贷：银行存款　　5 000 000

(2) 2013 年 10 月 8 日，补付工程款：

借：在建工程——建筑工程　　172 000

　　贷：银行存款　　172 000

(3) 2013 年 10 月 23 日，工程达到预定可使用状态：

借：固定资产　　5 172 000

　　贷：在建工程——建筑工程　　5 172 000

③改、扩建固定资产的会计处理。在原有固定资产基础上进行改建、扩建、大型修缮后的固定资产，其成本按照原固定资产账面价值（“固定资产”科目账面余额减去“累计折旧”科目账面余额后的净值）加上改建、扩建、修缮发生的支出，减去改建、扩建、修缮过程中的变价收入，再扣除固定资产拆除部分的账面价值后的金额确定。

将固定资产转入改建、扩建、大型修缮时：

借：在建工程（固定资产的账面价值）

　　累计折旧（已计提的折旧）

　　贷：固定资产（固定资产的原价）

在改建、扩建、大型修缮过程中收到的变价收入，按收到的金额：

借：银行存款

　　贷：在建工程

医院为建筑工程借入的专门借款的利息，属于建设期间发生的，计入在建工程成本，如果是到期还本付息：

借：在建工程

　　贷：长期借款

如果是按期支付利息：

借：在建工程

　　贷：银行存款

工程完工交付使用时，按工程实际成本：

借：固定资产

　　贷：在建工程

**实例操作**

【例 2－33】2013 年 6 月 1 日，东方医院对门诊楼扩建，计划扩建一层并更换门窗。门诊楼原价 30 000 000 元，已提折旧 2 100 000 元；6 月 30 日取得拆除部分的变价收入 30 000 元，存入银行；7 月 1 日为工程借款 2 000 000 元，偿还期限 2 年，利率 6%，按月支付利息，手续已办妥并已收账；10 日支付工程款 1 000 000 元；12 月 30 日工程竣工，决算价款 5 000 000 元，已支付 1 000 000 元，财政专款授权支付 2 000 000 元，医院自己支付 2 000 000 元，工程清算结束，门诊楼交付使用。

2013 年 6 月 1 日，将门诊楼转入扩建：

借：在建工程——门诊楼扩建　　27 900 000
　　累计折旧　　2 100 000
　　贷：固定资产——房屋及建筑物——门诊楼　　30 000 000

2013 年 6 月 30 日，收到变价收入：

借：银行存款　　30 000
　　贷：在建工程——门诊楼扩建　　30 000

2013 年 7 月 1 日取得专门借款：

借：银行存款　　2 000 000
　　贷：长期借款　　2 000 000

2013 年 7 月 10 日支付工程款：

借：在建工程——门诊楼扩建　　1 000 000
　　贷：银行存款　　1 000 000

2013 年 7 月 31 日、8 月 31 日、9 月 30 日、10 月 31 日、11 月 30 日、12 月 31 日支付利息：

借：在建工程——门诊楼扩建　　10 000
　　贷：银行存款　　10 000

2014 年以后每月支付利息：

借：管理费用　　10 000
　　贷：银行存款　　10 000

2013 年 12 月 30 日竣工，结算工程款：

借：财政项目补助支出　　2 000 000
　　贷：财政补助收入　　2 000 000

借：在建工程——门诊楼扩建　　4 000 000
　　贷：待冲基金——待冲财政基金　　2 000 000
　　　　银行存款　　2 000 000

门诊楼交付使用：

借：固定资产——房屋及建筑物　　32 930 000
　　贷：在建工程——门诊楼扩建　　32 930 000

④融资租入固定资产的会计处理。融资租入的固定资产，其成本按照租赁协议或者合同确定的价款、运输费、途中保险费、安装调试费等确定。按照确定的成本，借记“固定资产”，按租赁协议或合同确定的租赁价款，贷记“长期应付款”科目，按照实际支付的运输

费、保险费、安装调试费等相关费用，贷记“银行存款”等科目。

会计分录：

借：固定资产——融资租入固定资产

　　贷：长期应付款（租赁协议或合同确定的租赁价款）

　　　　银行存款（实际支付的运输费、保险费、安装调试费等相关费用）

**实例操作**

【例2-34】2013年5月1日，东方医院融资租入医疗设备一台，价值600 000元，运杂费8 000元，安装调试费12 000元。该设备安装完毕，并交付使用。财会部门根据有关凭证，作如下会计分录：

安装调试：

| | | |
|---|---|---|
| 借：在建工程——设备安装 | 620 000 | |
| 　　贷：长期应付款 | | 620 000 |

交付使用：

| | | |
|---|---|---|
| 借：固定资产——专业设备 | 620 000 | |
| 　　贷：在建工程——设备安装 | | 620 000 |

⑤无偿调入或接受捐赠固定资产的会计处理。无偿调入或接受捐赠的固定资产，其成本比照同类或类似资产的市场价格或有关凭据注明的金额加上相关税费确定。

按确定的成本，借记“固定资产”（不需安装）或“在建工程”（需要安装）科目，按发生的相关税费，贷记“银行存款”等科目，按其差额，贷记“其他收入”科目。

会计分录：

借：固定资产

　　贷：银行存款

　　　　其他收入

**实例操作**

【例2-35】2013年5月13日，根据“固定资产调拨单”无偿调入检验用设备2台，每台价款180 000元。财会部门根据有关凭证，作如下会计分录：

| | | |
|---|---|---|
| 借：固定资产——专业设备 | 360 000 | |
| 　　贷：其他收入 | | 360 000 |

【例2-36】2013年5月23日，根据“固定资产调拨单”无偿调入LED挂号显示屏一块，价款150 000元。发生安装调试费39 000元，以银行存款支付。5月27日，设备安装完毕，达到预定使用状态。财会部门根据有关凭证，作如下会计分录：

调入LED挂号显示屏：

| | | |
|---|---|---|
| 借：在建工程——设备安装 | 150 000 | |
| 　　贷：其他收入 | | 150 000 |

支付安装调试费：

| | | |
|---|---|---|
| 借：在建工程——设备安装 | 39 000 | |

贷：银行存款 39 000

设备安装完毕：

借：固定资产——一般设备 189 000

贷：在建工程——设备安装 189 000

（2）固定资产计提折旧的会计处理。医院应当对除图书外的固定资产计提折旧，在固定资产的预计使用年限内系统地分摊固定资产的成本。医院原则上应当根据固定资产的性质，采用年限平均法或工作量法计提折旧。折旧方法一经确定，不得随意变更。确需采用其他折旧方法的，应按规定报经审批，并在会计报表附注中予以说明。医院计提固定资产折旧不考虑预计净残值。

计提融资租入固定资产折旧时，应当采用与自有固定资产一致的折旧政策。能够合理确定租赁期届满时将会取得租入固定资产所有权的，应当在租入固定资产尚可使用年限内计提折旧；无法合理确定租赁期届满时能够取得租入固定资产所有权的，应当在租赁期与租入固定资产尚可使用年限两者中较短的期间内计提折旧。

固定资产发生更新改造等后续支出而延长其使用年限的，应当按照更新改造后重新确定的固定资产的成本以及重新确定的折旧年限，重新计算折旧额。

按月提取固定资产折旧时，按照财政补助、科教项目资金形成的金额部分，借记“待冲基金”科目，按照应提折旧额中的其余金额部分，借记“医疗业务成本”（医疗及其辅助活动用固定资产）、“管理费用”（行政及后勤管理部门用固定资产）、“其他支出”（经营出租用固定资产）等科目，按照应计提的折旧额，贷记“累计折旧”。

会计分录：

借：待冲基金

医疗业务成本

管理费用

其他支出

贷：累计折旧

对于具有多种用途、混合使用的房屋等固定资产，其应提的折旧额应采用合理的方法分摊计入有关科目。

**实例操作**

【例 2-37】2013 年 1 月 31 日，东方医院计提当月固定资产折旧。其中，使用财政资金购置的呼吸机应计提折旧 14 000 元，使用科研项目经费购置的复印机应计提折旧 2 000 元。其余设备均为自有资金购置，行政管理用固定资产计提折旧 150 000 元，医疗服务用固定资产折旧 800 000 元。财会部门根据有关凭证，作如下会计分录：

借：待冲基金——待冲财政基金 14 000

——待冲科教项目基金 2 000

管理费用 150 000

医疗业务成本 800 000

贷：累计折旧 966 000

【例 2-38】2013 年 3 月 31 日，东方医院计提当月固定资产折旧，其中融资租入的医疗设备应提折旧金额 10 000 元，以经营租赁方式出租的房屋应提折旧金额 80 000 元。财会部门根据有关凭证，作如下会计分录：

借：医疗业务成本　　10 000
　　其他支出　　80 000
　　贷：累计折旧　　90 000

（3）固定资产计盘盈、盘亏的会计处理。医院的固定资产应当定期进行清查盘点，每年至少盘点 1 次。对于盘盈、盘亏的固定资产，应当及时查明原因，根据规定的管理权限报经批准后及时进行会计处理。盘盈的固定资产，应当按照同类或类似资产市场价格确定的价值入账，并确认为当期收入；盘亏的固定资产，应先扣除可以收回的保险赔偿和过失人的赔偿等，将净损失确认为当期支出。

发生固定资产盘盈时：

借：固定资产（按照同类或类似资产市场价格确定的价值）
　　贷：待处理财产损溢——待处理非流动资产损溢

报经批准处理时：

借：待处理财产损溢——待处理非流动资产损溢
　　贷：其他收入

发生固定资产盘亏时，按照固定资产账面价值减去该资产对应的尚未冲减完毕的待冲基金余额后的金额，借记“待处理财产损溢——待处理非流动资产损溢”，按已计提的折旧，借记“累计折旧”科目，按相关待冲基金余额，借记“待冲基金”科目，按固定资产的账面余额，贷记“固定资产”。

会计分录：

借：待处理财产损溢——待处理非流动资产损溢
　　累计折旧
　　待冲基金
　　贷：固定资产

报经批准处理时，按照相关待处理财产损溢金额扣除可以收回的保险赔偿和过失人的赔偿等后的金额，借记“其他支出”科目，按照已收回或应收回的保险赔偿和过失人赔偿等，借记“库存现金”、“银行存款”、“其他应收款”等科目，按照相关待处理财产损溢余额，贷记“待处理财产损溢——待处理非流动资产损溢”科目。

会计分录：

借：其他支出
　　库存现金/银行存款/其他应收款
　　贷：待处理财产损溢——待处理非流动资产损溢

**实例操作**

【**例 2－39**】2013 年 11 月末，东方医院对固定资产进行盘点，盘盈发药车 2 台，同类物资账面价值 3 500 元，原因不明。报经批准后，按正常盘盈处理。财会部门根据有关凭证，作如下会计分录：

盘盈时：

借：固定资产　　3 500

　　贷：待处理财产损溢——待处理非流动资产损溢　　3 500

报经批准后处理：

借：待处理财产损溢——待处理非流动资产损溢　　3 500

　　贷：其他收入　　3 500

【例 2-40】2013 年 12 月末，东方医院对固定资产进行盘点，盘亏笔记本电脑一台，原值 6 000 元，已提折旧 4 500 元，原因不明。报经批准后，同意作其他支出处理。财会部门根据有关凭证，作如下会计分录：

盘亏时：

借：待处理财产损溢——待处理非流动资产损溢　　1 500

　　累计折旧　　4 500

　　贷：固定资产　　6 000

报经批准后处理：

借：其他支出　　1 500

　　贷：待处理财产损溢——待处理非流动资产损溢　　1 500

【例 2-41】2013 年 12 月末，东方医院对固定资产进行盘点，盘亏小型医疗设备一台，原账面价为 20 000 元，其中财政性拨款支付 10 000 元，已提折旧 9 000 元；报经批准后，同意作其他支出处理。财会部门根据有关凭证，作如下会计分录：

盘亏时：

借：待处理财产损溢——待处理非流动资产损溢　　5 500

　　待冲基金——待冲财政基金　　5 500

　　累计折旧　　9 000

　　贷：固定资产——专业设备　　20 000

报经批准时：

借：其他支出　　5 500

　　贷：待处理财产损溢——待处理流动资产损溢　　5 500

（4）处置固定资产的会计处理。出售、报废、毁损固定资产转入清理时，按照固定资产的账面价值减去该资产对应的尚未冲减完毕的待冲基金余额后的金额，借记“固定资产清理”（处置资产净额），按照已提取的折旧，借记“累计折旧”科目，按照相关待冲基金余额，借记“待冲基金”科目，按照固定资产账面余额，贷记“固定资产”科目。

会计分录：

借：固定资产清理

　　累计折旧

　　待冲基金

　　贷：固定资产

清理过程中发生的费用和相关税金，按照实际发生额：

借：固定资产清理（处置净收入）

　　贷：应交税费

　　　　银行存款

固定资产出售、报废、毁损所收回的价款、残料价值和变价收入等：

借：银行存款

　　贷：固定资产清理（处置净收入）

应当由保险公司或过失人赔偿的损失：

借：库存现金/银行存款

　　其他应收款

　　贷：固定资产清理（处置净收入）

出售、报废、毁损固定资产清理完毕：

借：固定资产清理（处置净收入）

　　贷：其他收入/应缴款项（按规定上缴时）

同时：借：其他支出

　　　　贷：固定资产清理（处置资产净额）

**实例操作**

【**例2－42**】2013年1月，东方医院有一项固定资产，因使用期满经批准报废。该项固定资产原价为180 000元，累计已计提折旧175 000元。在清理过程中，以银行存款支付清理费用5 000元，残料变卖收入为6500元。

财会部门根据有关凭证，作如下会计分录：

（1）固定资产转入清理：

| | | |
|---|---|---|
| 借：固定资产清理——处置资产净额 | 5 000 | |
| 　　累计折旧 | 175 000 | |
| 　　贷：固定资产 | | 180 000 |

（2）支付清理费用：

| | | |
|---|---|---|
| 借：固定资产清理——处置净收入 | 5 000 | |
| 　　贷：银行存款 | | 5 000 |

（3）收到残料变价收入

| | | |
|---|---|---|
| 借：银行存款 | 6 500 | |
| 　　贷：固定资产清理——处置净收入 | | 6 500 |

（4）结转固定资产净损益

| | | |
|---|---|---|
| 借：固定资产清理——处置净收入 | 1 500 | |
| 　　贷：应缴款项 | | 1 500 |
| 借：其他支出 | 5 000 | |
| 　　贷：固定资产清理——处置资产净额 | | 5 000 |

【**例2－43**】2013年1月，东方医院有一项固定资产，因使用期满经批准报废。该项固定资产原价为180 000元，其中财政性拨款支付90 000万元，累计已计提折旧175 000元。

财会部门根据有关凭证，作如下会计分录：

| | | |
|---|---|---|
| 借：固定资产清理——处置资产净额 | 2 500 | |
| 　　待冲基金——待冲财政基金 | 2 500 | |
| 　　累计折旧 | 175 000 | |

贷：固定资产　　180 000

借：其他支出　　2 500

贷：固定资产清理——处置资产净额　　2 500

【例 2-44】2013 年 12 月，东方医院图书一批，经批准报废。该批图书原价值 50 000 元。财会部门根据有关凭证，作如下会计分录：

借：固定资产清理　　50 000

贷：固定资产　　50 000

借：其他支出　　50 000

贷：固定资产清理　　50 000

# 模块四　无形资产的核算

## 业务描述

了解医院无形资产的概念及特点，医院无形资产包括的内容、计价方法、摊销方法，熟练进行无形资产相关经济业务的会计处理。

## 相关知识

### 一、无形资产的概念及特点

无形资产是指不具有实物形态而能为医院提供某种权利的资产。包括专利权、著作权、版权、土地使用权、非专利技术、商誉、医院购入的不构成相关硬件不可缺少组成部分的应用软件及其他财产权利等。

无形资产应同时具备三个条件：①不存在实物形态；②在较长时期（1 年以上）内使用单位拥有较高的获利能力；③价值较大。

无形资产与固定资产相比，具有以下特点：

第一，无形资产的效益具有不确定性。有形资产的使用，能直接给单位带来效益，而且容易计量，而无形资产对单位效益的影响，则是潜在的、间接的，其利益的多少具有不确定性，可能很大，也可能是零。

第二，无形资产的用途具有唯一性。有形资产除具有特殊用途外，绝大部分具有多种用途，如一种材料，既可以用于生产甲产品，也可以用于生产乙产品，其价值和实用价值依然存在；而无形资产的用途大多具有唯一性。只能在某一产品或服务上起作用，如果这种产品或服务不再生产，其使用价值和价值也就不存在了。

第三，无形资产的使用权具有共享性。无形资产的使用权可能被几个单位同时拥有，其拥有者可以将其使用权出卖给其他单位，出卖后，拥有者还可以同时继续拥有其使用权，并且可以再次出卖。

第四，无形资产一般可在较长时期内发挥作用。无形资产已经取得或形成，就为单位长期拥有，而且可在较长时间内发挥作用。无形资产是单位有偿取得的，取得无形资产要花费一定的支出，单位使用无形资产会获得一定的效益，根据费用与效益配比原则，无形资产的价值要在规定的有效期内按一定的方法进行摊销。

## 二、无形资产的内容

### （一）专利权

专利权是经国家专利机关审定，依法授予发明者在一定年限内，对其发明创造的使用和转让的权力。专利权包括发明专利权、实用新型和外观设计专利权3种。专利权的主体是依据专利法被授予专利权的个人或单位，专利权的客体是受专利法保护的专利范围。我国专利权的保护期限规定：发明专利的期限为20年；实用新型专利权和外观设计专利权的期限为10年。

并不是所有的专利权都能给持有者带来经济效益或者社会效益，有的专利可能没有经济价值（或者社会效益）或具有很小的经济价值（社会效益）；有的专利会被另外更有经济价值（或者社会效益）的专利所淘汰。因此，医院毋需将其所拥有的一切专利权都予以资本化，作为无形资产核算。只有那些能够给医院带来较大经济价值或者社会效益，医院为此花费了成本，并且符合制度规定无形资产确认标准的专利权才能作为无形资产核算。

### （二）非专利技术

非专利技术也称专有技术，是指发明者未申请专利或不够申请专利条件，而又未公开的先进经验、先进技术的设计资料、先进的配方等。非专利技术不需要到有关管理机关登记注册，也不受法律保护，只靠持有者的自我保护，因其保密性决定了非专利技术的独占性、实用性、新颖性和经济性，因此，也就决定了它能给单位较高的效益。专有技术可以自创，无需经过法律认可，即可成为单位的一项非专利技术。非专利技术也可以通过技术转让获得。

非专利技术有些是医院自己开发研究的，有些是根据合同规定，从外部购入的。如果医院自己开发研究，可能成功也可能失败，开发研究过程中发生的相关费用，会计核算上一般将其列作当期费用处理，不作为无形资产核算。从外部购入的，应按实际发生的费用，予以资本化，作为无形资产入账核算。非专利技术可以作为资产对外投资，也可以转让。

### （三）商誉

商誉是指商业信誉或声誉，这种信誉或声誉一半来自于单位优越的地位、悠久的历史、良好的管理、较高的效率及先进技术和经营诀窍等。由于商誉好，能够获得超额收益，所以商誉就成为单位的一种无形资产。

医院在正常运营情况下，一般不把商誉列入无形资产。但是，一旦发生归并或合并改组，由于医院产权权益发生变动，就要为商誉进行估价。所以，商誉只在医院合并或接受商誉投资时才能评估计价。目前，许多市级、县级公立医院借助上级医院进行托管，虽然上级医院没有进行商誉评估，但上级医院的良好声誉为被托管医院带来了明显的效益，当然也方便了当地群众，使当地群众在本地就享受到了优质的卫生资源。

### （四）著作权

著作权又称版权，它是指各种著作或艺术品的作者对作品所拥有的知识产权。著作权可以转让、出售或赠与。著作权受出版法保护。著作权和专利权很相近，可以买卖，著作权是权力性资产，其摊销一般按期计入管理费用。

**（五）土地使用权**

土地使用权是指国家准许某一单位在一定期间对国有土地享有开发、利用、经营的权利。根据我国土地管理法的规定，我国土地实行公有制，任何单位和个人不得侵占、买卖或者以其他形式非法转让。医院可以依法取得土地的使用权，而且土地使用权可依法转让。取得土地使用权有时可能不花费任何代价，如医院所拥有的未入账的土地使用权，这时，就不能将其作为无形资产核算。取得土地使用权时花费了支出，则应将其资本化，作为无形资产核算。

**（六）医院购入的不构成相关硬件不可缺少组成部分的应用软件及其他财产专利权**

医院购入的不构成相关硬件不可缺少组成部分的应用软件及其他财产专利权按无形资产管理。对于医院购入的作为不可缺少组成部分的应用软件及其他财产专利权，应和该实物一起按固定资产管理。

## 三、无形资产的计价

无形资产因取得的途径不同，其计价方法也有区别。

**（一）购入无形资产的计价**

购入无形资产的计价与外购固定资产一样，应以取得的成本入账，即按实际支付的购买价款、相关税费以及可归属于该项资产达到预定用途所发生的其他支出。

**（二）自行开发并依法申请取得的无形资产的计价**

医院自行开发并依法申请取得的无形资产，按依法取得时发生的注册费、聘请律师费等支出计价，开发过程中的研究开发费计入管理费用。

**（三）接受捐赠无形资产的计价**

接受捐赠的无形资产，按捐赠方提供的资料或同类无形资产估价计价。

商誉除合作外，不得作价入账。

## 四、无形资产的摊销

**（一）摊销的范围**

医院应对无形资产按规定摊销，当月取得的无形资产从取得当月起开始摊销。

**（二）摊销的期限**

摊销期限首选法律规定的有效使用期，若法律没有规定使用年限，按照合同或单位申请书的收益年限摊销。如果法律和合同或单位申请书都没有规定使用年限的，按照不少于10年的期限摊销。

如预计使用年限超过了相关合同规定的受益年限或法律规定的有效年限，该无形资产的摊销年限按如下原则确定：

（1）合同规定了受益年限但法律没有规定有效年限的，摊销期不应超过合同规定的受益年限。

（2）合同没有规定受益年限但法律规定了有效年限的，摊销期不应超过法律规定的有效年限。

（3）合同规定了受益年限，法律也规定了有效年限的，摊销期不应超过受益年限和有效年限两者之中较短者。

**（三）摊销的方法**

无形资产应按照直线法平均摊销。

转让无形资产应当按照国有资产管理规定处理。根据有关规定进行资产评估，取得的收入，扣除转让无形资产的成本（摊余价值）计入当期收入。

### 操作步骤

1. 设置会计科目

（1）无形资产。医院应当在资产类科目中设置“无形资产”总账科目，核算医院固定资产的增减变化情况。在总账科目下按照无形资产的类别和项目设置“专利权、非专利技术、商标权、著作权、土地使用权、不构成相关硬件不可缺少组成部分的应用软件”6个明细科目，进行明细核算。

医院应当在无形资产明细账中登记每项无形资产入账成本中财政补助资金、科教项目资金、其他资金的金额及其所占的比例。

“无形资产”账户结构如下：

| 借　　　　　无形资产 | 贷 |
| --- | --- |
| 无形资产的增加 | 无形资产的减少 |
| 期末余额反映医院已入账无形资产的原价 | |

（2）累计摊销。医院应当在资产类科目中设置“累计摊销”总账科目，核算医院无形资产计提的累计摊销。在总账科目下按照所对应无形资产的类别及项目设置明细科目，进行明细核算。该科目是“无形资产”科目的备抵科目。

“累计摊销”账户结构如下：

| 借　　　　　累计摊销 | 贷 |
| --- | --- |
| 累计摊销的减少 | 累计摊销的增加 |
| 期末余额反映医院提取的无形资产累计摊销额 | |

2. 会计处理

无形资产会计处理内容及流程见图2－7。

（1）取得无形资产的会计处理。无形资产的取得方式主要有两种：购入和自行开发并按法律程序申请取得。

①购入的无形资产，其成本包括实际支付的购买价款、相关税费以及可归属于该项资产达到预定用途所发生的其他支出。按确定的成本：

借：无形资产

　　贷：银行存款

使用财政补助、科教项目资金购入无形资产的，按构成无形资产成本的支出金额：

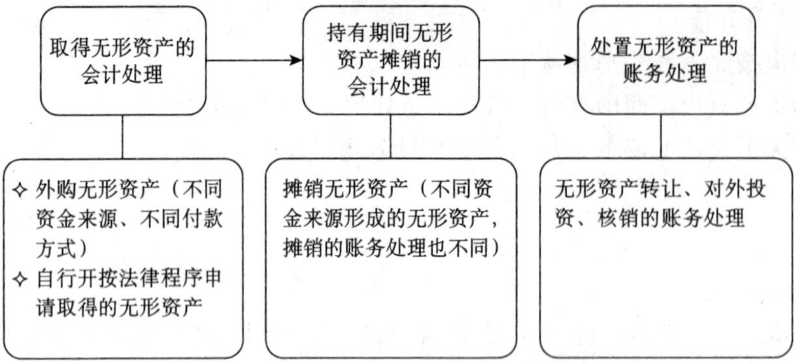


图 2－7　无形资产会计处理内容及流程

借：无形资产

　　贷：待冲基金

同时，借：财政项目补助支出/科教项目支出

　　　　　贷：财政补助收入/零余额账户用款额度/银行存款

②自行开发并按法律程序申请取得的无形资产，按依法取得时发生的注册费、聘请律师费等费用：

借：无形资产

　　贷：银行存款

**实例操作**

【**例 2－45**】2013 年 1 月 5 日，东方医院购入一块土地的土地使用权，使用期限为 20 年，拟开发为停车场，共支付购买价款 24 000 000 元，款项已通过银行转账支付。购入土地经平整，当月即投入使用，发生平整支出 30 000 元。

财会部门根据有关凭证，作如下会计分录：

2013 年 1 月 5 日，购入土地使用权：

| | | |
|---|---|---|
| 借：无形资产——土地使用权 | 24 000 000 | |
| 　　贷：银行存款 | | 24 000 000 |
| 借：无形资产——土地使用权 | 30 000 | |
| 　　贷：银行存款 | | 30 000 |

如果上述款项是财政拨款支付的（财政直接支付方式），则会计分录为：

| | | |
|---|---|---|
| 借：无形资产——土地使用权 | 30 000 | |
| 　　贷：待冲基金——待冲财政基金 | | 30 000 |
| 同时，借：财政项目补助支出 | 30 000 | |
| 　　　　　贷：财政补助收入 | | 30 000 |

【**例 2－46**】2013 年 3 月 3 日，东方医院某技术研究项目获得成功并依法申请取得了专利权，在申请专利权过程中发生专利登记费 24 000 元，律师费 12 000 元，已用银行存款支付。

财会部门根据有关凭证，作如下会计分录：

| | | |
|---|---|---|
| 借：无形资产——专利权 | 36 000 | |

贷：银行存款　　36 000

（2）摊销无形资产的会计处理。无形资产应按月摊销，摊销时按照财政补助、科教项目资金形成的金额部分，借记“待冲基金”科目，按照应提摊销额中的其余金额部分，借记“医疗业务成本”、“管理费用”等科目，按照应计提的摊销额，贷记“累计摊销”科目。

会计分录：

借：待冲基金

　　医疗业务成本/管理费用

　　贷：累计摊销

**实例操作**

【例2-47】承接【例2-45】，假设这块土地使用权期限为20年。

财会部门根据有关凭证，作如下会计分录：

2013年1月~2033年12月，每月末：

该土地使用权每月摊销额=（24 000 000+30 000）÷20÷12=100 125（元）。

借：管理费用　　100 125

　　贷：累计摊销——土地使用权摊销　　100 125

如果该土地使用权是财政拨款补助资金购入的，则会计分录为：

借：待冲基金——待冲财政基金　　100 125

　　贷：累计摊销——土地使用权摊销　　100 125

【例2-48】承接【例2-46】，假设该专利权的法律保护年限为10年。每月财会部门根据有关凭证，作如下会计分录：

该专利权每月摊销额=36 000÷10÷12=300（元）

借：管理费用　　300

　　贷：累计摊销——专利权摊销　　300

（3）无形资产后续支出的会计处理。与无形资产有关的后续支出，应分别以下情况处理：

①为增加无形资产的使用效能而发生的后续支出，如对软件进行升级或扩展其功能等所发生的支出，应当计入无形资产账面价值。

借：无形资产

　　贷：银行存款

②为了维护无形资产的正常使用而发生的后续支出，如对软件进行漏洞修补等所发生的支出，应当计入当期费用。

借：医疗业务成本/管理费用

　　贷：银行存款

**实例操作**

【例2-49】2013年2月，对挂号收费系统进行功能扩展，共发生劳务费15 000元，以银行转账方式支付。财会部门根据有关凭证，作如下会计分录：

借：无形资产——应用软件　　15 000

　　贷：银行存款　　15 000

**【例2-50】**2013年3月，对挂号收费系统进行漏洞修补工作，发生劳务费3 000元，用支票支付。财会部门根据有关凭证，作如下会计分录：

借：管理费用　　3 000

　　贷：银行存款　　3 000

（4）处置无形资产的会计处理。医院处置无形资产，应当将实际取得的价款与该项无形资产的账面价值之间的差额，计入当期收入或者费用。

无形资产在处置（包括转让、对外投资、核销等）时，应当分别以下情况处理：

①经批准转让无形资产，按照收到的价款，借记“银行存款”等科目，按所发生的相关税费，贷记“应交税费”、“银行存款”等科目，按收到的转让价款扣除相关税费后的金额，贷记“其他收入”科目或“应缴款项”科目（按规定上缴时）。

会计分录：

借：银行存款

　　贷：应交税费/银行存款

　　　　其他收入/应缴款项（按规定上缴时）

同时，按无形资产账面价值减去该资产对应的尚未冲减完毕的待冲基金余额后的金额，借记“其他支出”科目，按已计提的累计摊销，借记“累计摊销”科目，按相关待冲基金余额，借记“待冲基金”科目，按无形资产账面余额，贷记“无形资产”。

会计分录：

借：其他支出

　　累计摊销

　　待冲基金

　　贷：无形资产

②以已入账无形资产对外投资，按照评估价加上发生的相关税费作为投资成本，借记“长期投资——股权投资”科目，按照投出无形资产已提的摊销额，借记“累计摊销”科目，按发生的相关税费，贷记“银行存款”、“应交税费”等科目，按照投出无形资产的账面余额，贷记“无形资产”科目，按其差额，贷记“其他收入”科目或借记“其他支出”科目。

借：长期投资——股权投资

　　累计摊销

　　（其他支出）

　　贷：银行存款/应交税费

　　　　无形资产

　　　　（其他收入）

③无形资产预期不能为医院带来服务潜力或经济利益的，应当将该无形资产的账面价值及相关待冲基金余额予以核销。报经批准后，按核销无形资产的账面价值减去该资产对应的尚未冲减完毕的待冲基金余额后的金额，借记“其他支出”科目，按核销无形资产已计提的摊销，借记“累计摊销”科目，按相关待冲基金余额，借记“待冲基金”科目，按核销

无形资产的账面余额，贷记“无形资产”。

会计分录：

借：其他支出

  累计摊销

  待冲基金

  贷：无形资产

**实例操作**

【例 2－51】2013 年 5 月 3 日，东方医院将拥有的一项专利权出售，取得收入 150 000 元，应按规定上缴，该专利权的账面金额为 80 000 元（其中财政资金占 50%），已计提摊销 20 000 元。假设不考虑相关税费。

财会部门根据有关凭证，作如下会计分录：

借：银行存款　　150 000

  贷：应缴款项　　150 000

同时，借：待冲基金——待冲财政基金　　30 000

  其他支出　　30 000

  累计摊销——专利权摊销　　20 000

  贷：无形资产——专利权　　80 000

【例 2－52】2013 年 4 月，东方医院以拥有的一项专利权对 B 公司投资，占 B 公司表决权的 10%。该专利权评估价 250 000 元，账面余额 160 000 元，已计提摊销 40 000 元。假设不考虑相关税费。财会部门根据有关凭证，作如下会计分录：

借：长期投资——股权投资　　250 000

  累计摊销——专利权摊销　　40 000

  贷：无形资产——专利权　　160 000

  其他收入　　130 000

【例 2－53】2013 年 4 月，东方医院对所有无形资产进行了全面检查，发现一项专利权技术已过时，预期不能为医院带来经济效益或服务权利，报经批准后予以核销。该专利技术账面余额为 10 000 元，已计提摊销 8 000 元。财会部门根据有关凭证，作会计分录如下：

借：其他支出　　2 000

  累计摊销——专利权摊销　　8 000

  贷：无形资产——专利权　　10 000

## 模块五　其他资产的核算

### 业务描述

了解其他资产包括的内容，熟练进行其他资产有关经济业务的会计处理

## 相关知识

### 一、其他资产的内容

医院的其他资产是指除存货、固定资产、投资、无形资产以外的资产。包括待摊费用、长期待摊费用、待处理财产损溢。

**（一）待摊费用**

待摊费用是指医院已经支出，但应当由本期和以后各期分别负担的分摊期在 1 年以内（含 1 年）的各项费用，如预付保险费、预付租金等。

医院的待摊费用应当按照其受益期限在 1 年内分期平均摊销，计入当期费用。如果某项待摊费用已经不能使医院受益，应当将其摊余价值一次全部转入当期费用。

**（二）长期待摊费用**

长期待摊费用是指医院已经发生但应由本期和以后各期负担的分摊期限在 1 年以上的各项费用，如以经营租赁方式租入的固定资产发生的改良支出等。

**（三）待处理财产损溢**

待处理财产损溢是指医院在清查财产过程中查明的各种盘盈、盘亏、毁损的价值。

### 二、其他资产的特点

其他资产虽然在资产负债表中以资产列示，其实它既不是实物资产，也不是无形资产，它是权责发生制下的产物。按照权责发生制核算基础的规定，按期确认费用，凡是应由当期负担的费用，不论是否支付均应计入当期费用；凡是不属于当期负担的费用，尽管已经支付，也不能计入当期费用，这些已经发生但又不能计入当期的费用就要临时作为资产列示，如待摊费用。所以，其他资产是虚列资产的费用。

## 操作步骤

1. 会计科目设置

（1）待摊费用。医院应当在资产类科目中设置“待摊费用”总账科目，核算医院已经支出，但应当由本期和以后各期分别负担的分摊期在 1 年以内（含 1 年）的各项费用。在总账科目下按照摊销费用种类设置明细科目，进行明细核算。

“待摊费用”账户结构如下：

待摊费用

| 借 | 贷 |
| --- | --- |
| 待摊费用的增加 | 待摊费用的减少 |
| 期末余额反映医院各种已支出但尚未摊销的费用 | |

（2）长期待摊费用。医院应当在资产类科目中设置“长期待摊费用”总账科目，核算医院已经发生但应由本期和以后各期负担的分摊期限在 1 年以上的各项费用。在总账科目下

按照费用项目设置明细科目，进行明细核算。

该科目属于资产类科目，借方登记长期待摊费用的增加，贷方登记长期待摊费用的减少，期末借方余额反映医院尚未摊销完毕的长期待摊费用。

“长期待摊费用”账户结构如下：

| 借　　长期待摊费用 | 贷 |
| --- | --- |
| 长期待摊费用的增加 | 长期待摊费用的减少 |
| 期末余额反映医院尚未摊销完毕的长期待摊费用 | |

(3) 待处理财产损溢。医院应当在资产类科目中设置“待处理财产损溢”总账科目，核算医院在清查财产过程中查明的各种财产盘盈、盘亏和毁损的价值。在总账科目下设置“待处理流动资产损溢”、“待处理非流动资产损溢”明细科目，进行明细核算。

“待处理财产损溢”账户结构如下：

| 借　　待处理财产损溢 | 贷 |
| --- | --- |
| 医院的财产损失 | 医院的财产盈余 |
| 期末借方余额，反映医院尚未处理的各种财产的净损失 | 期末贷方余额，反映尚未处理的各种财产物资的净溢余 |

年度终了报经批准处理后，本科目一般应无余额。

2. 会计处理

(1) 待摊费用的会计处理。

发生待摊费用时：

借：待摊费用

　　贷：银行存款/零余额账户用款额度

按照受益期限分期平均摊销时：

借：医疗业务成本

　　管理费用

　　贷：待摊费用

**实例操作**

【例 2 -54】2013 年 12 月，东方医院向邮政订阅了下一年度报刊杂志，共计支出 12 000 元。

财会部门根据有关凭证，作如下会计分录：

借：待摊费用——报刊杂志费　　12 000

　　贷：银行存款　　12 000

2014 年 1 月至 12 月，每月分摊订阅费 = 12 000 ÷ 12 = 1 000（元）。

借：管理费用　　1 000

　　贷：待摊费用——报刊杂志费　　1 000

（2）长期待摊费用的会计处理。

医院发生长期待摊费用时：

借：长期待摊费用

　　贷：银行存款

摊销长期待摊费用时：

借：管理费用

　　贷：长期待摊费用

**实例操作**

【**例2-55**】2013年1月1日，东方医院以经营租赁方式租入一栋房屋，约定的租赁期为5年。7月1日，东方医院对该房屋进行了装修，发生支出27万元。

财会部门根据有关凭证，作如下会计分录：

2013年7月1日，装修支出：

借：长期待摊费用　　270 000

　　贷：银行存款　　270 000

2013年7月31日~2017年12月31日，每个月末摊销装修费：

每月摊销额=270 000÷54=5 000（元）。

借：管理费用　　5 000

　　贷：长期待摊费用　　5 000

（3）待处理财产损溢的会计处理。

①盘盈的库存物资，按比照同类或类似物资市场价格确定的价值：

借：库存物资

　　贷：待处理财产损溢——待处理流动资产损溢

盘亏、变质、毁损的库存物资，按其账面余额减去该物资对应的待冲基金数额后的金额，借记“待处理财产损溢”（待处理流动资产损溢）科目，按相关待冲基金数额，借记“待冲基金”科目，按该物资账面余额，贷记“库存物资”科目。

会计分录：

借：待处理财产损溢——待处理流动资产损溢

　　待冲基金

　　贷：库存物资

②盘盈的固定资产，按比照同类或类似资产市场价格确定的价值：

借：固定资产

　　贷：待处理财产损溢——待处理非流动资产损溢

盘亏的固定资产，按照固定资产账面价值减去该资产对应的尚未冲减完毕的待冲基金余额后的金额，借记待处理财产损溢（待处理非流动资产损溢）科目，按已计提的折旧，借记“累计折旧”科目，按相关待冲基金余额，借记“待冲基金”科目，按固定资产账面余额，贷记“固定资产”科目。

会计分录：

借：待处理财产损溢——待处理非流动资产损溢

　　累计折旧

　　待冲基金

　　贷：固定资产

③上述财产物资的盘盈、盘亏、毁损在查明原因，报经批准处理时，作如下会计处理：

盘盈的库存物资、固定资产等：

借：待处理财产损溢

　　贷：其他收入

盘亏、变质、毁损的库存物资以及盘亏的固定资产，按照相关待处理财产损溢金额扣除可以收回的保险赔偿和过失人的赔偿等后的金额，借记“其他支出”科目，按照已收回或应收回的保险赔偿和过失人赔偿等，借记“库存现金”、“银行存款”、“其他应收款”等科目，按照相关待处理财产损溢余额，贷记“待处理财产损溢”科目。

会计分录：

借：其他支出（扣除赔偿后的余额）

　　库存现金/银行存款/其他应收款

　　贷：待处理财产损溢

**实例操作**

【例 2－56】2013 年 3 月 31 日，东方医院对库存物资进行盘点，发现盘盈一批物资，价值 3 250 元，财务部门根据物资库房提供的盘点清册，编制会计分录如下：

借：库存物资　　3 250

　　贷：待处理财产损溢——待处理流动资产损溢　　3 250

【例 2－57】2013 年 3 月 31 日，东方医院对库存物资进行盘点，发现物资霉变，价值 1 250 元，财务部门根据物资库房提供的物资盘亏表所列的金额，编制会计分录如下：

借：待处理财产损溢——待处理流动资产损溢　　1 250

　　贷：库存物资　　1 250

【例 2－58】2013 年 3 月 31 日，东方医院在对固定资产进行盘点时，盘盈惠普打印机 1 台，盘盈固定资产比照同类资产的市场价格为 1 650 元，财会部门根据相关凭证，编制会计分录如下：

借：固定资产——一般设备　　1 650

　　贷：待处理财产损溢——待处理非流动资产损溢　　1 650

【例 2－59】2013 年 6 月 30 日，东方医院在对固定资产进行盘点时，发现盘亏红外耳温仪 1 台，该设备的购买价格 2 200 元，已计提折旧 1 760 元，编制会计分录如下：

借：待处理财产损溢——待处理非流动资产损溢　　440

　　累计折旧　　1 760

　　贷：固定资产——专业设备　　2 200

【例 2－60】2013 年 3 月 31 日，东方医院盘盈一批物资，价值 3 250 元，报经批准后进行会计处理，增加当期收入，编制会计分录如下：

借：待处理财产损溢——待处理流动资产损溢　　3 250
　　贷：其他收入　　3 250

【例 2-61】2013 年 4 月 20 日，东方医院盘亏的惠普打印机报经批准后进行会计处理，编制会计分录如下：

借：待处理财产损溢——待处理非流动资产损溢　　1 650
　　贷：固定资产——一般设备　　1 650

【例 2-62】2013 年 5 月 30 日，东方医院物资霉变盘亏的库存物资 1 250 元，经查系库房年久失修漏雨形成，报经批准进行处理，增加当期支出，编制会计分录如下：

借：其他支出　　1 250
　　贷：待处理财产损溢——待处理流动资产损溢　　1 250

【例 2-63】2013 年 6 月 30 日，东方医院盘亏的红外耳温仪 1 台，经查系耳鼻喉科医生王某忘关门被窃所致，按照医院的管理规定，王某赔偿 300 元，报经批准进行处理，编制会计分录如下：

借：其他支出　　140
　　其他应收款——王某　　300
　　贷：待处理财产损溢——待处理非流动资产损溢　　440

## 项目实训

### 一、单项选择

1. 下列不计入库存物资的采购成本的是（　　）。

A. 购买价款　　B. 增值税

C. 仓储费　　D. 运杂费

2. 发出存货的计价方法不包括（　　）。

A. 个别计价法　　B. 先进先出法

C. 加权平均法　　D. 后进先出法

3. 个别价值较高或领用报废相对集中的低值易耗品可采用（　　）。

A. 一次摊销法　　B. 五五摊销法

C. 期限摊销法　　D. 以购列支法

4. 医院的短期投资主要是指（　　）。

A. 基金　　B. 国家债券

C. 企业债券　　D. 股票

5. 短期投资取得时实际支付的价款中包含已到期但尚未领取的利息应计入（　　）。

A. 投资成本　　B. 应收利息

C. 其他应收款　　D. 其他收入

6. 医院对于单位价值虽未达到固定资产规定标准，但耐用时间在 1 年以上（不含 1 年）的大批同类物资，应作为（　　）管理。

A. 固定资产　　B. 低值易耗品

C. 其他材料　　D. 卫生材料

7. 医院购入固定资产发生的运杂费应计入（　　）。

A. 固定资产成本　　B. 管理费用

C. 医疗业务成本　　D. 其他支出

8. 下列（　　）属于医院固定资产计提折旧的范围。

A. 经营租入的固定资产　　B. 融资租入的固定资产

C. 图书　　D. 已提足折旧仍继续使用的固定资产

9. 科教项目资金形成的固定资产计提折旧时计入（　　）。

A. 待冲基金　　B. 管理费用

C. 医疗业务成本　　D. 其他支出

10. 固定资产清理完毕，应将“固定资产清理”（处置资产净额）转入（　　）科目。

A. 应缴款项　　B. 管理费用

C. 其他收入　　D. 其他支出

11. 医院购入的不构成相关硬件不可缺少组成部分的应用软件及其他财产专利权按（　　）管理。

A. 固定资产　　B. 无形资产

C. 低值易耗品　　D. 其他材料

12. 对于无形资产的摊销期限，如果法律和合同或单位申请书都没有规定使用年限的，应按照（　　）限摊。

A. 不少于 5 年　　B. 不少于 10 年

C. 不超过 10 年　　D. 不超过 5 年

## 二、多项选择

1. 医院的存货包括（　　）。

A. 药品　　B. 卫生材料

C. 其他材料　　D. 低值易耗品

2. 库存物资的采购成本包括（　　）。

A. 购买价款　　B. 增值税

C. 仓储费　　D. 运杂费

3. 发出存货的计价方法有（　　）。

A. 个别计价法　　B. 先进先出法

C. 加权平均法　　D. 后进先出法

4. 财务部门应每月与归口管理部门核对账目，保证（　　）。

A. 账账相符　　B. 账实相符

C. 账证相符　　D. 账表相符

5. 医院药品的管理原则是（　　）。

A. 定额管理　　B. 合理使用

C. 计划供应　　D. 保证供应

6. 医院使用计算机进行药品管理且具备条件的，应采用（　　）的管理办法。

A. 金额管理　　B. 数量统计

C. 重点统计　　D. 实耗实销

7.《医院财务制度》规定，医院的可以投资范围有（　　）。

A. 医疗服务相关领域　　B. 国家债券

C. 企业债券　　D. 股票

8. 医院以货币资金对外投资时，其投资成本包括（　　）。

A. 买价　　B. 税金

C. 手续费　　D. 到期未领的利息

9. 长期投资的特点有（　　）。

A. 期限长、成本高　　B. 变现能力差

C. 风险大　　D. 收益大

10. 医院固定资产的划分标准是（　　）。

A. 专业设备 1 500 元以上　　B. 一般设备 1 000 元以上

C. 一般设备 1 500 元以上　　D. 专业设备 1 500 元以上

11. 医院可以采用的固定资产折旧方法有（　　）。

A. 平均年限法　　B. 工作量法

C. 双倍余额递减法　　D. 年数总和法

12. 根据固定资产的所属关系，结合经济用途和使用情况，将固定资产分为（　　）。

A. 房屋及建筑物　　B. 专业设备

C. 一般设备　　D. 其他

13. 医院已入账的固定资产，（　　）情况下可以变动其入账价值。

A. 根据国家规定对固定资产重新估价　　B. 增加补充设备或改良装置

C. 将固定资产一部分拆除　　D. 根据实际价值调整原来的暂时价值

14. 下列（　　）情况不再计提折旧。

A. 经营租入的固定资产　　B. 融资租入的固定资产

C. 提前报废的固定资产　　D. 已提足折旧仍继续使用的固定资产

15. 医院固定资产的三账一卡制度指的是（　　）。

A. 财务部门设总账　　B. 财务部门设一级明细分类账

C. 固定资产管理部门设二级明细分类账　　D. 使用部门建卡（台账）

16. 医院自行开发并依法申请取得的无形资产，其入账价值应包括（　　）。

A. 按依法取得时发生的注册费　　B. 聘请律师费

C. 开发过程中的研究开发费　　D. 咨询费

17. 如果无形资产预计使用年限超过了相关合同规定的受益年限或法律规定的有效年限，该无形资产的摊销年限确定的原则是（　　）。

A. 合同规定了受益年限但法律没有规定有效年限的，摊销期不应超过合同规定的受益年限

B. 合同没有规定受益年限但法律规定了有效年限的，摊销期不应超过法律规定的有效年限

C. 合同规定了受益年限，法律也规定了有效年限的，摊销期不应超过受益年限和有效年限两者之中较短者

D. 如果法律和合同或单位申请书都没有规定使用年限的，按照不少于 10 年的期限摊销

## 三、判断对错

1. 接受捐赠的存货按照同类或类似物资的市场价格或有关凭据注明的金额计价。（　）
2. 听诊器、血压计属于医院的卫生材料。（　）
3. 存货的管理办法是“计划采购、定额定量供应”。（　）
4. 规模较小的医院对药品的管理可实行以领代报，以存定销。（　）
5. 低值易耗品实物管理采用“定量配置、以旧换新”的管理办法。（　）
6. 低值易耗品报废收回的残余价值，按照国有资产管理有关规定处理。（　）
7. 医院不得使用财政拨款、财政拨款结余对外投资。（　）
8. 医院以非货币资金（如固定资产、无形资产、存货等）对外投资时，应按评估价作为投资成本。（　）
9. 医院的长期股权投资可以根据实际情况选择成本法或权益法核算。（　）
10. 医院可以用财政资金形成的固定资产、无形资产和库存物资进行对外投资。（　）
11. 医院的图书作为固定资产管理，但不提折旧。（　）
12. 医院会计计提固定资产折旧不考虑残值因素。（　）
13. 医院无形资产摊销时不考虑残值因素。（　）
14. 以一笔款项购入多项没有单独标价的固定资产，按照各项固定资产同类或类似资产市场价格的比例对总成本进行分配，分别确定各项固定资产的入账成本。（　）
15. 对于医院购入的作为相关硬件不可缺少组成部分的应用软件及其他财产专利权应作为无形资产管理。（　）

## 四、业务操作

某医院发生下列经济业务，请作出下列会计分录：

1. 购入X光胶片一批，当日验收入库，价款为45 000元，货款尚未支付。

2. 以支票购入一次性针管一批，价款为55 000元，当日验收入库。

3. 与市血站签订了长期合同，合同约定于每月初预付价款20 000元，每月末根据实际用血量结算价款。2月初按约定支付给血站20 000元，血站为医院供给血液共1 000袋，总价款为23 500元。2月底，某医院按规定支付了差额3 500元。

4. 收到某厂捐赠的手术用口罩一批，共1 000打，每打12个，当日验收入库，同类手术用口罩的市场单价为3.6元。

5. 物资部门向财务处报来卫生材料领用表，当月各科室领用卫生材料总价款为600 000元，其中教学领用20 000元、科研领用30 000元，出售给病人550 000元。

6. 医院响应主管部门倡议，将一批卫生材料一次性口罩无偿划拨给某社区医院，这批卫生材料成本为45 000元。

7. 月末，医院对库存的卫生材料进行了全面盘点，发现纱布数量不符，盘亏10卷，同批次纱布入账价值为每卷20元；绷带数量不符，盘盈20卷，同批次绷带入账价值为每卷25元。4月初，查明原因，纱布盘亏和绷带盘盈均属正常情况，报经批准后予以处理。

8. 月末，医院对库存的卫生材料进行盘点时发现其中一批卫生材料质量不符合规定，经与供应商协商后退货并予退款。该批卫生材料价值94 000元。

9. 购入小型医疗器械一批10件，单价为300元，以银行存款支付总价款3 000元，当日验收入库。

10. 住院部领用小型医疗器械5件。假设该医院采用一次摊销法核算这类低值易耗品。

11. 住院部领用小型医疗器械5件。10月底，该5件小型医疗器械报废。假设该医院采用五五摊销法核算这类低值易耗品。

12. 财务处收到处理报废小型医疗器械残值款150元现金。

13. 以银行存款购入一批复印纸，用于打印处方，共20 000元。款项已于当日支付。

14. 购入一台不需要安装就可投入使用的医疗设备，设备价款为936 000元，发生运杂费为5 000元，以银行存款转账支付。假定不考虑其他相关税费。

15. 购入一台需要安装的医疗设备，价款为304 200元，支付的运输费为3 000元，款项已通过银行支付。2月份，安装设备时，支付有关材料费28 340元，支付外单位安装人员报酬为4 800元。2月底，安装完毕，经调试可正常运行。假定不考虑其他相关税费。

16. 开出转账支票284 200元购入发药车、移动推车、文件柜各20个，各项资产均没有单独标价，作为固定资产管理。按照各项资产的类似市场价格确定其入账成本，分配比例为发药车:移动推车:文件柜=2:3:5。

17. 融资租入医疗设备一台，价值600 000元，运杂费8 000元，安装调试费12 000元。该设备安装完毕，并交付使用。

18. 根据“固定资产调拨单”无偿调入检验用设备2台，每台价款180 000元。

19. 计提当月固定资产折旧。其中，使用财政资金购置的呼吸机应计提折旧14 000元，使用科研项目经费购置的复印机应计提折旧2 000元。其余设备均为自有资金购置，行政管理用固定资产计提折旧150 000元，医疗服务用固定资产折旧800 000元。

20. 医院对固定资产进行盘点，盘盈发药车2台，同类物资账面价值3 500元，原因不明。报经批准后，按正常盘盈处理。

21. 月末，医院对固定资产进行盘点，盘亏笔记本电脑1台，原值14 000元，已提折旧8 500元，原因不明。报经批准后，同意作其他支出处理。

22. 医院某项固定资产，因使用期满经批准报废。该项固定资产原价为180 000元，累计已计提折旧175 000元。在清理过程中，以银行存款支付清理费用5 000元，残料变卖收入为6 500元。

23. 医院某固定资产，因使用期满经批准报废。该项固定资产原价为180 000元，其中财政性拨款支付90 000万元，累计已计提折旧175 000元。

24. 医院图书一批，经批准报废。该批图书原价值50 000元。

25. 购入一块土地的土地使用权，使用期限为20年，拟开发为停车场，共支付购买价款24 000 000元，款项已通过银行转账支付。购入土地经平整，当月即投入使用，发生平整支出30 000元。

26. 接上例：假设这块土地使用权期限为20年。计提本月摊销额。

27. 某技术研究项目获得成功并依法申请取得了专利权，在申请专利权过程中发生专利登记费24 000元，律师费12 000元，已用银行存款支付。

28. 接上例：假设该专利权的法律保护年限为10年，由于医疗行业技术更新较快，某医院预期该专利权将在5年后被新技术替代。

29. 医院将拥有的一项专利权出售，取得收入150 000元，该专利权的账面金额为8 000元，已计提摊销2 000元。假设不考虑相关税费。

30. 以拥有的一项专利权对B公司投资，占B公司表决权的10%。该专利权评估价250 000元，账面余额160 000元，已计提摊销40 000元。假设不考虑相关税费。

31. 医院对所有无形资产进行了全面检查，发现一项专利权技术已过时，预期不能为医院带来经济效益或服务权利，报经批准后予以核销。该专利技术账面余额为20 000元，已计提摊销8 000元。

32. 购买3个月到期国债，购买金额为101 065元（含手续费、税费等），并包括宣告到期付息但尚未领取的国债利息1 065元，该国债票面利率为4.26%，利息按季支付。

33. 医院投资了一家三产企业——甲企业，医院出资500 000元，占甲企业30%的股份；年底，甲企业实现利润100 000元。次年3月2日，甲企业宣告分派上年度的利润50 000元，该利润于4月20日收到。

34. 接上例，假如医院将其持有的甲企业股份出售给C医院，价款为600 000元，款项已经收存银行。

35. 经上级主管部门批准，医院以2台超声诊断仪投资某体检中心，取得该体检中心10%的股份。该超声诊断仪单台原价为2 000 000元，已提取折旧500 000元，单台设备评估价为1 200 000元。

36. 经上级有关部门批准，医院以一套物流管理系统对乙医院投资，取得乙医院10%的股份。该套系统账面原值为200 000元，已提摊销额100 000元，该软件评估价为180 000元。

37. 经上级相关主管部门批准，医院从自行研发的预算管理系统对丙公司投资，占丙公司5%的股权。该软件在医院未按无形资产核算，其评估价为100 000元。

38. 经上级主管部门批准，医院将一批药品合计100 000元对丁公司投资，占丁公司5%的股权。

39. 医院有一批电脑为2012年从S单位无偿调入的固定资产，次年医院将这批电脑对乙公司投资，取得该公司2%的股权。该批电脑在S单位的账面价值为100 000元。

40. 医院以50 000元的价格购入当日发行的5年期国债（到期还本付息），年利率为8%，面值为500 000元，购买国债时支付的相关税费为200元。

41. 医院以银行存款购入5年期国债100 000元，年利率为3%，到期一次还本付息。月末，确认本月利息收入。

42. 购入5年期国债，票面年利率12%，债券面值1 000元。医院按面值购入80张。该国债每年付息一次，最后一年还本金并付最后一次利息。假设按年计算利息。

## 项目小结

<table>
<tr><th>项目名称</th><th>项目要素</th><th>模块要素</th><th>知识、技能</th></tr>
<tr><td rowspan="9">财产物资核算</td><td>学习目标</td><td rowspan="9">业务描述<br>相关知识<br>操作步骤<br>实例操作</td><td rowspan="9">知识归纳：<br>1. 相关概念：库存物资、投资、固定资产、无形资产。<br>2. 库存物资的内容、投资的分类、固定资产的分类、无形资产的内容。<br>3. 库存物资的计量、短期投资的计量、长期投资的计量、固定资产的初始计量和后续计量、无形资产的计量、后续支出的处理。<br>4. 库存物资的管理、固定资产的管理、投资的管理、无形资产的管理。<br>5. 固定资产折旧的计提范围和方法、无形资产的摊销期限和摊销方法。<br>6. 财产物资的核算方法：取得财产物资的会计处理方法、持有期间的会计处理方法、处置财产物资的会计处理方法。<br>操作流程梳理：<br>1. 设置会计科目<br>2. 会计处理</td></tr>
<tr><td>项目描述</td></tr>
<tr><td>学习要点及流程</td></tr>
<tr><td>存货的核算</td></tr>
<tr><td>投资的核算</td></tr>
<tr><td>固定资产的核算</td></tr>
<tr><td>无形资产的核算</td></tr>
<tr><td>其他资产的核算</td></tr>
<tr><td>项目实训</td></tr>
</table>

# 项目三
# 债权债务的核算

## 学习目标

**知识目标：**

- 了解债权、债务的内容
- 了解债权、债务的内部控制点
- 掌握债权、债务的核算方法

**技能目标：**

- 会分析判断债权、债务相关经济业务的真实性、合规性
- 会进行债权、债务的会计处理

### 项目描述

王东学习的第三类业务是债权债务核算。通过学习，王东发现医院债权业务中“应收在院病人医疗款、财政应返还额度”是企业会计中没有的，“应收在院病人医疗款”并不是实质上的病人欠款，“财政应返还额度”是实行国库集中支付的年末业务；医院债务业务中“预收医疗款、应付社会保障费和应缴款项”与企业会计相比，核算范围内容比较特殊；其他债权债务与企业会计相似。张会计向王东补充了医院债权债务的特点，如：医院对债权要及时催收，避免坏账的发生；注意控制债务风险，借入长期借款和融资租赁应按规定报主管部门（或举办单位）会同有关部门审批，并原则上由政府负责偿还。布置了如下学习任务：

了解医院债权债务的内容，了解债权债务的内部控制规定，熟练进行债权债务的会计处理。具体任务：

1. 了解债权的内容及内部控制点，完成财政应返还额度、应收在院病人医疗款、应收医疗款、其他应收款、预付账款等业务的会计处理；

2. 了解债务的内容及风险控制点，完成短期借款、应缴款项、应付票据、应付账款、预收医疗款、应付职工薪酬、应付福利费、应付社会保障费、应交税费、其他应付款、预提费用、长期借款、长期应付款等业务的会计处理。

### 学习要点及流程

债权债务核算的学习内容和流程见图 3－1。

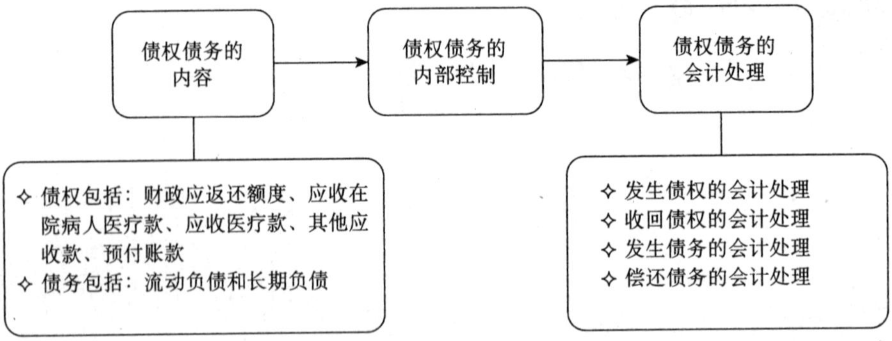


图 3－1　债权债务核算的学习内容和流程

## 模块一　债权的核算

### 业务描述

了解医院债权包括的内容和内部控制点，熟练进行债权业务的会计处理。

### 学习要点及流程

债权的会计处理内容及流程见图 3－2。

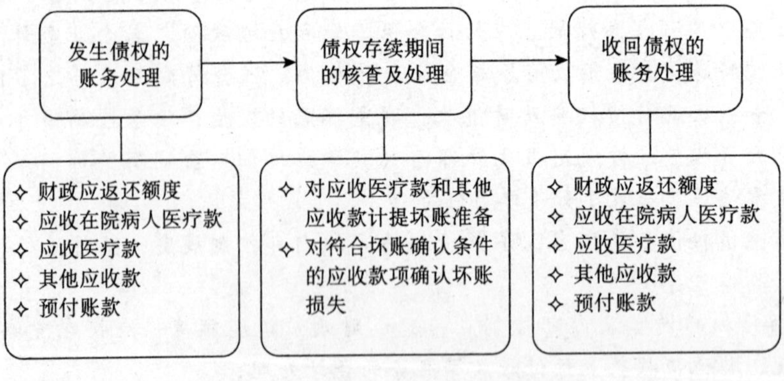


图 3－2　债权的会计处理内容及流程

**相关知识**

## 一、医院债权的概念及内容

医院的债权是指医院在开展医疗服务活动和其他活动过程中形成的应收及预付款项。是医院流动资产的重要组成部分，具有较强的流动性和变现能力。包括财政应返还额度、应收在院病人医疗款、应收医疗款、预付账款和其他应收款。

医院应建立应收、预付款项明细账，对发生的应收、预付款项要做到逐笔、据实登记，对收回的债权及时划转，对已付款项及时冲销。对应收、预付款项要及时清理、结算，发现明显不能收回款项的迹象，应提出预警报告，最大限度地避免坏账的发生。对往来账中有勾稽关系的账目，应每月编制往来款项余额表，并逐笔进行核对。

> **想一想**
>
> 出纳员能否兼任债权、债务账目的登记工作？

## 二、医院债权的内部控制点

### （一）建立健全债权管理制度和岗位责任制

明确相关岗位的职责和权限，确保业务经办与会计记录、出纳与会计记录、业务经办与审批、总账与明细账核算、审查与记录等不相容职务相互分离，合理设置岗位，加强制约和监督。医院不得由1人办理债权业务的全过程。

### （二）加强债权控制

明确债权审批权限，健全审批手续，实行责任追究制度，对发生的大额债权必须要有保全措施。建立清欠核对报告制度，定期清理，并进行债权账龄分析，采取函证、对账等形式加强催收管理和会计核算，定期将债权情况编制报表向医院领导报告。

### （三）建立健全应收款项、预付款项和备用金的催收、清理制度，严格审批，及时清理

### （四）建立健全病人预交住院金、应收在院病人医药费、医疗欠费管理控制制度

每日进行住院结算凭证、住院结算日报表和在院病人医药费明细账卡的核对；每月核对预收医疗款的结算情况；加强应收医疗款的控制与管理，健全催收款机制，欠费核销按规定报批。

# 业务一　财政应返还额度的核算

**相关知识**

财政应返还额度是指实行国库集中支付的医院，年度终了应收财政下年度返还的资金额度，即反映结转下年使用的用款额度。

想一想

1. 国库集中支付的方式有哪两种?
2. 国库集中支付程序是怎样的?

**操作步骤**

1. 设置会计科目

实行国库集中支付的医院应在资产类科目中设“财政应返还额度”总账科目，核算实行国库集中支付的医院，年度终了应收财政下年度返还的资金额度。该科目下设“财政直接支付”和“财政授权支付”两个明细科目，进行明细核算。

“财政应返还额度”账户结构如下：

| 借　　财政应返还额度 | 贷 |
| --- | --- |
| 登记年终结转后从零余额账户用款额度转入数、财政授权支付预算指标数大于零余额账户用款额度下达数的差额、或财政直接支付预算指标数与当年财政直接支付实际支出数的差额 | 登记次年转回的零余额账户用款额度数或下年度恢复直接支付额度后的预算结余资金实际使用情况 |
| 期末余额反映医院应收财政返还的资金额度 | |

2. 会计处理

(1) 财政直接支付方式。年度终了，医院根据本年度财政直接支付预算指标数与当年财政直接支付实际支出数的差额：

借：财政应返还额度——财政直接支付

　　贷：财政补助收入

下年度财政直接支付上年未支付的预算指标数时：

借：相关科目

　　贷：财政应返还额度——财政直接支付

(2) 财政授权支付方式。年度终了，医院依据代理银行提供的对账单中的注销额度：

借：财政应返还额度——财政授权支付

　　贷：零余额账户用款额度

医院本年度财政授权支付预算指标数大于零余额账户用款额度下达数的，根据未下达的用款额度：

借：财政应返还额度——财政授权支付

　　贷：财政补助收入

下年初，医院依据代理银行提供的额度恢复到账通知书中的恢复额度：

借：零余额账户用款额度

　　贷：财政应返还额度——财政授权支付

下年度医院收到财政部门批复的上年末未下达零余额账户用款额度时：

借：零余额账户用款额度

　　贷：财政应返还额度——财政授权支付

**实例操作**

【例 3-1】年终，东方医院将尚未支付的财政直接支付项目“病房楼改造”5 000 000 元转入财政应返还额度。财会部门根据相关凭证，作如下会计分录：

借：财政应返还额度——财政直接支付　　5 000 000

　　贷：财政补助收入　　5 000 000

【例 3-2】承接【例 3-1】，次年初财政直接支付“病房楼改造”项目的未支付预算指标数。财会部门根据相关凭证，作如下会计分录：

借：财政补助支出　　5 000 000

　　贷：财政应返还额度——财政直接支付　　5 000 000

【例 3-3】年终，东方医院根据代理银行提供的对账单中的注销额度，将某财政授权支付项目“给排水工程”的注销额度 2 000 000 元转入财政应返还额度。编制会计分录如下：

借：财政应返还额度——财政授权支付　　2 000 000

　　贷：零余额账户用款额度　　2 000 000

【例 3-4】承接【例 3-3】，下年初，医院收到恢复上年度财政授权支付额度 2 000 000 元通知时，编制会计分录如下：

借：零余额账户用款额度　　2 000 000

　　贷：财政应返还额度——财政授权支付　　2 000 000

## 业务二　应收在院病人医疗款的核算

**相关知识**

应收在院病人医疗款是指医院因提供医疗服务而应向住院病人收取的医疗款。

住院病人入院前交纳一定数额的押金，在住院期间实行记账医疗，医院每日要对住院费用进行核对，当病人的住院费用接近于交的押金时，要要求病人及时续交押金，以免占用医院的资金。因此应收在院病人医疗款虽然属于应收款项，实际上并没有形成实质上的债权，所以，计提坏账准备金时不应将其作为计提基数。

> **想一想**
>
> 每日业务终了，住院处应与财务部门核对哪些账目？

**操作步骤**

1. 设置会计科目

医院应在资产类科目中设置“应收在院病人医疗款”总账科目，核算医院因提供医疗服务而应向住院病人收取的医疗款，并按照住院病人设明细科目，进行明细核算。

“应收在院病人医疗款”账户结构如下：

| 借　应收在院病人医疗款 | 贷 |
| --- | --- |
| 登记应收在院病人医疗款的增加 | 登记应收在院病人医疗款的减少 |
| 期末余额反映医院尚未结算的应收在院病人医疗款 | |

2. 会计处理

（1）发生应收住院病人医疗款时，按照应收未收金额：

借：应收在院病人医疗款

　　贷：医疗收入

（2）住院病人办理出院手续，结算医疗费时，如病人应付的医疗款金额大于其预交金额：

借：库存现金/银行存款（病人补付金额）

　　预收医疗款（按病人预交金额）

　　贷：应收在院病人医疗款（按病人应付的医疗款金额）

如病人应付的医疗款金额小于其预交金额：

借：预收医疗款（应按病人预交金额）

　　贷：应收在院病人医疗款（按病人应付的医疗款金额）

　　　　库存现金/银行存款（按退还给病人的差额）

结转住院病人自负部分以外的应收医疗款或结转病人结算欠费，按应收在院病人医疗款总额中扣除病人自负部分以外的金额，或病人结算欠费金额：

借：应收医疗款——出院病人欠费

　　贷：应收在院病人医疗款

**实例操作**

**【例3－5】** 2013年1月6日，东方医院住院部向财务处报来住院病人收入日报表，在院病人医疗收入2 680 000元。财会部门根据有关凭证，作如下会计分录：

借：应收住院病人医疗款　　2 680 000

　　贷：医疗收入——住院收入　　2 680 000

**【例3－6】** 2013年1月7日，东方医院住院部向财务处报来出院病人费用结算表，收取医疗收入250 000元，其中以预收医疗款（即押金）抵交医疗收入2 380 000元，收现金120 000元。

财会部门根据有关凭证，作如下会计分录：

借：库存现金　　120 000

　　预收医疗款　　2 380 000

　　贷：应收住院病人医疗款　　2 500 000

【例 3－7】2013 年 1 月 8 日，东方医院住院部向财务处报来出院病人费用结算表，收取医疗收入 2 400 000 元，已收住院押金 2 410 000 元，以现金退回住院押金 10 000 元。

财会部门根据有关凭证，作如下会计分录：

借：预收医疗款　　2 410 000

　　贷：应收住院病人医疗款　　2 400 000

　　　　库存现金　　10 000

【例 3－8】2013 年 1 月 10 日，东方医院住院部向财务处报来出院病人费用结算表，收取医疗收入 2 390 000 元，其中，以预收医疗款抵交医疗收入 2 300 000 元，病人补交现金 88 000 元，病人出院欠费 2 000 元。财会部门根据有关凭证，作如下会计分录：

借：库存现金　　88 000

　　预收医疗款　　2 300 000

　　应收医疗款——出院病人欠费　　2 000

　　贷：应收在院病人医疗费　　2 390 000

## 业务三　应收医疗款的核算

### 相关知识

应收医疗款是医院应该收取而尚未收回的门诊病人或出院病人的医疗费用，包括门诊病人欠费、出院病人欠费、医疗保险机构欠费。对门诊、出院病人欠费和医疗保险机构欠费，财务部门应组织专人及时进行催收，防止发生坏账。

**想一想**

1. 实际工作中是否会发生门诊病人欠费？
2. 如何控制出院病人欠费的发生？
3. 医院与医疗保险机构的结算方式有哪几种？

### 操作步骤

1. 设置会计科目

医院应在资产类科目中设置“应收医疗款”总账科目，核算医院因提供医疗服务而应向门诊病人、出院病人、医疗保险机构等收取的医疗款，并在该科目下按照门诊病人、出院病人、医疗保险机构等设置明细科目，进行明细核算。该科目属于资产类科目，借方登记应收医疗款的增加，贷方登记应收医疗款的减少，期末借方余额反映医院尚未收回的应收医疗款。

“应收医疗款”账户结构如下：

应收医疗款

| 借 | 贷 |
|---|---|
| 登记应收医疗款的增加 | 登记应收医疗款的减少 |
| 期末余额反映医院尚未收回的应收医疗款 | |

2. 会计处理

（1）结算门诊病人医疗费时，发生病人欠费的，按应收未收金额：

借：应收医疗款——门诊病人欠费

　　贷：医疗收入

门诊病人发生的医疗费中应由医疗保险机构等负担的部分：

借：应收医疗款——医疗保险机构

　　贷：医疗收入

（2）住院病人办理出院手续结算医疗费时，结转出院病人自负部分以外的应收医疗款或结转出院病人结算欠费，按应收在院病人医疗款总额中扣除病人自负部分以外的金额，或病人结算欠费金额：

借：应收医疗款——出院病人欠费

　　贷：应收在院病人医疗款

（3）收到病人等交来的医疗欠费时，按照实际收到的金额：

借：银行存款/库存现金

　　贷：应收医疗款

（4）同医疗保险机构结算应收医疗款时：

借：银行存款（按照实际收到的金额）

　　坏账准备（按照医院因违规治疗等管理不善原因被医疗保险机构拒付的金额）

　　医疗收入——门诊收入、住院收入（结算差额）（按照借贷方之间的差额）

　　贷：应收医疗款（按照应收医疗保险机构的金额）

　　　　医疗收入——门诊收入、住院收入（结算差额）（按照借贷方之间的差额）

（5）医院应当于每年年度终了，对应收医疗款进行全面检查，计提坏账准备。对于账龄超过规定年限、确认无法收回的应收医疗款，应当按照有关规定报经批准后，按照无法收回的应收医疗款金额：

借：坏账准备

　　贷：应收医疗款

（6）如果已转销的应收医疗款在以后期间又收回，应按实际收回的金额：

借：应收医疗款

　　贷：坏账准备

同时，借：银行存款

　　　　贷：应收医疗款

**实例操作**

【例3-9】2013年1月4日，东方医院门诊收费处报来门诊收入日报表，取得医疗收入

1 500 000 元，其中收取现金 800 000 元，应由基本医疗保险负担 700 000 元。

财会部门根据有关凭证，作如下会计分录：

借：库存现金　　800 000

　　应收医疗款——医保机构　　700 000

　　贷：医疗收入——门诊收入　　1 500 000

【例 3－10】2013 年 1 月 5 日，东方医院门诊收费处报来急诊病人甲某欠费 1 000 元。

财会部门根据有关凭证，作如下会计分录：

借：应收医疗款——门诊病人欠费　　1 000

　　贷：医疗收入——门诊收入　　1 000

【例 3－11】2013 年 1 月 7 日，东方医院住院部向财务处上报病人乙某出院欠费 4 000 元。

财会部门根据有关凭证，作如下会计分录：

借：应收医疗款——出院病人欠费　　4 000

　　贷：应收在院病人医疗款　　4 000

【例 3－12】2013 年 5 月 4 日，东方医院收到门诊病人甲某交来的医疗欠费 1 000 元现金。

财会部门根据有关凭证，作如下会计分录：

借：库存现金　　1 000

　　贷：应收医疗款——门诊病人欠费　　1 000

【例 3－13】2013 年 2 月 5 日，东方医院收到基本医疗保险机构银行转账 4 800 元，因采用单病种收费计算方式实际记账金额比医保支付金额多 200 元。

财会部门根据有关凭证，作如下会计分录：

借：银行存款　　4 800

　　医疗收入——住院收入——结算差额　　200

　　贷：应收医疗款——医保机构　　5 000

【例 3－14】2013 年 12 月 30 日，东方医院对应收医疗款进行了全面检查，确定按应收医疗款余额的 4% 计提坏账准备。截至 12 月 30 日，东方医院应收医疗款余额为 60 000 元，已计提坏账准备 2 000 元。

财会部门根据有关凭证，作如下会计分录：

某医院应计提坏账准备＝60 000×4%＝2 400（元）。

某医院已计提坏账准备 2 000 元。

某医院应补提坏账准备＝2 400－2 000＝400（元）。

借：管理费用　　400

　　贷：坏账准备　　400

【例 3－15】2013 年 12 月 31 日，东方医院对应收医疗款进行了全面检查，发现甲某欠住院医疗费 4 000 元，已逾期 3 年未能偿还，甲某表示因经济困难确实无力偿还。报经批准后，东方医院将这笔欠费确认为坏账，准予转销。

财会部门根据有关凭证，作如下会计分录：

借：坏账准备　　4 000

　　贷：应收医疗款——出院病人欠费　　4 000

【例3-16】假如2014年2月5日，甲某经济情况好转，以现金偿还所欠东方医院医疗费4 000元。东方医院的会计处理如下：

借：应收医疗款——出院病人欠费　　4 000
　　贷：坏账准备　　4 000
同时，借：库存现金　　4 000
　　　　贷：应收医疗款　　4 000

## 业务四　其他应收款的核算

### 相关知识

其他应收款是指医院除财政应返还额度、应收在院病人医疗款、应收医疗款、预付账款以外的其他各项应收、暂付款项，包括职工预借的差旅费、拨付的备用金、应向职工收取的各种垫付款项、应收长期投资的利息或利润等。

对其他应收款，医院要认真审查核实，不能盲目增大应收款项。已形成其他应收款的，应按单位、项目或个人设置明细账，及时予以催收，对一时难以收回的结转下年度继续催收，不能随意作坏账损失核销。

### 操作步骤

1. 设置会计科目

医院应在资产类科目中设“其他应收款”总账科目，核算除财政应返还额度、应收在院病人医疗款、应收医疗款、预付账款以外的其他各项应收、暂付款项，在总账科目下按其他应收款的项目分类以及不同的债务人设置明细科目，进行明细核算。

“其他应收款”账户结构如下：

| 借　　其他应收款 | 贷 |
| --- | --- |
| 登记其他应收款的增加 | 登记其他应收款的减少 |
| 期末余额反映医院尚未收回的其他应收款 | |

2. 会计处理

> **想一想**
>
> 长期投资是如何进行会计处理的？

（1）持有长期股权投资期间，被投资单位宣告分派利润时，按应享有的份额：

借：其他应收款
　　贷：其他收入——投资收益

实际收到所分派的利润，按照实际收到的金额：

借：银行存款

贷：其他应收款

（2）持有的分期付息、到期还本的长期债券投资，已到付息期而尚未领取的利息，应于确认利息收入时：

借：其他应收款

贷：其他收入——投资收益

实际收到利息，按实际收到的金额：

借：银行存款

贷：其他应收款

**提　示**

到期一次还本付息的长期债券投资应收取的利息，在“长期投资”科目核算，不在“其他应收款”科目核算。

（3）发生的其他各种应收、暂付款项等：

借：其他应收款

贷：银行存款/库存现金/相关科目

收回或转销各种款项时：

借：库存现金/银行存款/相关科目

贷：其他应收款

实行定额备用金制度的医院，对于领用的备用金应定期向财会部门报销。财会部门根据报销数用现金补足备用金定额时：

借：有关科目

贷：库存现金/银行存款

**提　示**

报销数和拨补数都不再通过本科目核算。

（4）医院应当于每年年度终了，对其他应收款进行全面检查，计提坏账准备。对于账龄超过规定年限、确认无法收回的其他应收款，应当按照有关规定报经批准后，按照无法收回的其他应收款金额：

借：坏账准备

贷：其他应收款

（5）如果已转销的其他应收款在以后期间又收回，应按实际收回的金额：

借：其他应收款

贷：坏账准备

同时，借：银行存款

贷：其他应收款

### 实例操作

【例 3－17】2013 年 5 月 5 日，东方医院投资了一家三产企业——甲企业，医院出资 500 000 元，占甲企业 30% 的股份。2013 年年底，甲企业实现利润 100 000 元。2014 年 3 月 2 日，甲企业宣告分派 2013 年度的利润 50 000 元，于 2014 年 4 月 20 日收到。

2014 年 3 月 2 日，甲企业宣告分派利润：

某医院享有的利润金额 $=50\,000\times30\%=15\,000$（元）。

借：其他应收款——应收利润　　15 000

　　贷：其他收入——投资收益　　15 000

2014 年 4 月 20 日，实际收到甲企业分派利润：

借：银行存款　　15 000

　　贷：其他应收款——应收利润　　15 000

【例 3－18】2013 年 7 月 1 日，东方医院以银行存款购入 5 年期国债 100 000 元，年利率为 3%，分期付息、到期还本。为简化示例，假设于每年 6 月底和 12 月底计息，每年 7 月 1 日付息。财会部门根据有关凭证，作如下会计分录：

2013 年 12 月 31 日应确认的利息收入为 1 500 元（$100\,000\times3\%\div2$）。

借：其他应收款——应收利息　　1 500

　　贷：其他收入　　1 500

2014 年 6 月 30 日应确认的利息收入为 1 500 元（$100\,000\times3\%\div2$）。

借：其他应收款——应收利息　　1 500

　　贷：其他收入　　1 500

2014 年 7 月 1 日，收到第一年利息：

利息收入 $=100\,000\times3\%=3\,000$（元）

借：银行存款　　3 000

　　贷：其他应收款——应收利息　　3 000

【例 3－19】2013 年 1 月 1 日，东方医院将一处闲置门面房以经营租赁方式出租给某商户，每月租金 20 000 元，假设双方约定按月支付租金。2013 年 1 月 31 日，医院尚未收到该商户当月应当缴纳的租金。2 月 25 日，医院收到该商户缴纳的 1 月份和 2 月份两个月的租金，共计 40 000 元。财会部门根据有关凭证，作如下会计分录：

2013 年 1 月 31 日：

借：其他应收款——某商户　　20 000

　　贷：其他收入　　20 000

2013 年 2 月 25 日：

借：银行存款　　40 000

　　贷：其他收入　　20 000

　　　　其他应收款——某商户　　20 000

【例 3－20】2013 年 2 月 1 日，以现金支付设备科采购借备用金 500 元。2013 年 3 月 25 日采购维修材料 300 元到财务科报销。财会部门根据有关凭证，作如下会计分录：

2013 年 2 月 1 日：

借：其他应收款——备用金　　500

　　贷：库存现金　　500

2013 年 3 月 25 日：

借：库存物资——其他材料　　300

　　贷：库存现金　　300

## 业务五　计提坏账准备及坏账损失的核算

### 相关知识

1. 坏账准备的提取

（1）提取基础和时点。医院应于每年年末按应收医疗款和其他应收款账户余额之和计提坏账准备。

（2）提取方法。坏账准备的计提方法包括：余额百分比法、账龄分析法、个别认定法等，计提坏账准备的具体方法由省（自治区、直辖市）财政、卫生主管部门确定。坏账准备提取方法一经确定，不得随意变更。如需变更，应当按照规定权限报经批准，并在会计报表附注中予以说明。

①应收款项余额百分比法。应收款项余额百分比法，是根据会计期末应收款项（应收医疗款和其他应收款）的余额和估计的坏账比率，估计坏账损失，计提坏账准备的方法。

②账龄分析法。账龄分析法，是根据应收款项账龄的长短来估计坏账的方法。账龄指的是债务人所欠账款的时间。虽然应收账款能否收回以及能收回多少，不一定完全取决于时间的长短，但一般来说，账龄越长，发生坏账的可能性就越大。

需要说明的是，在采用账龄分析法计提坏账准备时，收到债务单位当期偿还的部分债务后，剩余的应收款项，不应改变其账龄，仍应按原账龄加上本期应增加的账龄确定；同一个债务单位在存在多笔应收款项且各笔应收款项账龄不同的情况下，收到债务单位当期偿还的部分债务，应当逐笔认定收到的是哪一笔应收款项；如果确实无法认定的，按照先发生先收回的原则确定，剩余应收账款的账龄按上述同一原则确定。

③个别认定法。个别认定法就是根据每一项应收账款的情况来估计坏账损失的方法。

在采用账龄分析法、余额百分比法等方法的同时，如果某项应收款项的可收回性与其他各项应收款项存在明显的差别（例如债务单位所处的特定地区等），导致该项应收款项如果按照与其他应收款项同样的方法计提坏账准备将无法真实地反映其可收回金额的，可对该项应收款项采用个别认定法计提坏账准备，在同一会计期间内运用个别认定法的应收款项，应从用其他方法计提坏账准备的应收款项中剔除。

（3）提取金额。医院累计提取的坏账准备不应超过年末应收医疗款和其他应收款账户余额之和的 2% ~4%，具体比例由省或市财政部门、卫生主管部门确定。

2. 坏账损失的确认

（1）坏账损失确认的条件。坏账损失的确认应同时具备两个条件：①尚未收回医疗欠费、应收款的期限必须超过 3 年。②医疗欠费、应收款必须确认无法收回。

(2) 坏账损失确认应履行的手续。坏账损失经过清查后，符合确认条件的，按照国有资产管理的有关规定报批后，在坏账准备中冲销。收回已经核销的坏账，增加坏账准备。

### 操作步骤

1. 设置会计科目

医院应当在资产类科目中设置“坏账准备”总账科目，核算医院对应收医疗款和其他应收款提取的坏账准备。坏账准备不进行明细核算，是应收款项的备抵科目。

“坏账准备”账户结构如下：

| 借　　　　坏账准备 | 贷 |
|---|---|
| 坏账准备的减少 | 坏账准备的增加 |
| 期末余额反映医院提取的坏账准备金额 | |

2. 会计处理

(1) 年末提取坏账准备时：

借：管理费用

　　贷：坏账准备

冲减坏账准备时：

借：坏账准备

　　贷：管理费用

(2) 医院同医疗保险机构结算时，存在医院因违规治疗等管理不善原因被医疗保险机构拒付情况的，按照拒付金额：

借：坏账准备

　　贷：应收医疗款

(3) 对于账龄超过规定年限并确认无法收回的应收医疗款或其他应收款，应当按照有关规定报经批准后，按照无法收回的应收款项金额：

借：坏账准备

　　贷：应收医疗款/其他应收款

如果已转销的应收医疗款、其他应收款在以后期间又收回，按照实际收回的金额：

借：应收医疗款/其他应收款

　　贷：坏账准备

同时，借：银行存款

　　　　贷：应收医疗款/其他应收款

### 实例操作

**【例 3－21】** 2012 年 12 月 31 日，东方医院应收医疗款余额为 100 000 元，其他应收款余额为 60 000 元，该医院按 4% 的比例提取坏账准备，坏账准备贷方余额为 10 000 元。2013

年5月10日，该医院发现有2 000元的应收医疗款已经确实无法收回，将其确认为坏账损失。2013年11月25日，该医院收回以前年度病人欠费3 000元，现金收讫；2013年12月31日，该医院应收医疗款余额为200 000元，其他应收款余额为50 000元，按应收账款余额百分比法计提坏账准备。财会部门根据有关凭证，作如下会计分录：

2012年12月31日，该医院应计提的坏账准备金额为：

年末提取坏账准备的金额 =（年末应收医疗款账户余额 + 其他应收款账户余额）× 提取比例 – 坏账准备账户贷方余额（或 + 坏账准备账户借方余额）

=（100 000 + 60 000）× 4% – 10 000 = – 3 600（元）。

借：坏账准备　　4 000

　　贷：管理费用　　4 000

2013年5月10日，发生坏账：

借：坏账准备　　2 000

　　贷：应收医疗款——出院病人欠费　　2 000

2013年11月25日，收回坏账：

借：应收医疗款——出院病人欠费　　3 000

　　贷：坏账准备　　3 000

同时，借：库存现金　　3 000

　　　　贷：应收医疗款　　3 000

2012年12月31日，该医院应计提的坏账准备金额为：

年末计提坏账准备前，“坏账准备”科目的贷方余额为：6 400 – 2 000 + 3 000 = 7 400（元）。

次年末提取坏账准备金额 =（200 000 + 50 000）× 4% – 7 400 = 2 600（元）。

借：管理费用　　2 600

　　贷：坏账准备　　2 600

【例3 – 22】2013年12月31日，东方医院应收医疗款金额、账龄、根据经验估计的坏账损失比率及预计坏账损失金额如表3 – 1所示。

**表3 – 1**

| 应收医疗款账龄 | 应收医疗款金额 | 估计损失率（%） | 预计损失金额 |
|---|---|---|---|
| 1年以内 | 200 000 | 5% | 10 000 |
| 1 ~ 2年（含1年） | 100 000 | 20% | 20 000 |
| 2 ~ 3年（含2年） | 50 000 | 40% | 20 000 |
| 3年以上（含3年） | 10 000 | 60% | 6 000 |
| 合　计 | 360 000 | | 56 000 |

由上表可知，该医院在2013年12月31日的360 000元应收医疗款金额预计坏账损失为56 000元，假定期初“坏账准备”科目的贷方余额为30 000元，则当期应补提的坏账准备金额26 000元，计算过程如下：

当期应补提的坏账准备金额 = 56 000 – 30 000 = 26 000元。

财会部门根据有关凭证，作如下会计分录：

借：管理费用　　26 000
　　贷：坏账准备　　26 000

## 业务六　预付账款的核算

**相关知识**

预付账款是指医院按照购货合同的规定，预付给供应单位的款项。医院的预付账款如有确凿证据表明其不符合预付账款性质，或者因供货单位破产、撤销等原因已无法再收到所购货物的，应当转入其他应收款，按规定的管理权限报经批准后确认为坏账损失。

**想一想**

1. 预付账款与预付定金的性质一样吗？
2. 企业会计中“预付账款”在资产负债表中如何列示？

**操作步骤**

1. 设置会计科目

医院应当在资产类科目中设置“预付账款”总账科目，核算医院预付给商品供应单位或者服务提供单位的款项。在总账科目下按商品供应单位或服务提供单位设置明细科目，进行明细核算。

“预付账款”账户结构如下：

预付账款

| 借 | 贷 |
| --- | --- |
| 预付账款的减少 | 预付账款的增加 |
| 期末余额反映医院实际预付尚未结算的款项 | |

2. 会计处理

(1) 因采购设备等而预付款项时，按照实际预付的金额：

借：预付账款
　　贷：银行存款

(2) 收到所购设备等时：

借：固定资产（按照应计入购入资产成本的金额）
　　银行存款（按退回的款项）
　　贷：预付账款（按预付的款项）
　　　　银行存款（按补付的款项）

（3）医院应当于每年年度终了，对预付账款进行检查。如果有确凿证据表明预付账款并不符合预付款项性质，或者因供货单位破产、撤销等原因已无望再收到所购货物的，应当先将其转入其他应收款，然后再按规定进行处理。预付账款转入其他应收款前后的账龄可连续计算。将预付账款账面余额转入其他应收款时：

借：其他应收款

　　贷：预付账款

**实例操作**

**【例 3－23】** 2013 年 2 月 10 日，东方医院与某医疗设备厂签订了购买合同，合同约定：医院从该厂购买两台医疗设备，每台价款为 100 000 元；医院于 2013 年 2 月 15 日预付该厂 10% 货款，该厂应在 2013 年 4 月 10 日前将设备运抵医院并负责调试成功，医院于验收合格当日支付该厂 85% 价款，待使用 1 年后若无质量问题再支付 5% 尾款。2013 年 2 月 15 日，医院按合同约定支付该厂预付货款 20 000 元。

财会部门根据有关凭证，作如下会计分录：

2013 年 2 月 15 日：

借：预付账款——某医疗设备厂　　20 000

　　贷：银行存款　　20 000

**【例 3－24】** 承接**【例 3－23】**，2013 年 4 月 5 日，该厂将设备运抵东方医院并调试成功，医院经验收合格后，按约定于当日支付该厂 170 000 元。2014 年 4 月 5 日，东方医院按合同约定支付该厂医疗设备尾款 10 000 元。

财会部门根据有关凭证，作如下会计分录：

2013 年 4 月 5 日，收到设备：

借：固定资产——专业设备　　200 000

　　贷：预付账款——某医疗设备厂　　20 000

　　　　应付账款——某医疗设备厂　　10 000

　　　　银行存款　　170 000

2014 年 4 月 5 日：

借：应付账款——某医疗设备厂　　10 000

　　贷：银行存款　　10 000

**【例 3－25】** 承接**【例 3－24】**，假设该厂未能按合同约定在 2013 年 4 月 10 日前向东方医院提供医疗设备。5 月 31 日，该厂因经营困难，向法院申请破产。东方医院预计无望收到所购货物。11 月 30 日，该厂正式破产清算，医院预计无望收回交付的预付价款，经批准对这笔款项全额计提了坏账准备。2014 年 2 月 10 日，该厂破产清算结束，东方医院确定无法收回交付的预付价款，经批准予以转销。

财会部门根据有关凭证，作如下会计分录：

2013 年 5 月 31 日：

借：其他应收款——某医疗设备厂　　20 000

　　贷：预付账款——某医疗设备厂　　20 000

2013 年 11 月 30 日：

借：管理费用 20 000
　　贷：坏账准备 20 000

2014 年 2 月 10 日：

借：坏账准备 20 000
　　贷：其他应收款——某医疗设备厂 20 000

## 模块二　债务的核算

### 业务描述

了解债务的内容及内部控制点，熟练进行医院债务的会计处理。

### 学习要点及流程

债务的核算内容和流程见图 3－3。

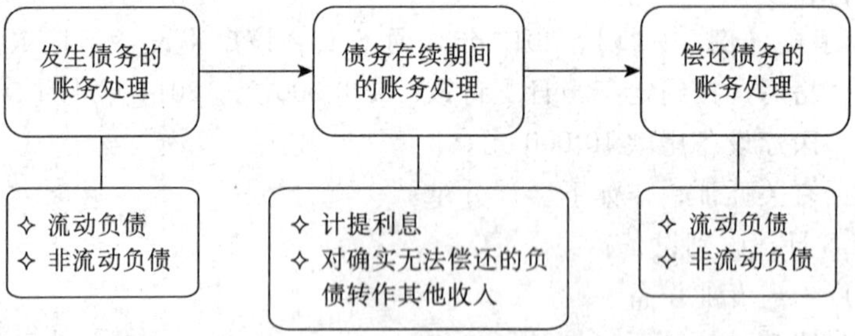


图 3－3　债务的核算内容和流程

### 相关知识

#### 一、债务的概念及内容

债务即负债，是指医院所承担的能以货币计量，需要以资产或劳务偿还的债务。医院的负债具有以下几个特点：

（1）负债是指已经发生，并在未来一定时期内必须偿付的经济义务。

（2）负债是可以计量的，有确切的预计金额。

（3）负债应有确切的债权人和偿还期限。

（4）负债只有在偿付，或债权人放弃债权，或情况发生变化以后才能消失。

医院负债的分类、确认与计量详见本书项目一中医院会计核算基本理论模块。

医院应按照偿还期限将负债分为流动负债和非流动负债，并在账务上将这两类负债分别管理，要及时组织人员清理各种应付款项、预收款项等，对借入款项和应缴款项要按时归还和上缴，保证各项负债在规定期限内归还并及时进行会计处理。对于因债权人特殊原因确实无法偿还的负债，按规定转入其他收入。

医院的流动负债包括偿还期在1年以内（含1年）的短期借款、应缴款项、应付票据、应付账款、预收医疗款、应付职工薪酬、应付福利费、应付社会保障费、应交税费、其他应付款、预提费用；非流动负债包括还期在1年以上（不含1年）的长期借款、长期应付款。

## 二、医院债务的内部控制点

**（一）建立健全债务管理制度和岗位责任制**

明确相关岗位的职责和权限，确保业务经办与会计记录、出纳与会计记录、业务经办与审批、总账与明细账核算、审查与记录等不相容职务相互分离，合理设置岗位，加强制约和监督。医院不得由1人办理债务业务的全过程。

**（二）加强债务控制**

要充分考虑资产总额及构成、还款能力、对医院可持续发展的影响等因素，严格控制借债规模。大额债务发生必须经领导集体决策，审批人必须在职责权限范围内审批。

**（三）建立健全病人预交住院金管理控制制度**

每月核对预收医疗款的结算情况。

**（四）建立债务授权审批、合同、付款和清理结算的控制制度**

定期进行债务清理，编制债务账龄分析报告，及时清偿债务，防范和控制财务风险。

## 三、医院债务风险控制

《医院财务制度》规定，医院原则上不得借入非流动负债，确需借入或融资租赁的，应按规定报主管部门（或举办单位）会同有关部门审批，并原则上由政府负责偿还。

医院财务风险管理指标和借款具体审批程序由各省（自治区、直辖市）财政部门会同主管部门（或举办单位）根据当地实际情况制定。

# 业务一　短期借款的核算

**相关知识**

短期借款是指医院向银行或其他金融机构等借入的偿还期限在1年（含1年）以下的各种借款。短期借款一般是医院为开展医疗服务活动所需的资金而借入的，或者为抵偿某项债务而借入的。因此，短期借款具有以下几个基本特征：一是短期借款的债权人不仅包括银行，还包括其他非银行金融机构，如金融公司等；二是借款期限较短，一般为1年以下（含1年）；三是归还短期借款时，不仅要归还借款本金，根据货币时间价值，一般还需支付借款利息。

**想一想**

医院能向除银行以外的其他单位借款吗？为什么？

## 操作步骤

1. 设置会计科目

医院应当在负债类科目中设置“短期借款”总账科目，核算短期借款的取得、计息和偿还情况。在总账科目下按照贷款单位和贷款种类设置明细科目，进行明细核算。

“短期借款”账户结构如下：

| 借　　　　短期借款 | 贷 |
|---|---|
| 偿还借款的本金数额 | 取得借款的本金数额 |
| | 期末余额反映医院尚未偿还的短期借款本金数额 |

短期借款的利息不在本科目中核算。

2. 会计处理

（1）借入各种短期借款时，按照实际借得的金额：

借：银行存款

　　贷：短期借款

（2）发生短期借款利息时：

借：管理费用

　　贷：预提费用/银行存款

（3）归还借款时：

借：短期借款

　　贷：银行存款

## 实例操作

**【例3－26】** 东方医院于2013年2月1日以5%的年利率向某银行借入一笔款项，借款金额为90 000元，期限6个月。东方医院根据有关凭证，作如下会计分录：

借：银行存款　　　　90 000

　　贷：短期借款　　　　90 000

**【例3－27】** 承接**【例3－26】**，如果该项短期借款到期时本息一并偿付，且东方医院对该项短期借款利息采用按月预提的方法进行核算，则医院在借款期限内（2013年2月1日至7月31日），应当在每月月末计提短期借款利息375元（90 000×5%÷12）。医院根据有关凭证，作如下会计分录：

借：管理费用　　　　375

　　贷：预提费用　　　　375

**【例3－28】** 承接**【例3－26】**，如果该项短期借款需要按月支付利息，则医院在借款期限内，应当在每月月末支付短期借款利息375元。医院根据有关凭证，作如下会计分录：

借：管理费用　　　　375

贷：银行存款　　375

**【例 3－29】** 承接 **【例 3－26】**，2013 年 7 月 31 日，东方医院该项短期借款到期，偿还借款本金 90 000 元，支付借款利息 2 250 元（90 000 ×5% ÷12 ×6），其中已于 2013 年 2 月至 6 月每月月末预提的短期借款利息合计为 1 875 元，7 月发生借款利息为 375 元。东方医院根据有关凭证，作如下会计分录：

借：短期借款　　90 000
　　预提费用　　1 875
　　管理费用　　375
　　贷：银行存款　　92 250

**【例 3－30】** 承接 **【例 3－28】**，2013 年 7 月 31 日，东方医院该项短期借款到期，偿还借款本金 90 000 元，支付当月借款利息 375 元。医院根据有关凭证，作会计分录如下：

借：短期借款　　90 000
　　管理费用　　375
　　贷：银行存款　　90 375

## 业务二　应缴款项的核算

### 相关知识

应缴款项是指医院按规定应当上缴国库或应上缴行政主管部门的款项。主要包括纳入“收支两条线”管理的相关收入，如行政事业性收费、罚没收入、国有资产处置收入等非税收入；其他按预算管理规定应该上缴财政的相关收入。

### 操作步骤

1. 设置会计科目

医院应当在负债类科目中设置“应缴款项”总账科目，核算应缴入国库或应上缴行政主管部门的款项，并按照应缴款项的类别设置明细科目，进行明细核算。

“应缴款项”账户结构如下：

| 借　　应缴款项 | 贷 |
|---|---|
| 已缴入国库或已上缴行政丰管部门的款项金额 | 应缴入国库或应上缴行政主管部门的款项金额 |
| | 期末余额反映医院应缴未缴款项的金额 |

年终缴清后，该科目应无余额。

2. 会计处理

（1）出售、报废、毁损固定资产清理后，按照清理收入（包括保险理赔收入）扣除清理费用后的净额：

借：固定资产清理——处置净收入

贷：其他收入/应缴款项（按规定上缴时）

（2）经批准转让无形资产，按照收到的价款，借记“银行存款”等科目，按所发生的相关税费，贷记“应交税费”、“银行存款”等科目，按收到的转让价款扣除相关税费后的金额，贷记“其他收入”科目或“应缴款项”（按规定上缴时）科目。

会计分录：

借：银行存款

贷：应交税费/银行存款

其他收入/应缴款项

（3）按规定计算确定或实际取得的其他应缴款项：

借：有关科目

贷：应缴款项

（4）上缴款项时：

借：应缴款项

贷：银行存款

**实例操作**

【**例 3－31**】2013 年 1 月，东方医院有一项固定资产因使用期满经批准报废。该项固定资产原价为 180 000 元，累计已计提折旧 175 000 元。在清理过程中，以银行存款支付清理费用 5 000 元，残料变卖收入为 6 500 元。财会部门根据有关凭证，作如下会计分录：

（1）将固定资产转入清理：

| | | |
|---|---|---|
| 借：固定资产清理——处置资产净额 | 5 000 | |
| 累计折旧 | 175 000 | |
| 贷：固定资产 | | 180 000 |

（2）发生清理费用：

| | | |
|---|---|---|
| 借：固定资产清理——处置净收入 | 5 000 | |
| 贷：银行存款 | | 5 000 |

（3）收到残料变价收入：

| | | |
|---|---|---|
| 借：银行存款 | 6 500 | |
| 贷：固定资产清理——处置净收入 | | 6 500 |

（4）结转固定资产净损溢：

| | | |
|---|---|---|
| 借：固定资产清理——处置净收入 | 1 500 | |
| 贷：应缴款项 | | 1 500 |
| 借：其他支出 | 5 000 | |
| 贷：固定资产清理——处置资产净额 | | 5 000 |

【**例 3－32**】2013 年 5 月 3 日，东方医院将拥有的一项专利权出售，取得收入 150 000 元，按规定上缴财政部门。该专利权的账面原值为 80 000 元，已计提摊销 20 000 元。假设不考虑相关税费。财会部门根据有关凭证，作如下会计分录：

| | | |
|---|---|---|
| 借：银行存款 | 150 000 | |

贷：应缴款项　　150 000

借：其他支出　　60 000

累计摊销　　20 000

贷：无形资产　　80 000

【例 3－33】2013 年 3 月 31 日，按规定向主管部门上缴款项 86 500 元，财会部门根据相关凭证，作如下会计分录：

借：应缴款项　　86 500

贷：银行存款　　86 500

## 业务三　应付票据的核算

### 相关知识

#### 一、应付票据的概念

应付票据是指医院在购买医疗物资、设备或接受服务供应时采用商业汇票结算方式进行延期付款，在商业汇票签发后形成的负债。商业汇票包括银行承兑汇票和商业承兑汇票。由于我国商业汇票的付款期限最长不超过 6 个月，因此将应付票据作为流动负债进行管理和核算。

#### 二、商业汇票

商业汇票是指由付款人或存款人（或承兑申请人）签发，由承兑人承兑，并于到期日向收款人或背书人支付款项的一种票据。按承兑人可以分为商业承兑汇票和银行承兑汇票。

**（一）银行承兑汇票**

银行承兑汇票是指由在承兑银行开立账户的存款人出票，向开户银行申请并经银行审查同意承兑的，保证在指定日期无条件支付确定的金额给收款人或持票人的票据。采用银行承兑方式，承兑申请人首先要持银行承兑汇票和购货合同向其开户银行申请承兑，经银行审查合格后，由银行在银行承兑汇票上签字盖章，并负责票据的到期承兑。按现行规定，银行承兑手续费按银行承兑汇票票面金额的 1‰，每笔手续费不足 10 元按 10 元计收。承兑期限最长不超过 6 个月。承兑申请人在银行承兑汇票到期未付款的，按规定计收逾期罚息。银行承兑汇票只是为收款方按期收回债权提供了可靠的信用保证，对付款人来说，不会由于银行承兑汇票而使该项负债消失。

**（二）商业承兑汇票**

商业承兑汇票是指由出票人签发的，委托付款人在指定日期支付确定的金额给收款人或者持票人的票据。商业承兑汇票是由银行以外的付款人承兑。商业承兑汇票的付款期限最长不超过 6 个月。商业承兑汇票的提示付款期限，自汇票到期日期起 10 天。商业承兑汇票可以背书转让。商业承兑汇票的持票人需要资金时可持未到期的商业汇票向开户银行申请贴现。

**想一想**

银行汇票、银行本票、支票是通过哪个会计科目核算的？

## 操作步骤

1. 设置会计科目

医院应当在负债类科目中设置"应付票据"总账科目，核算其为购买库存物资、医疗设备和接受服务供应等而开出、承兑的商业汇票。在总账科目下按照债权人设置明细科目，并按照应付票据种类进行明细核算。

医院应当设置"应付票据备查簿"，详细登记每一应付票据的种类、号数、签发日期、到期日、票面金额、票面利率、合同交易号、收款人姓名或单位名称，以及付款日期和金额等资料。应付票据到期结清时，应当在备查簿内逐笔注销。

"应付票据"账户结构如下：

借　　　　　　　　应付票据　　　　　　　　贷

| 借 | 贷 |
|---|---|
| 登记偿还到期票据本息 | 开具应付票据发生额 |
| | 期末余额反映医院持有的尚未到期的应付票据本息 |

2. 会计处理

（1）开具应付票据时的会计处理。医院因购买库存物资、医疗设备和接受服务供应等开出、承兑商业汇票时，按照应付票据金额：

借：库存物资/固定资产/相关科目

　　贷：应付票据

如果是银行承兑汇票，医院在支付银行承兑汇票的手续费时：

借：管理费用

　　贷：银行存款

医院开出商业汇票抵付应付账款时：

借：应付账款

　　贷：应付票据

（2）应付票据计息时的会计处理。应付票据按票据是否带息可以分为带息应付票据和不带息应付票据两种。不带息应付票据，其面值就是票据到期时的应付金额。带息应付票据，应当在期末或到期时计算应付利息。由于我国商业汇票期限较短，最长付款期限不超过6个月，因此，通常在期末编制和对外提供财务会计报告时，对尚未支付的应付票据计提利息，计入当期管理费用。

会计分录：

借：管理费用

　　贷：应付票据

(3) 应付票据到期时的会计处理。应付票据到期时，医院应当按照能否如期偿付票据款分别进行如下会计处理：

①医院能够如期偿付票款。在这种情况下，如果应付票据为不带息票据，则在收到银行支付到期票据的付款通知时：

借：应付票据

　　贷：银行存款

如果应付票据为带息票据，则应当在票据到期时计算尚未计提的票据利息：

借：管理费用

　　贷：应付票据

按照医院收到银行支付到期票据的付款通知时：

借：应付票据

　　贷：银行存款

②医院到期无力支付票款。在这种情况下，医院应当根据票据的种类分别进行会计处理：

一是如果应付票据为商业承兑汇票，医院应当将到期无力支付的商业承兑汇票从“应付票据”科目转入“应付账款”科目；如果商业承兑汇票为不带息票据，则按照票据面值转入：

借：应付票据

　　贷：应付账款

如果为带息票据，医院应当按照尚未计提的票据利息，先计提利息：

借：管理费用

　　贷：应付票据

再将应付票据的账面余额转入“应付账款”科目：

借：应付票据

　　贷：应付账款

二是如果应付票据为银行承兑汇票，在医院到期无力支付银行承兑汇票的情况下，承兑银行除了凭票向持票人（即收款人）无条件付款外，对医院尚未支付的票据金额转作逾期贷款处理并按天计收利息。医院在收到银行转来的相关凭证时，应当将“应付票据”转入“短期借款”科目。

借：应付票据

　　贷：短期借款

如果银行承兑汇票为不带息票据，则按照票据面值转入“短期借款”科目：

借：应付票据

　　贷：短期借款

如果为带息票据，医院应当按照尚未计提的票据利息，先计提利息：

借：管理费用

　　贷：应付票据

再将应付票据的账面余额转入“短期借款”科目：

借：应付票据

贷：短期借款

对“应付票据”转入“短期借款”后计收的利息，按短期借款利息的处理办法进行会计处理。

**实例操作**

【例3-34】2013年6月1日，东方医院向A企业（一般纳税人）购入一批脱脂棉，发票账单上脱脂棉的售价为55 000元，增值税额为9 350元。同日，东方医院开具了一张期限为3个月的带息银行承兑汇票，年利率为4%，东方医院为取得银行承兑汇票而支付手续费300元。甲医院财会部门根据相关凭证，作如下会计分录：

2013年6月1日购入脱脂棉时：

借：库存物资——卫生材料　　64 350

　　贷：应付票据——A企业　　64 350

支付银行承兑汇票手续费时：

借：管理费用　　300

　　贷：银行存款　　300

【例3-35】承接【例3-34】，东方医院于2013年6、7月末，分别计提每月应付票据利息214.5元（64 350×4%÷12），财会部门根据相关凭证，作如下会计分录：

借：管理费用　　214.50

　　贷：应付票据——A企业　　214.50

【例3-36】承接【例3-34】，2013年8月末票据到期时，东方医院收到银行支付到期票据的付款通知，偿付的票据本金和利息合计为64 993.5元（64 350+64 350×4%÷12×3）。应付票据的本金为64 350元，已计提的8、9两月利息为429元，尚未计提的利息为214.5元（64 350×4%÷12），其会计分录如下：

借：管理费用　　214.50

　　贷：应付票据——A企业　　214.50

借：应付票据——A企业　　64 993.50

　　贷：银行存款　　64 993.50

也可以作复合会计分录，即：

借：应付票据——A企业　　64 779

　　管理费用　　214.5

　　贷：银行存款　　64 993.5

【例3-37】承接【例3-34】，2013年8月末，东方医院在票据到期时无力支付到期的银行承兑汇票，此时银行承兑汇票已计提的利息为429元，尚未计提的利息为214.5元。东方医院在接到银行转来的“××号汇票无款支付转入逾期贷款户”等有关凭证时，财会部门根据相关凭证，作如下会计分录：

借：管理费用　　214.5

　　贷：应付票据——A企业　　214.5

借：应付票据——A企业　　64 993.5

　　贷：短期借款　　64 993.5

也可以作复合会计分录，即：

借：应付票据——A 企业　　64 779

　　管理费用　　214.5

　　贷：短期借款　　64 993.5

## 业务四　应付账款的核算

### 相关知识

应付账款是指医院因购买存货、固定资产和接受服务供应等而应付给供应单位的款项而形成的债务。医院一般应在所购物品验收入库或服务供应已经发生并完成，根据发票价格予以确认；对各项应付账款应及时清理并按规定办理结算，不得长期挂账。

> **想一想**
>
> 企业会计中“应付账款”在资产负债表中如何列示？

### 操作步骤

1. 设置会计科目

医院应当在负债类科目中设置“应付账款”总账科目，核算其因购买库存物资、固定资产和接受服务供应而发生的款项。并按照债权人设置明细科目，进行明细核算。

“应付账款”账户结构如下：

| 借　　　　应付账款 | 贷 |
|---|---|
| 登记偿还供货单位应付账款数额 | 登记应付账款的发生额 |
| | 期末余额反映医院尚未支付的应付账款 |

2. 会计处理

（1）发生应付账款时，按照应付未付金额：

借：库存物资/固定资产/相关科目

　　贷：应付账款

（2）偿付应付账款时：

借：应付账款

　　贷：银行存款

（3）开出、承兑商业汇票抵付应付账款时：

借：应付账款

　　贷：应付票据

（4）确实无法支付或由其他单位承担的应付账款：

借：应付账款

　　贷：其他收入

**实例操作**

【例3-38】2013年1月22日，购入卫生材料一批，价款730 000元。材料验收合格后已入库，货款未付。财会部门根据相关凭证，作如下会计分录：

借：库存物资——卫生材料　　730 000

　　贷：应付账款　　730 000

【例3-39】承接【例3-38】，2013年2月25日，以银行转账方式支付上述卫生材料款730 000元。财会部门根据相关凭证，作如下会计分录：

借：应付账款　　730 000

　　贷：银行存款　　730 000

【例3-40】承接【例3-38】，2013年2月28日，开出无息商业汇票1张，金额730 000元，抵付购买卫生材料的应付款项。财会部门根据相关凭证，作如下会计分录：

借：应付账款　　730 000

　　贷：应付票据　　730 000

【例3-41】2013年12月末，医院进行账务清查时发现一笔应付药品款62 000元尚未支付，该药品公司已经注销，此笔款项已无法支付。财会部门根据相关凭证，作如下会计分录：

借：应付账款　　62 000

　　贷：其他收入　　62 000

## 业务五　预收医疗款的核算

**相关知识**

### 一、预收医疗款的概念及内容

预收医疗款是医院为开展医疗服务而预先向门诊病人、住院病人收取的款项。具体包括实行一卡通的医院，病人向一卡通存入的款项；住院病人交纳的住院押金；采用预拨方式的地区，医保机构预先拨入医院的医疗保险金（目前很少地区采用预拨方式，一般都是按月结算）。

### 二、住院预交金管理规定

#### （一）合理确定预交金额度

医院实行预交金制度，是指病人住院时先交纳一定数量的预交金，出院时再根据住院期间发生的实际费用进行结账，多退少补。

医院应根据病人病情和治疗需要，合理确定住院病人预交金额度。一般以病种的正常治疗费用为标准（可根据历年或多年病人历史资料，测定各种病种平均费用水平）。做到既能基本满足医疗业务工作开展的需要，又不增添病人的经济负担。

**（二）完善预交金交退手续，杜绝漏洞**

医院收取病人的预交金时，应出具统一的预交金收据，每日将钱款及时缴存银行，并登记入账。病人出院结算时，应及时通知病人补交欠款或退还预交金余额。

## 操作步骤

1. 设置会计科目

医院应当在负债类科目中设置“预收医疗款”总账科目，核算医院从住院病人、门诊病人等预收的款项。并在总账科目下按照住院病人、门诊病人等设置明细科目，对预收医疗款进行明细核算。

“预收医疗款”账户结构如下：

| 借　　　　预收医疗款 | 贷 |
|---|---|
| 登记结算冲转和退还的预收医疗款数额 | 收到的预交医疗款数额 |
| | 期末余额反映医院向住院病人、门诊病人等预收但尚未结算的款项 |

2. 会计处理

（1）收到住院病人、门诊病人预交金，按实际预收的金额：

借：银行存款/库存现金

　　贷：预收医疗款

（2）与门诊病人结算医疗费时，如病人应付的医疗款金额大于其预交金额时：

借：库存现金/银行存款（按病人补付金额）

　　预收医疗款（按病人预交金额）

　　贷：医疗收入（按病人应付的医疗款金额）

如病人应付的医疗款金额小于其预交金额时：

借：预收医疗款（按病人预交金额）

　　贷：医疗收入（按病人应付的医疗款金额）

　　　　库存现金/银行存款（按退还病人金额）

（3）住院病人办理出院手续，结算医疗费时，如病人应付的医疗款金额大于其预交金额时：

借：库存现金/银行存款（按病人补付金额）

　　预收医疗款（按病人预交金额）

　　贷：应收在院病人医疗款（按病人应付的医疗款金额）

如病人应付的医疗款金额小于其预交金额时：

借：预收医疗款（按病人预交金额）

贷：应收在院病人医疗款（按病人应付的医疗款金额）
　　库存现金/银行存款（按退还病人金额）

**想一想**

住院病人预交金与门诊病人预交金的会计处理有何区别？

**实例操作**

【例3－42】2013年3月20日，东方医院住院结算处收到入院病人李某预交医疗款15 000元，其中现金3 000元，转账支票12 000元。财会部门根据相关凭证，作如下会计分录：

借：库存现金　　3 000
　　银行存款　　12 000
　　贷：预收医疗款——住院预交金　　15 000

【例3－43】2013年3月14日，东方医院门诊结算处结算病人张某医疗费，当日，张某以现金存入一卡通8 000元，共发生医疗费6 935元，以现金退还张某余款1 065元。财会部门根据相关凭证，作如下会计分录：

预存款项时：

借：库存现金　　8 000
　　贷：预收医疗款——门诊预交金　　8 000

结算医疗费：

借：预收医疗款——门诊预交金　　8 000
　　贷：库存现金　　1 065
　　　　医疗收入——门诊收入　　6 935

【例3－44】承接【例3－41】，4月2日，李某病愈办理出院结算手续，住院结算处根据“住院病人医药费结算汇总日报表”核算李某住院期间发生的医疗费共计17 000元，李某在出院当天用现金补付了2 000元差额。财会部门根据相关凭证，作如下会计分录：

借：库存现金　　2 000
　　预收医疗款——住院预交金　　15 000
　　贷：应收在院病人医疗款　　17 000

【例3－45】承接【例3－41】，4月2日，李某病愈办理出院结算手续时，李某在出院当天只用现金补付了1 000元差额，暂欠费1 000元，由李某所在单位担保偿还。此时，“财会部门根据相关凭证，作如下会计分录：

借：库存现金　　1 000
　　预收医疗款——住院预交金　　15 000
　　应收医疗款——出院病人　　1 000
　　贷：应收在院病人医疗款　　17 000

# 业务六　应付职工薪酬的核算

## 相关知识

### 一、应付职工薪酬的概念

应付职工薪酬是指医院按有关规定应付给职工的各种薪酬，包括工资、津补贴、奖金等。

医院应当按照相关规定，根据相关考勤记录、工时记录、工资标准等，编制“职工薪酬计算单”，计算职工薪酬各项目，并应当将“职工薪酬计算单”进行汇总，编制“职工薪酬汇总表”。医院应当设置“应付职工薪酬明细账”，按照职工类别分设账页，按照职工薪酬的组成内容分设专栏，根据“职工薪酬计算单”或“职工薪酬汇总表”进行登记。

### 二、职工薪酬的内容

职工薪酬包括工资、津补贴、奖金等。

（一）工资

工资是指用人单位依据国家有关规定和劳动关系双方的约定，以货币形式支付给员工的劳动报酬。如月薪酬、季度奖、半年奖、年终奖等。但依据法律、法规、规章的规定由用人单位承担或者支付给员工的下列费用不属于工资：

（1）社会保险费；

（2）劳动保护费；

（3）福利费；

（4）用人单位与员工解除劳动关系时支付的一次性补偿费；

（5）计划生育费用；

（6）其他不属于工资的费用。

（二）津补贴

津补贴是指补偿职工在特殊条件下的劳动消耗及生活费额外支出的工资补充形式。医院常见的津补贴包括特殊岗位津贴、高温津贴、护龄津贴、取暖津贴、卫生防疫津贴、医疗卫生津贴等。此外，生活费补贴、价格补贴也属于津贴。

（三）奖金

奖金是对劳动者在创造超过正常劳动定额以外的社会所需要的劳动成果时，所给予的物质补偿。如生产奖、节约奖、劳动竞赛奖，以及国家统一规定的机关事业单位年终一次性奖金。

## 操作步骤

1. 设置会计科目

医院应当在负债类科目中设置“应付职工薪酬”总账科目，核算应付给职工的各种薪酬。该科目应当按国家有关规定设置明细科目，进行明细核算。

“应付职工薪酬”账户结构如下：

| 借　　　　应付职工薪酬 |　　　　贷 |
|---|---|
| 反映实际支付给职工的薪酬数额 | 反映应付职工薪酬的数额 |
| | 期末余额反映医院应付未付的职工薪酬 |

2. 会计处理

（1）计算分配应付的职工薪酬时，医院开展医疗活动发生的相关人员（不包括离退休人员）职工薪酬，计入“医疗业务成本”；医院为自制药品、卫生材料发生的专门从事药品、卫生材料等物资制造人员（不包括离退休人员）职工薪酬，计入“在加工物资”；医院行政管理人员职工薪酬（含离退休人员），计入“管理费用”；应当由医院在建工程负担的相关人员工资，计入“在建工程”。

会计分录：

借：医疗业务成本

　　在加工物资

　　管理费用

　　在建工程

　　贷：应付职工薪酬

（2）从应付职工薪酬中代扣代缴的各种款项（如职工基本养老保险费、失业保险费、基本医疗保险费、住房公积金、个人所得税等）：

借：应付职工薪酬

　　贷：应付社会保障费

　　　　应交税费

（3）薪酬支付方式不同其会计处理也不同。采用国库直接支付方式支付职工薪酬的，根据财政国库支付执行机构委托代理银行转来的《财政直接支付入账通知书》和代发工资银行盖章转回的工资发放明细表，借记“应付职工薪酬”科目，贷记“财政补助收入”科目。采用国库授权支付方式支付职工薪酬的，借记“应付职工薪酬”科目，贷记“零余额账户用款额度”科目。采用银行存款等其他方式支付职工薪酬的，借记“应付职工薪酬”科目，贷记“库存现金”、“银行存款”等科目。

借：应付职工薪酬

　　贷：财政补助收入/零余额账户用款额度/银行存款

**实例操作**

【**例3－46**】2013年5月末，东方医院“职工薪酬汇总表”中应付职工薪酬总额为5 700 000元。其中，医疗部门3 100 000元，制剂部门800 000元，行政管理部门1 300 000元，建设部门500 000元。东方医院对应付职工薪酬进行分配的会计处理如下：

借：医疗业务成本　　3 100 000
　　在加工物资　　800 000
　　管理费用　　1 300 000
　　在建工程　　500 000
　　贷：应付职工薪酬　　5 700 000

需要注意的是，如果以应付职工薪酬冲抵职工借款时，借记“应付职工薪酬”科目，贷记“其他应收款”等科目。

**【例3-47】**2013年5月末，东方医院发放工资4 076 600元，并为职工代扣代缴5月份个人所得税358 000元；代扣代缴职工自身负担的“三险”1 265 400元，其中：职工基本养老保险456 000元，基本医疗保险114 000元，失业保险114 00元；代扣代缴住房公积金684 000元。东方医院代扣代缴各种款项的有关会计处理如下：

（1）代扣代缴各种款项时的会计处理：

借：应付职工薪酬　　1 623 400
　　贷：应付社会保障费——职工基本养老保险费　　456 000
　　　　　　　　　　——基本医疗保险费　　114 000
　　　　　　　　　　——失业保险费　　11 400
　　　　　　　　　　——住房公积金　　684 000
　　　　应交税费　　358 000

（2）实际支付职工工资时的会计处理：

若东方医院采取国库直接支付方式支付职工薪酬，在收到《财政直接支付入账通知书》和代发工资银行盖章转回的工资发放明细表时：

借：应付职工薪酬　　4 076 600
　　贷：财政补助收入　　4 076 600

若东方医院采用国库授权支付方式支付职工薪酬：

借：应付职工薪酬　　4 076 600
　　贷：零余额账户用款额度　　4 076 600

若东方医院采用银行存款直接支付职工薪酬：

借：应付职工薪酬　　4 076 600
　　贷：银行存款　　4 076 600

（3）缴纳代扣个人所得税时的会计处理：

借：应交税费　　358 000
　　贷：银行存款　　358 000

（4）缴纳代扣“三险”和住房公积金时的会计处理：

借：应付社会保障费——职工基本养老保险费　　456 000
　　　　　　　　　——基本医疗保险费　　114 000
　　　　　　　　　——失业保险费　　11 400
　　　　　　　　　——住房公积金　　684 000
　　贷：银行存款　　1 265 400

# 业务七　应付福利费的核算

## 相关知识

应付福利费是医院按国家有关规定从成本费用中提取的职工福利费，是准备用于医院职工福利方面的资金。这是医院使用了职工的劳动技能、知识以后，除了有义务承担必要的劳动报酬外，还必须负担的对职工福利方面的义务。

职工福利费一般是用于职工个人方面的福利，如职工生活困难补助、慰问患病住院职工的开支等。职工福利费根据工资总额的一定比例计算提取。

> **想一想**
>
> 用于职工计提方面的福利是通过哪个会计科目核算？

## 操作步骤

1. 设置会计科目

医院应当在负债类科目中设置“应付职工福利费”总账科目，核算医院从成本费用中提取的、准备用于职工福利方面的资金。

“应付职工福利费”账户结构如下：

应付职工福利费

| 借 | 贷 |
|---|---|
| 反映按规定的开支范围支付的职工福利费 | 反映应提取的职工福利费 |
| | 期末余额反映医院提取尚未支付的职工福利费金额 |

2. 会计处理

（1）提取职工福利费时，按提取金额：

借：医疗业务成本
　　在加工物资
　　管理费用
　　贷：应付福利费

（2）按规定的开支范围支付职工福利费时：

借：应付福利费
　　贷：库存现金/银行存款

## 实例操作

【例 3 - 48】2013 年 9 月，东方医院按照国家规定的标准提取职工福利费 500 000 元。

其中，应计入医疗业务成本的金额为420 000元，应计入管理费用的金额为75 000元，应计入在加工物资的金额为5 000元。财会部门根据有关凭证，作如下会计分录：

借：医疗业务成本　420 000
　　管理费用　75 000
　　在加工物资　5 000
　　贷：应付福利费　500 000

【例3-49】东方医院2013年9月以现金支付职工李某生活困难补助800元。财会部门根据有关凭证，作如下会计分录：

借：应付福利费　800
　　贷：库存现金　800

## 业务八　应付社会保障费的核算

**相关知识**

应付社会保障费是指医院按有关规定应付给社会保障机构的各种社会保障费，包括城镇职工基本养老保险费、失业保险费、基本医疗保险费、住房公积金等。为保障单位职工的合法权益，医院应按时足额交纳各项社会保险费。

**想一想**

1. 三险一金的缴纳比例是如何规定的？
2. 企业的社会保障费是通过哪个会计科目核算的？

**操作步骤**

1. 设置会计科目

医院应当在负债类科目中设置“应付社会保障费”总账科目，核算医院按照规定应付给社会保障机构的各项社会保障费的支付情况，并在该科目下按社会保障费类别设置明细科目，进行明细核算。

“应付社会保障费”账户结构如下：

| 借　　　应付社会保障费 | 贷 |
| --- | --- |
| 反映实际支付给社会保障机构的社会保障费数额 | 反映已计提的应付社会保障费数额 |
| | 期末余额反映医院应付但尚未支付给社会保障机构的社会保障费 |

2. 会计处理

（1）从应付职工薪酬中代扣代缴的社会保障费：

借：应付职工薪酬

　　贷：应付社会保障费

（2）计算确定应由医院为职工负担的社会保障费：

借：医疗业务成本

　　在加工物资

　　管理费用

　　贷：应付社会保障费

（3）支付社会保障费：

借：应付社会保障费

　　贷：财政补助收入/零余额账户用款额度/银行存款

**实例操作**

医院为职工代扣代缴职工自身负担的社会保险费详见【例 3-46】。

**【例 3-50】**东方医院 5 月份负担的职工“三险”共计 1 710 000 元（其中：职工基本养老保险费 1 140 000 元、基本医疗保险费 513 000 元、失业保险费 57 000 元），其中：医疗部门 930 000 元，制剂部门 240 000 元，行政管理部门 390 000 元，建设部门 150 000 元；当月负担的职工住房公积金为 684 000 元，其中：医疗部门 372 000 元，制剂部门 96 000 元，行政管理部门 156 000 元，建设部门 60 000 元。东方医院计提应付社会保障费的有关会计处理如下：

| | | |
|---|---|---|
| 借：医疗业务成本 | 1 302 000 | |
| 　　在加工物资 | 336 000 | |
| 　　管理费用 | 546 000 | |
| 　　在建工程 | 210 000 | |
| 　　贷：应付社会保障费——职工基本养老保险费 | | 1 140 000 |
| 　　　　　　　　　　——基本医疗保险费 | | 513 000 |
| 　　　　　　　　　　——失业保险费 | | 57 000 |
| 　　　　　　　　　　——住房公积金 | | 684 000 |

**【例 3-51】**承接**【例 3-49】**，东方医院开出零余额支票 2 394 000 元支付本月医院为职工负担的社保费及住房公积金。财会部门根据有关凭证，作如下会计分录：

| | | |
|---|---|---|
| 借：应付社会保障费 | 2 394 000 | |
| 　　贷：零余额账户用款额度 | | 2 394 000 |

## 业务九　应交税费的核算

**相关知识**

### 一、应交税费的概念

应交税费是指医院按照有关国家税法规定应当交纳或代扣代缴的各种税费，包括营业税、城市维护建设税、教育费附加、个人所得税、车船使用税、房产税等。医院作为事业单位，因其非营利性质，根据国家现行税法的有关规定可以享受一些税收优惠。但医院如果从事营利性活动取得应税收入，就要按照税法的规定交纳相关税金，因此医院需要进行应交税费的核算。

## 二、医院享受的税收优惠

目前，根据国家税收法规的有关规定，非营利性医疗机构的税收优惠政策主要包括如下内容：

（1）对于符合《中华人民共和国企业所得税法》和《中华人民共和国企业所得税法实施条例》规定的属于非营利组织的医院，下列收入免征企业所得税：

①接受其他单位或者个人捐赠的收入；

②除《中华人民共和国企业所得税法》第七条规定的财政拨款以外的其他政府补助收入，但不包括因政府购买服务取得的收入；

③按照省级以上民政、财政部门规定收取的会费；

④不征税收入和免税收入孳生的银行存款利息收入；

⑤财政部、国家税务总局规定的其他收入。

（2）根据《中华人民共和国营业税暂行条例》规定，对医院、诊所和其他医疗机构提供的医疗服务免征营业税。

（3）对非营利性医疗机构自产自用的制剂，免征增值税。

（4）非营利性医疗机构的药房分离为独立的药品零售企业，应按规定征收各项税收。

（5）对非营利性医疗机构自用的房产、土地，免征房产税和城镇土地使用税。

## 三、医院应税行为中涉及的主要税种及会计处理

### （一）营业税

营业税是对在我国境内有偿提供应税劳务、有偿转让无形资产或者有偿销售不动产的单位和个人征收的一种税。如果医院按照税法的规定需要交纳营业税，则应在发生营业税的纳税义务时依法纳税并进行相应的会计处理。营业税按照营业额和规定税率计算应纳税额，其公式为：应纳税额 = 营业额 × 税率。这里的营业额是医院提供应税劳务、转让无形资产或者销售不动产向对方收取的全部价款和价外费用。价外费用包括向对方收取的手续费、基金、集资费、代收款项及其他各种性质的价外费用。

医院销售不动产按税法规定应交的营业税，通过“固定资产清理”科目核算，借记“固定资产清理”科目，贷记“应交税费——应交营业税”科目。

医院在实际交纳营业税时，借记“应交税费——应交营业税”，贷记“银行存款”科目。医院收到先征后返的营业税，应于实际收到时，借记“银行存款”等科目，贷记“其他支出”等科目。

### （二）城市维护建设税

城市维护建设税是对缴纳增值税、消费税、营业税（简称“三税”）的单位和个人就其实际缴纳的“三税”税额为计税依据而征收的一种税。如果医院按照税法的规定需要交纳城市维护建设税，则应在发生城市维护建设税的纳税义务时，依法纳税并进行相应的会计处

理。在会计核算时，按照税法规定应交纳的城市维护建设税，借记“其他支出”等科目，贷记“应交税费——应交城市维护建设税”科目。医院实际上交城市维护建设税时，借记“应交税费——应交城市维护建设税”科目，贷记“银行存款”科目。

**（三）教育费附加**

教育费附加是对缴纳增值税、消费税、营业税的单位和个人，以其实际缴纳的“三税”税额为计算依据征收的一种附加费。如果医院按照税法的规定需要交纳教育费附加，则应在发生教育费附加的纳税义务时，依法纳税并进行相应的会计处理。在会计核算时，按照税法规定应交纳的教育费附加，借记“其他支出”等科目，贷记“应交税费——应交教育费附加”科目。医院实际上交教育费附加时，借记“应交税费——应交教育费附加”科目，贷记“银行存款”科目。

**（四）房产税**

房产税是以房产为征收对象，依据房产价格或房产租金向房产所有人或经营人征收的一种税。依据房产价格征收的房产税，按照房产原值一次减除10%至30%后的余额计算交纳。没有房产原值作为依据的，由房产所在地税务机关参考同类房产核定；房产出租的，以房产租金收入为房产税的计税依据。

**（五）车船使用税**

车船使用税是对行驶于境内公共道路的车辆和航行于境内河流、湖泊或者领海的船舶依法征收的一种税。车船使用税由拥有并且使用车船的单位和个人缴纳，按照使用车船的适用税额计算征收。

如果医院按照税法的规定需要交纳房产税、土地使用税、车船使用税，则应在发生房产税、土地使用税、车船使用税的纳税义务时，依法纳税并进行相应的会计处理。医院如果需要交纳房产税、土地使用税、车船使用税，按照税法规定的应纳税额应当计入管理费用，借记“管理费用”科目，贷记“应交税费——应交房产税（或土地使用税、车船使用税）”科目。医院实际上交税款时，借记“应交税费——应交房产税（或土地使用税、车船使用税）”科目，贷记“银行存款”科目。

**操作步骤**

1. 设置会计科目

医院应当在负债类科目中设置“应交税费”总账科目，核算医院按照有关国家税法规定应当交纳或代扣代缴的各种税费。并在该科目下根据具体情况，按税种设置明细科目，进行明细核算。

“应交税费”账户结构如下：

| 借　　　　　　应交税费 | 贷 |
| --- | --- |
| 登记实际交纳税金额 | 登记按照税法规定计算的应交税费金额 |
| 期末余额，反映医院多交的税费 | 期末余额反映医院尚未交纳的税费 |

医院应交纳的印花税不需要预提应交税费，直接借记“管理费用”科目，贷记“银行

存款”科目。

2. 会计处理

（1）发生营业税、城市维护建设税、教育费附加纳税义务的，按照税法规定计算的应交税费金额：

借：固定资产清理”（出售不动产应交的税费）/其他支出/相关科目

贷：应交税费

实际交纳时：

借：应交税费

贷：银行存款

（2）发生代扣代缴个人所得税纳税义务的，按照税法规定计算应代扣代交的个人所得税：

借：应付职工薪酬

贷：应交税费

实际交纳时：

借：应交税费

贷：银行存款

（3）按税法规定计算的应交房产税、车船使用税等：

借：管理费用

贷：应交税费

实际交纳时：

借：应交税费

贷：银行存款

（4）发生其他纳税义务的，按照应交纳的税金：

借：有关科目

贷：应交税费

实际交纳时：

借：应交税费

贷：银行存款

**实例操作**

【例 3－52】2013 年 3 月 1 日，东方医院将其院内 4 间不需用平房出租给某餐饮集团，双方协议租赁价 96 000 元/年，租金按照年度预付。假设房屋租金收入适用的营业税率为 5%，房产税适用税率为 12%，城市维护建设税税率 7%，教育费附加税率 3%。此时，东方医院的会计处理如下：

3 月 1 日取得房屋租金收入时：

借：银行存款　　96 000

贷：其他应收款——预收租金　　96 000

每月月末确认租金收入和应交税费时：

借：其他应收款——预收租金　　8 000

贷：其他收入 8 000

借：其他支出 1 400

贷：应交税费——应交营业税 400

——应交城市维护建设税 28

——应交教育费附加 12

——房产税 960

实际上缴各项税费时：

东方医院应缴纳2013年3月至12月的营业税金额为14 000元（1 400×10）。

借：应交税费——应交营业税 400

——应交城市维护建设税 28

——应交教育费附加 12

——房产税 960

贷：银行存款 14 000

【例3-53】2013年5月末，东方医院核算为职工代扣代缴5月份个人所得税358 000元，并且以银行转账支票于次月初支付给相关部门。财会部门根据相关凭证，作如下会计分录：

代扣个人所得税：

借：应付职工薪酬 358 000

贷：应交税费——应交个人所得税 358 000

上缴代扣的个人所得税：

借：应交税费——应交个人所得税 358 000

贷：银行存款 358 000

【例3-54】2013年12月，按规定交纳当年房产税20 000元，通过银行转账方式支付。财会部门根据相关凭证，作如下会计分录：

计算应交房产税时：

借：管理费用 20 000

贷：应交税费——应交房产税 20 000

交纳房产税时：

借：应交税费——应交房产税 20 000

贷：银行存款 20 000

【例3-55】2013年12月，按规定交纳当年车船使用税，交纳标准为每辆240元，医院共有小汽车10辆，通过银行转账方式支付。财会部门根据相关凭证，作如下会计分录：

计算应交车船使用税时：

借：管理费用 2 400

贷：应交税费——应交车船使用税 2 400

交纳车船使用税时：

借：应交税费——应交车船使用税 2 400

贷：银行存款 2 400

# 业务十　其他应付款的核算

**相关知识**

其他应付款是指医院除应缴款项、应付票据、应付账款、预收医疗款、应付职工薪酬、应付社会保障费、应交税费以外的其他各项应付、暂收款项，如存入保证金等。

> **想一想**
>
> 其他应付款与应付账款的核算范围有何不同？

**操作步骤**

1. 设置会计科目

医院应当在负债类科目中设置“其他应付款”总账科目，核算其他应付款的增减变动及结存情况，在总账科目下按照应付和暂收款项的类别和单位或个人设置明细科目，进行明细核算。

“其他应付款”账户结构如下：

| 借　　　　　　其他应付款 | 贷 |
|---|---|
| 登记其他应付款的减少 | 登记其他应付款的增加 |
| | 期末余额反映医院尚未偿付的其他应付款项 |

2. 会计处理

（1）发生的各项应付、暂收款项时：

借：银行存款/相关科目

　　贷：其他应付款

（2）支付款项时：

借：其他应付款

　　贷：银行存款

（3）确实无法支付或由其他单位承担的其他应付款：

借：其他应付款

　　贷：其他收入

**实例操作**

【例3－56】2013年11月8日，东方医院开展为职工订阅杂志报刊活动，代收职工报刊费共计 22 000 元；11 月 20 日，东方医院以银行存款向邮政局订阅杂志报刊，其会计处理如下：

收到职工交来的报刊费时：

借：银行存款　　22 000

　　贷：其他应付款　　22 000

向邮政局订阅报刊时：

借：其他应付款　　22 000

　　贷：银行存款　　22 000

**【例 3－57】** 2013 年 12 月末，医院在进行账务清理时发现一笔收到的 600 元进修风险押金尚未退还给张某，张某已于两年前进修完毕。经查，款项也无法退还。财会部门根据相关凭证，作如下会计分录：

借：其他应付款　　600

　　贷：其他收入　　600

## 业务十一　预提费用的核算

### 相关知识

预提费用是指医院按照规定预先提取的已经发生但尚未支付的费用，如预提的短期借款利息等。医院在日常活动中发生的某些费用不一定当时就要支付，但按照权责发生制原则，属于当期的费用应该在发生当期确认，医院按期预提计入费用的金额，同时形成流动负债。

> **想一想**
>
> 1. 预提费用和待摊费用有何异同？
> 2. 收付实现制下是否设置“待摊费用”和“预提费用”会计科目？为什么？

### 操作步骤

1. 设置会计科目

医院应当在负债类科目中设置“预提费用”总账科目，核算其预先提取的已经发生但尚未支付的费用，并按照预提费用种类设置明细科目，进行明细核算。

“预提费用”账户结构如下：

| 借　　　　预提费用 | 贷 |
|---|---|
| 登记支付的费用数额 | 登记预提的费用数额 |
| | 期末余额反映医院已预提但尚未实际支出的各项费用 |

2. 会计处理

（1）按规定预提短期借款利息等时，按照预提的金额：

借：管理费用

　　贷：预提费用

（2）实际支付款项时：

借：预提费用

　　贷：银行存款

**实例操作**

**【例 3-58】** 东方医院 2013 年 7 月 1 日借入短期借款 10 万元，年利率 6%，借款期为 1 年，借款利息按月计提，按季支付。其 7 月份、8 月份、9 月份的会计处理如下：

7 月 1 日借入短期借款时：

借：银行存款　　100 000

　　贷：短期借款　　100 000

7 月 31 日和 8 月 31 日分别预提利息 500 元（100 000 × 6% ÷ 12）：

借：管理费用　　500

　　贷：预提费用　　500

9 月 30 日支付利息 1 500 元，其中，当月利息 500 元，结转预提费用 1 000 元：

借：管理费用　　500

　　预提费用　　1 000

　　贷：银行存款　　1 500

## 业务十二　长期借款的核算

**相关知识**

### 一、长期借款的概念

长期借款是指医院向银行借入的偿还期限在 1 年以上（不含 1 年）的各项借款。由于长期借款的期限较长，最少是 1 年以上，制度要求将其列入长期负债项目进行核算和管理。

> **想一想**
>
> 短期借款的会计处理方法？

与短期借款相比，长期借款除借款期限较长外，其不同点还体现在对借款利息费用的处理上。“短期借款”科目只核算借款的本金，不包括利息费用，而“长期借款”科目不仅核算借款的本金，还核算利息等费用。长期借款的利息费用，在符合资本化条件的情况下应当按期预提计入所购建固定资产的成本（即予以资本化），反之则应当直接计入当期筹资费用。

## 二、资本化利息的处理

长期借款的借款费用包括借款利息、辅助费用以及因外币借款而发生的汇兑差额等。医院为购建固定资产而专门借入的长期借款，其在允许资本化的期间内所发生的应予资本化的借款费用，应计入在建工程成本，按照专门借款应予资本化的借款费用的实际发生额，借记“在建工程”科目，贷记“长期借款”科目；在固定资产达到预定可使用状态以后发生的借款费用，应当于发生时计入当期管理费用，借记“管理费用”科目，贷记“长期借款”科目。除为购建固定资产专门借入的长期借款以外的其他长期借款，借款费用在发生时计入当期管理费用，借记“管理费用”科目，贷记“长期借款”科目。

长期借款的借款费用开始资本化的条件是指同时满足以下3个条件：一是资产支出已经发生；二是借款费用已经发生；三是为使用固定资产达到预定可使用状态所必要的购建活动已经开始。

所购建的固定资产到达预定可使用状态是指资产已经达到购买方或建造方预定的可使用状态。具体可从以下几个方面判断：一是固定资产的实体建造（包括安装）工作已经全部完成或者实质上已经完成；二是所购建的固定资产与设计要求或合同要求相符或基本相符，即使有极个别与设计或合同要求不相符的地方，也不影响其正常使用；三是继续发生在所购建固定资产上的支出金额很少或几乎不再发生。

如果固定资产的购建活动发生非正常中断，并且中断时间连续超过3个月，应当暂停借款费用的资本化，将中断期间所发生的借款费用确认为当期管理费用，直至资产的购建活动重新开始。

### 操作步骤

1. 设置会计科目

医院应当在负债类科目中设置“长期借款”总账科目，核算其向银行等借入的期限在1年以上（不含1年）的各种借款及发生的相关利息，并在总账科目下按贷款单位和具体贷款种类设明细科目，进行明细核算。

“长期借款”账户结构如下：

长期借款

| 借 | 贷 |
|---|---|
| 登记借入资金的偿还额 | 登记借入资金数额 |
| | 期末余额反映医院尚未偿还的长期借款本息 |

2. 会计处理

（1）借入长期借款时，按照实际借入额：

借：银行存款

　　贷：长期借款

（2）为购建固定资产发生的专门借款利息，属于工程项目建设期间发生的，计入工程成本：

借：在建工程

　　贷：长期借款

属于工程完工交付使用后发生的，计入管理费用：

借：管理费用

　　贷：长期借款

其他的长期借款利息应当计入管理费用。

（3）归还长期借款本息时：

借：长期借款

　　贷：银行存款

**实例操作**

**【例 3－59】** 2012 年 9 月 1 日，东方医院自筹资金正式动工修建一座职工食堂，该工程为非立项项目，工期预计为 1 年。东方医院为建造职工食堂于 2012 年 9 月 1 日向 B 银行专门借款 200 万元，期限为 2 年，到期一次还本付息，年利率为 6%。2012 年 11 月 1 日为建造该职工食堂，东方医院又向 C 银行专门借入款项 60 万元，期限为 3 年，年利率为 8%，到期一次还本付息。职工食堂于 2013 年 10 月底完工，并达到预定可使用状态。2014 年 9 月 1 日，东方医院向 B 银行的借款到期，全额偿付贷款的本金和利息，本息合计 2 240 000 元。2015 年 11 月 1 日，东方医院向 C 银行的借款到期，全额偿付贷款的本金和利息，本息合计 744 000 元。若东方医院按月计提利息，财会部门根据相关凭证，作如下会计分录：

2012 年 9 月 1 日向 B 银行借入长期借款时：

借：银行存款　　2 000 000

　　贷：长期借款——B 银行　　2 000 000

2012 年 9 月 30 日、10 月 31 日分别计提利息 10 000 元（2 000 000 × 6% ÷ 12），计入在建工程：

借：在建工程　　10 000

　　贷：长期借款——B 银行　　10 000

2012 年 11 月 1 日向 C 银行借入长期借款时：

借：银行存款　　600 000

　　贷：长期借款——C 银行　　600 000

2012 年 11 月至 2013 年 10 月，每月月末分别计提利息 14 000 元（2 000 000 × 6% ÷ 12 + 600 000 × 8% ÷ 12），计入在建工程：

借：在建工程　　14 000

　　贷：长期借款——B 银行　　10 000

　　　　　　　　——C 银行　　4 000

2013 年 11 月起，每月月末分别计提利息 14 000 元，由于职工食堂已经达到预定可使用状态，医院停止借款费用资本化，将每月预提的利息计入管理费用：

借：管理费用　　14 000

　　贷：长期借款——B 银行　　10 000

——C 银行 4 000

2014 年 9 月 1 日，向 B 银行的借款到期，本息合计 2 240 000 元，全额偿付了借款本息：

借：长期借款——B 银行 2 240 000

贷：银行存款 2 240 000

2014 年 11 月 1 日，东方医院向 C 银行的借款到期，本息合计 744 000 元，全额偿付了借款本息：

借：长期借款——C 银行 744 000

贷：银行存款 744 000

## 业务十三 长期应付款的核算

**相关知识**

长期应付款是指医院发生的偿还期限在 1 年以上（不含 1 年）的应付款项，如融资租入固定资产的租赁费等。

**想一想**

1. 什么是融资租赁？
2. 相比银行借款，融资租赁有何优、缺点？

**操作步骤**

1. 设置会计科目

医院应当在负债类科目中设置“长期应付款”总账科目，核算医院发生的期限在 1 年以上的应付款项，并在总账科目下按照长期应付款的种类设明细科目，进行明细核算。

“长期应付款”账户结构如下：

| 借 | 长期应付款 贷 |
|---|---|
| 登记长期应付款的偿还数额 | 登记长期应付款的发生数额 |
| | 期末余额反映医院尚未支付的各种长期应付款 |

2. 会计处理

（1）发生长期应付款时：

借：固定资产

贷：长期应付款

（2）支付长期应付款时：

借：长期应付款

贷：银行存款

**实例操作**

【例 3－60】2013 年 10 月 2 日，东方医院经批准融资租入不需安装的眼科医疗专用设备一台，价值 100 万元，已交付使用。按照融资租赁合同规定，东方医院应当自 2013 年至 2019 年的每年 10 月 2 日支付融资租赁款 110 000 元。东方医院的会计处理如下：

融资租入医疗设备时：

借：固定资产　　1 000 000

贷：长期应付款——融资租入固定资产　　1 000 000

2013 年至 2019 年的每年 10 月 2 日支付融资租赁款时：

借：长期应付款　　110 000

贷：银行存款　　110 000

## 项目实训

### 一、单项选择

1. 在财政直接支付方式下，年度终了，医院根据本年度财政直接支付预算指标数与当年财政直接支付实际支出数的差额，借记“财政应返还额度”（财政直接支付），贷记（　　）科目。

A. 财政补助收入　　B. 零余额账户用款额度

C. 银行存款　　D. 应缴款项

2. 确实无法收回的应收款项，期限超过（　　）年的，可以确认为坏账损失。

A. 3 年　　B. 5 年

C. 1 年　　D. 2 年

3. 医院同医疗保险机构结算时，存在医院因违规治疗等管理不善原因被医疗保险机构拒付情况，按照拒付金额，借记（　　）科目，贷记“应收医疗款”科目。

A. 医疗收入　　B. 管理费用

C. 其他支出　　D. 坏账准备

4. 对于因债权人特殊原因确实无法偿还的负债，按规定转入（　　）。

A. 医疗收入　　B. 其他收入

C. 其他支出　　D. 管理费用

5. 医院发生的短期借款利息应记入（　　）科目。

A. 财务费用　　B. 管理费用

C. 预提费用　　D. 其他支出

6. 医院在支付银行承兑汇票的手续费时，记入（　　）科目。

A. 财务费用　　B. 应付票据

C. 管理费用　　D. 其他支出

7. 我国商业汇票最长付款期限不超过（　　）。

A. 3 个月　　B. 6 个月

C. 1 年　　D. 5 个月

8. 医院应当将到期无力支付的商业承兑汇票从“应付票据”科目转入（　　）。

A. 应付账款　　B. 其他应付款

C. 短期借款　　D. 预提费用

9. 医院应当将到期无力支付的银行承兑汇票从“应付票据”科目转入（　　）。

A. 应付账款　　B. 其他应付款

C. 短期借款　　D. 预提费用

## 二、多项选择

1. 医院非流动负债主要包括（　　）。

A. 长期应付款　　B. 长期借款

C. 应付社会保障费　　D. 应付福利费

2. 医院流动负债包括（　　）。

A. 预付账款　　B. 预收账款

C. 预收医疗款　　D. 应付账款

3. 医院的债权包括（　　）。

A. 应收医疗款　　B. 预收医疗款

C. 应收在院病人医疗款　　D. 预付账款

4. 医院坏账准备的计提基础是（　　）账户余额之和。

A. 应收医疗款　　B. 应收在院病人医疗款

C. 其他应收款　　D. 预付账款

5. 坏账准备的计提方法包括（　　）。

A. 余额百分比法　　B. 账龄分析法

C. 个别认定法　　D. 函证法

6. 下列应属于应付职工薪酬的是（　　）。

A. 工资　　B. 津补贴

C. 奖金　　D. 房租

7. 医院的应缴款项包括（　　）。

A. 行政事业性收费　　B. 罚没收入

C. 资产处置净额　　D. 国有资产处置收入

## 三、判断对错

1. 医院坏账准备的计提基础是应收医疗款和应收在院病人医疗款账户余额之和。（　　）

2. 年度终了，不论是财政直接支付还是授权支付方式，本年度预算指标数大于零余额账户用款额度下达数或实际支出数的，均要根据二者的差额，借记“财政应返还额度”科目，贷记“财政补助收入”科目。（　　）

3. 应收在院病人医疗款虽然属于应收款项，实际上并没有形成实质上的债权。（　　）

4. 如果已转销的应收医疗款在以后期间又收回的，应增加坏账准备。（　　）

5. 坏账准备提取方法一经确定，不得随意变更。如需变更，应当按照规定权限报经批准，并在会计报表附注中予以说明。（　　）

6. 应收账款能否收回以及能收回多少，完全取决于时间的长短。账龄越长，发生坏账的可能性就越大。（　　）

7. 医院的预付账款如有确凿证据表明其不符合预付账款性质，或者因供货单位破产、撤销等原因已无法再收到所购货物的，可以按规定的管理权限报经批准后确认为坏账损失。（　　）

8. 医院原则上不得借入非流动负债，确需借入或融资租赁的，应按规定报主管部门（或举办单位）会同有关部门审批，并原则上由政府负责偿还。（　　）

9. 医院的应付福利费主要用于职工集体福利的开支。（　　）

10. 预提费用和待摊费用性质上是一样的，只是支付的时间不同。（　　）

## 四、业务操作

某医院发生下列经济业务，请作出下列会计分录：

1. 年终，医院将尚未支付的财政直接支付项目“病房楼改造”3 000 000 元转入财政应返还额度。

2. 年终，医院根据代理银行提供的对账单中的注销额度，将某财政授权支付项目“给排水工程”的注销额度 1 000 000 元转入财政应返还额度。

3. 接上题，下年初医院收到恢复上年度财政授权支付额度 1 000 000 元通知。

4. 医院住院部向财务处报来住院病人收入日报表，在院病人医疗收入 3 320 000 元。

5. 医院住院部向财务处报来出院病人费用结算表，收取医疗收入 3 500 000 元，其中以预收医疗款（即押金）抵交医疗收入 2 650 000 元，收现金 850 000 元。

6. 医院住院部向财务处报来出院病人费用结算表，收取医疗收入 2 300 000 元，已收住院押金 2 310 000 元，以现金退回住院押金 10 000 元。

7. 医院住院部向财务处报来出院病人费用结算表，收取医疗收入 2 390 000 元，其中，以预收医疗款抵交医疗收入 2 300 000 元，病人补交现金 88 000 元，病人出院欠费 2 000 元。

8. 医院门诊收费处报来门诊收入日报表，取得医疗收入 1 700 000 元，其中一卡通结算 900 000 元，应由基本医疗保险负担 800 000 元；一卡通账户收入 1 800 000 元，其中收现金 100 000 元，银行转账 800 000 元。

9. 医院门诊收费处报来急诊病人甲某欠费 1 000 元。

10. 医院收到基本医疗保险机构银行转账 4 800 元，因采用单病种收费计算方式，实际记账金额比医保支付金额多 200 元。

11. 医院将一处闲置门面房以经营租赁方式出租给某商户，每月应付租金 15 000 元，假设双方约定按月支付租金。月末医院尚未收到该商户当月应当缴纳的租金。次月末，医院收到该商户缴纳的 1 月份和 2 月份两个月的租金，共计 30 000 元。

12. 2012 年 12 月 31 日，医院应收医疗款余额为 120 000 元，其他应收款余额为 50 000 元，该医院按 3% 的比例提取坏账准备，坏账准备贷方余额为 80 000 元。2013 年 6 月 15 日，医院发现有2 000元的应收医疗款已经确实无法收回，将其确认为坏账损失。2013年10月21日，该医院收回以前年度病人欠费3 500元，现金收讫；2013年12月31日，该医院应收医疗款余额为180 000元，其他应收款余额为350 000元。

13. 医院与某医疗设备厂签订了购买合同，合同约定：医院从该厂购买3台医疗设备，每台价款为80 000元；医院于2013年6月15日预付该厂10%货款，该厂应在2013年8月10日前将设备运抵医院并负责调试成功，医院于验收合格当日支付该厂85%价款，待使用1年后若无质量问题再支付5%尾款。2013年6月15日，医院按合同约定支付该厂预付货款24 000元。2013年8月5日，该厂将设备运抵医院并调试成功，医院经验收合格后，按约定于当日支付该厂204 000元。2014年8月5日，医院按合同约定支付该厂医疗设备尾款12 000元。

14. 接上例，假设该厂未能按合同约定在2013年8月10日前向医院提供医疗设备。9月31日，该厂因经营困难，向法院申请破产。医院预计无望收到所购货物。11月30日，该厂正式破产清算，医院预计无望收回交付的预付款，经批准对这笔款项全额计提了坏账准备。2014年2月10日，该厂破产清算结束，医院确定无法收回交付的预付款，经批准予以转销。

15. 医院向A企业（一般纳税人）购入一批脱脂棉，发票账单上脱脂棉的售价为50 000元，增值税额为8 500元。同日，医院开具了一张期限为3个月的带息银行承兑汇票，年利率为4%，医院为取得银行承兑汇票而支付手续费300元。

16. 接上题，医院于6、7月末，分别计提每月应付票据利息。

17. 接上题，8月末票据到期时，医院收到银行支付到期票据的付款通知，偿付票据本金和利息。

18. 接上题，8月末医院在票据到期时无力支付到期的银行承兑汇票，按规定转账。

19. 购入卫生材料一批，价款为850 000元。材料验收合格后已入库，货款未付。

20. 以银行转账方式支付上述卫生材料款850 000元。

21. 月末，医院进行账务清查时发现一笔应付药品款62 000元尚未支付，该药品公司已经注销，此笔款项已无法支付。

22. 医院住院结算处收到入院病人李某预交医疗款15 000元，其中现金3 000元，转账支票12 000元。

23. 医院门诊结算处结算病人张某医疗费，当日，张某以现金存入一卡通8 000元，共发生医疗费6 935元，以现金退还张某余款1 065元。

24. 李某病愈办理出院结算手续，住院结算处根据“住院病人医药费结算汇总日报表”核算李某住院期间发生的医疗费共计17 000元，李某在出院当天只用现金补付了1 000元差额，暂欠费1 000元，由李某所在单位担保偿还。

25. 月末，医院“职工薪酬汇总表”中应付职工薪酬总额为5 700 000元。其中，医疗部门3 100 000元，制剂部门800 000元，行政管理部门1 300 000元，建设部门500 000元。

26. 医院采用国库授权支付方式发放工资4 076 600元；为职工代扣代缴上月个人所得税358 000元，代扣代缴职工自身负担的“三险”1 265 400元，其中：职工基本养老保险456 000元，基本医疗保险114 000元，失业保险114 00元；代扣代缴住房公积金684 000元；当日将代扣代缴的款项通过银行缴纳。

27. 医院按照国家规定的标准提取6月份职工福利费500 000元，其中，应计入医疗业务成本的金额为420 000元，应计入管理费用的金额为75 000元，应计入在加工物资的金额为5 000元。

28. 医院以现金支付职工李某生活困难补助800元。

29. 医院将其院内3间不需用平房出租给某公司，双方协议租赁价为100 000元/年，租金按照年度预付。假设房屋租金收入适用的营业税税率为5%，房产税适用税率为12%，城市维护建设税税率为7%，教育费附加税率为3%。

30. 医院经批准，向某金融机构融资租入不需安装的眼科医疗专用设备一台价值150万元，已交付使用。按照融资租赁合同规定，医院应当自2013年至2019年的每年6月25日支付融资租赁款150 000元。

## 项目小结

<table>
<tr><th>项目名称</th><th>项目要素</th><th>模块要素</th><th>知识、技能</th></tr>
<tr><td rowspan="9">债权债务核算</td><td>学习目标</td><td rowspan="9">业务描述<br>相关知识<br>操作步骤<br>实例操作</td><td rowspan="9">知识归纳：<br>1. 相关概念：应收医疗款、应缴款项、预收医疗款、应付社会保障费<br>2. 债权的内容、债务的分类、流动负债的内容、债务的风险控制<br>3. 坏账准备的计提、坏账损失的确认<br>4. 应收及预付款项的核算方法<br>5. 流动负债的核算方法<br>6. 非流动负债的核算方法<br>操作流程梳理：<br>1. 设置会计科目<br>2. 会计处理</td></tr>
<tr><td>项目描述</td></tr>
<tr><td>学习要点及流程</td></tr>
<tr><td>债权的核算</td></tr>
<tr><td>债务的核算</td></tr>
<tr><td>银行存款的核算</td></tr>
<tr><td>零余额账户用款额度的核算</td></tr>
<tr><td>其他货币资金的核算</td></tr>
<tr><td>项目实训</td></tr>
</table>

# 项目四
# 收入的核算

## 学习目标

**知识目标：**

- 了解收入的概念及分类
- 了解收入的管理规定
- 掌握收入的确认与计量
- 掌握货币资金的核算方法

**技能目标：**

- 会分析判断收入的类别及其合规性
- 明确医院收入的组织流程
- 会进行收入业务的会计处理

**项目描述**

王东学习的第四类业务是收入核算。在学习过程中，王东比较了医院收入与企业收入在组织流程、收入构成及会计核算的差异，明确了医院收入政策性很强，如：必须严格执行国家物价政策，严格按标准收费，享受免税优惠；各项检查治疗费、药品费的收取必须凭据医生开出的检查单和处方，而不同于客户凭主观意愿购买商品；医院除医疗收入外，还有财政补助收入、科教项目收入等。

张会计告诉王东：收入是医院重要的资金来源，积极组织各项收入、正确核算各项收入是实现医院发展的重要保证。具体学习任务是：

1. 了解医院收入的概念及分类，明确收入的确认和计量基础，做好各项收入的管理与控制，杜绝漏洞的发生；

2. 了解医疗收入的概念及分类，了解医疗收入的组织流程和核算流程，完成医疗收入的会计处理；

3. 了解财政补助收入的概念及内容，完成财政补助收入的会计处理；

4. 了解科教项目收入的概念及来源，完成科教项目收入的会计处理；

5. 了解其他收入的内容，完成其他收入的会计处理。

## 学习要点及流程

收入核算的学习内容和流程见图 4－1。

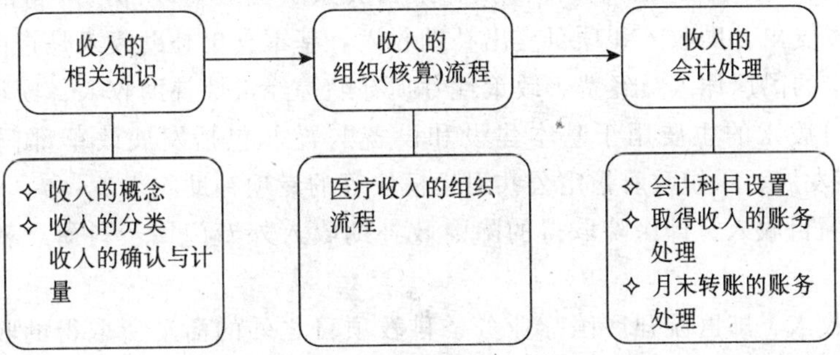


图 4－1　收入核算的学习内容和流程

## 相关知识

### 一、收入的概念及分类

#### （一）收入的概念

医院收入是指医院开展医疗服务及其他活动依法取得的非偿还性资金。

医院的业务活动包括医疗、科研、教学以及与之相关的其他活动。在开展这些活动时，需要消耗各种资源，为了使各项医疗活动不间断地进行，需要不断地取得补偿，医院取得的补偿包括国家财政补助、向病人收费或医疗保险机构付费，这构成了医院的收入。在市场经济条件下，医院可以利用暂时闲置的资产对外投资，投资取得的收益也构成医院收入。医院收入具有以下几个特点：

（1）医院收入是依法取得的。必须符合国家有关法律、法规和制度的规定，如财政补助收入必须通过法定程序报批后，方能取得。医院的医疗服务收入，其项目和收费标准都由政府管制，医疗服务项目、收费价格必须按照规定程序经过有关部门批准后，才能向服务对象收取。医院的药品价格、药品加成政策也由政府管制。医院的其他收入，也要按照规定的程序和规则依法取得。

（2）医院收入由多种渠道形成。医院的收入来源于为病人提供医疗服务后收取的医疗收入、政府财政补助收入、主管部门补助收入。医院还可以通过开展同医疗相关的活动取得收入、如制剂生产、对外投资等，用来补偿医疗活动中的耗费。

（3）医院收入具有非偿还性。医院取得的各项收入，都是不需要偿还的。但有些收入虽然不需要偿还，却需要按规定的条件和用途使用，如财政专项补助、科研项目补助等。

（4）医院收入能够引起医院净资产的增加。医院收入能够增加资产或减少负债，最终引起医院净资产的增加。

> **想一想**
>
> 医院收入与企业收入有何区别？

（二）收入的分类

医院的收入按照来源可分为：

（1）医疗收入，即医院开展医疗服务活动取得的收入，包括门诊收入和住院收入。

（2）财政补助收入，即医院按部门预算隶属关系从同级财政部门取得的各类财政补助收入，包括基本支出补助收入和项目支出补助收入。基本支出补助收入是指由财政部门拨入的符合国家规定的离退休人员经费、政策性亏损补贴等经常性补助收入，项目支出补助收入是指由财政部门拨入的主要用于基本建设和设备购置（包括发展改革部门安排的基建投资）、重点学科发展、承担政府指定公共卫生模块等的专项补助收入。

（3）科教项目收入，即医院取得的除财政补助收入外专门用于科研、教学项目的非财政补助收入。

（4）其他收入，即医院开展医疗业务、科教项目之外的活动所取得的收入，包括培训收入、食堂收入、银行存款利息收入、租金收入、投资收益、财产物资盘盈收入、捐赠收入、确实无法支付的应付款项等。

## 二、收入的确认与计量基础

医院确认各项业务收入，应当以权责发生制为基础，财政补助收入和科教项目补助收入以收付实现制为补充。

**想一想**

什么是权责发生制？什么是收付实现制？

医院的收入既有财政或主管单位的补助，又有医疗收入和其他收入等，因此，收入核算的一个重要的问题就是收入的确认。

（1）财政补助收入采用国库集中支付方式下拨时，在财政直接支付方式下，应在收到代理银行转来的《财政直接支付入账通知书》时，按照通知书中的直接支付入账金额确认财政补助收入；在财政授权支付方式下，应在收到代理银行转来的《授权支付到账通知书》时，按照通知书中的授权支付额度确认财政补助收入。

其他方式下拨的财政补助，应在实际取得补助时确认财政补助收入。

（2）科教项目补助收入应以实际收到款项时确认收入。

（3）医疗收入的会计核算基础是权责发生制，应在提供医疗服务时确认收入。

（4）其他收入均以实际收到款项时确认收入。

**想一想**

为什么财政补助收入和科教项目补助收入以收付实现制为确认基础？

## 三、收入的控制与管理

医院在开展业务活动的过程中，必须将社会效益放在首位，充分体现医院的公益性，做到有利于人民群众的身体健康，有利于医疗事业发展，有利于提高人民群众的物质生活，有利于社会主义精神文明建设。同时，医院组织收入活动又要按照市场经济的一般规律办事，要讲求经济收益，同时要把经济收益与社会效益统一起来，在获得社会效益的同时获得较好的经济收益，不能单纯追求经济收益而忽视社会效益。收入的控制包括以下几个方面：

**（一）建立健全收入内部管理制度**

医院要建立健全收入、价格、医疗预收款、票据、退费管理制度及岗位责任制。明确相关岗位的职责、权限，确保提供服务与收取费用、价格管理与价格执行、收入票据保管与使用、办理退费与退费审批、收入稽核与收入经办等不相容职务相互分离，合理设置岗位，加强制约和监督。

**想一想**

会计核算不相容的岗位有哪些？

**（二）规范收入流程，严格收入管理**

（1）业务部门应当在涉及收入的合同协议签订后及时将合同等有关材料提交财会部门作为会计处理依据，确保各项收入应收尽收，及时入账。财会部门应当定期检查收入金额是否与合同约定相符；对应收未收项目应当查明情况，明确责任主体，落实催收责任。

（2）制定收入管理业务流程。明确收入、价格、票据、退费管理等环节的控制要求，重点控制门诊收入、住院结算收入。加强流程控制，防范收入流失，确保收入的全过程得到有效控制。

（3）各项收入的取得应符合国家有关法律法规和政策规定。取得的各项收入必须开具统一规定的票据。严格按照医疗机构财务会计制度规定确认、核算收入。

（4）各项收入由财务部门统一核算，统一管理。其他任何部门、科室和个人不得收取款项。严禁设立账外账和“小金库”。

（5）加强结算起止时间控制。统一规定门诊收入、住院收入的每日、每月结算起止时间，及时准确核算收入。

（6）建立退费管理制度。各项退费必须提供交费凭据及相关证明，核对原始凭证和原始记录，严格审批权限，完备审批手续，做好相关凭证的保存和归档工作。

**（三）非税收入的管理**

取得政府非税收入的，应当按照规定项目和标准征收政府非税收入，按照规定开具财政票据，做到收缴分离、票款一致，并及时、足额上缴国库或财政专户，不得以任何形式截留、挪用或者私分。

**（四）建立健全票据管理制度**

财政票据、发票等各类票据的申领、启用、核销、销毁均应履行规定手续。建立各项收入与票据存根的审查核对制度，确保收入真实完整。医院应当按照规定设置票据专管员，建立票据台账，做好票据的保管和序时登记工作。票据应当按照顺序号使用，不得拆本使用，做好废旧票据管理。负责保管票据的人员要配置单独的保险柜等保管设备，并做到人走柜锁。

# 模块一 医疗收入的核算

## 业务描述

了解医疗收入的概念及分类，了解医院门诊收入、住院收入的组织流程，熟练进行医疗收入的会计处理。

## 相关知识

### 一、医疗收入的概念

医疗收入是指医院开展医疗服务活动取得的收入，医疗服务是医院业务工作的主体和中心环节，在开展医疗业务活动中，医护人员借助各种诊疗手段和专业技术为病人进行各种检查、治疗。这些检查和治疗有的在门诊进行，有的则在住院部进行。医疗收入是医院收入的主要来源。

### 二、医疗收入的分类

**（一）按照提供服务的地点不同，医疗收入分为门诊收入和住院收入**

医疗收入按提供服务地点分类见表4－1。

表4－1 医疗收入按提供服务地点分类表

| 类别 | 概念 | 内容 |
|---|---|---|
| 门诊收入 | 为门诊病人提供医疗服务所取得的收入。 | 挂号收入、诊察收入、检查收入、化验收入、治疗收入、手术收入、卫生材料收入、药品收入、药事服务费收入、其他门诊收入 |
| 住院收入 | 为住院病人提供医疗服务所取得的收入。 | 床位收入、诊察收入、检查收入、化验收入、治疗收入、手术收入、护理收入、卫生材料收入、药品收入、药事服务费收入、其他住院收入 |

**（二）医院的医疗收入按照性质分为劳务性收入、检查类收入、设施类收入、药品及材料收入**

医疗收入按性质分类见表4－2。

### 三、医疗收入的确认与计量

医疗收入应当在提供医疗服务（包括发出药品）并收讫价款或取得收款权利时，按照国家规定的医疗服务项目收费标准计算确定的金额确认入账。医院给予病人或其他付费方的折扣不计入医疗收入。

表 4－2　　医疗收入按性质分类表

| 类别 | 概念 | 内容 |
| --- | --- | --- |
| 劳务性收入 | 向病人提供医疗服务而取得的收入。 | 挂号收入、治疗收入、诊察收入、手术收入、护理收入、药事服务费收入 |
| 检查类收入 | 借助于医疗设备为病人提供检查、检验服务而取得的收入。 | 检查收入、化验收入 |
| 设施类收入 | 向病人提供医疗设施服务而取得的收入 | 床位收入 |
| 药品及卫生材料收入 | 为病人提供药品、卫生材料而取得的收入。 | 药品收入、卫生材料收入 |

医院同医疗保险机构结算时，医疗保险机构实际支付金额与医院确认金额之间存在差额的，对于除医院因违规治疗等管理不善原因被医疗保险机构拒付产生的差额以外的差额，应记入“结算差额”二级明细科目，同时按比例调整医疗收入。

## 四、医疗收入的组织及核算流程

### （一）门诊收入的组织及核算流程

医院是否实行一卡通，其门诊收入的组织流程是不一样的，详见图 4－2、图 4－3。

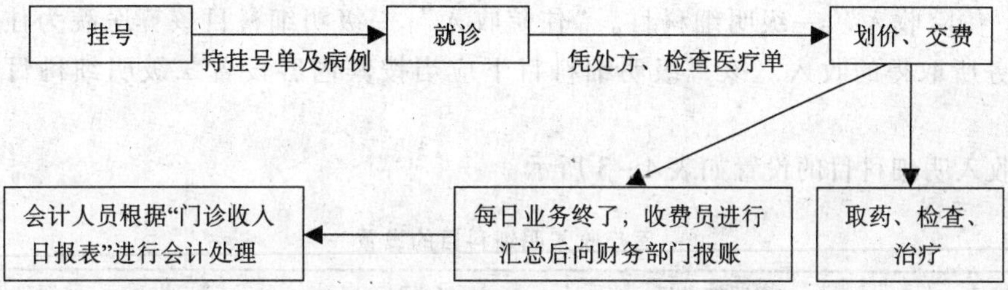


图 4－2　门诊收入组织及核算流程（未实行一卡通的医院）

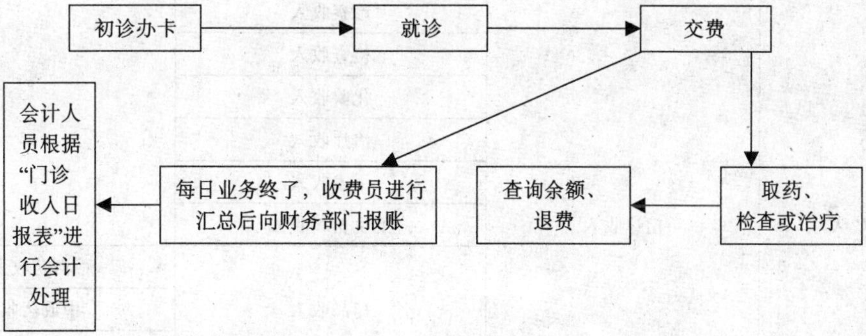


图 4－3　门诊收入组织及核算流程（实行一卡通的医院）

### （二）住院收入的组织及核算流程

住院病人入院前交纳一定数额的住院押金，住院期间实行记账医疗。住院收入组织及核算流程如图 4－4 所示。

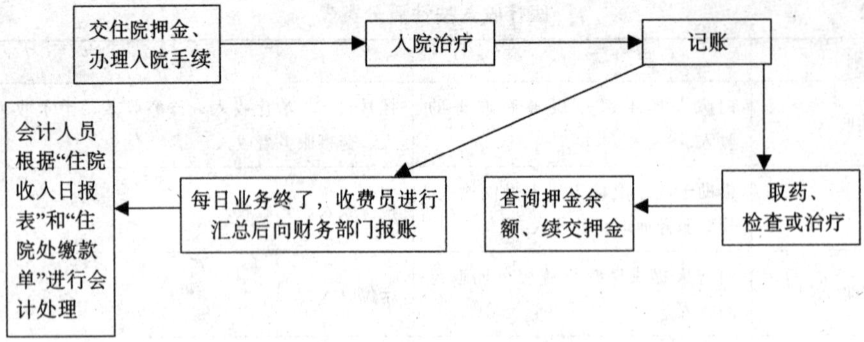


图 4－4　住院收入组织及核算流程（实行一卡通的医院）

**操作步骤**

1. 设置会计科目

医院应当在收入类科目中设置“医疗收入”总账科目，核算医院开展医疗服务活动取得的收入；并在该科目下设置“门诊收入”、“住院收入”两个一级明细科目，进行明细核算。

（1）“门诊收入”一级明细科目。“门诊收入”一级明细科目核算医院为门诊病人提供医疗服务所取得的收入。该一级明细科目下应当按其内容设置二级明细科目进行明细核算。

（2）“住院收入”一级明细科目。“住院收入”一级明细科目核算医院为住院病人提供医疗服务所取得的收入。该一级明细科目下应当按其内容设置二级明细科目进行明细核算。

医疗收入明细科目的设置如表 4－3 所示。

表 4－3　医疗收入明细科目的设置

| 总账科目 | 一级明细科目 | 二级明细科目 | 三级明细科目 |
|---|---|---|---|
| 医疗收入 | 门诊收入 | 挂号收入 | |
| | | 诊察收入 | |
| | | 检查收入 | |
| | | 化验收入 | |
| | | 治疗收入 | |
| | | 手术收入 | |
| | | 卫生材料收入 | |
| | | 药品收入 | 西药收入 |
| | | | 中成药收入 |
| | | | 中草药收入 |
| | | 药事服务费收入 | |
| | | 其他门诊收入 | |
| | | 结算差额 | |

续表

| 总账科目 | 一级明细科目 | 二级明细科目 | 三级明细科目 |
|---|---|---|---|
| 医疗收入 | 住院收入 | 床位收入 | |
| | | 诊察收入 | |
| | | 检查收入 | |
| | | 化验收入 | |
| | | 治疗收入 | |
| | | 手术收入 | |
| | | 卫生材料收入 | |
| | | 药品收入 | 西药收入 |
| | | | 中成药收入 |
| | | | 中草药收入 |
| | | 护理收入 | |
| | | 药事服务费收入 | |
| | | 其他门诊收入 | |
| | | 结算差额 | |

“结算差额”二级明细科目核算医院同医疗保险机构结算时，因医院按照医疗服务项目收费标准计算确认的应收医疗款金额与医疗保险机构实际支付金额不同而产生的需要调整医院医疗收入的差额，但不包括医院因违规治疗等管理不善原因被医疗保险机构拒付所产生的差额。医院因违规治疗等管理不善原因被医疗保险机构拒付而不能收回的应收医疗款，应按规定确认为坏账损失，不通过本明细科目核算。结算差额在发生时，应按比例调整收入，月末无余额。

“医疗收入”账户结构如下：

| 借 | 医疗收入 贷 |
|---|---|
| 收入的退还、冲销、转出数 | 发生的收入数 |

月末将累计数转至“本期结余”科目后，该科目无余额。

2. 会计处理

医疗收入的会计处理内容及流程见图 4－5 所示。

（1）实现医疗收入时，按照依据规定的医疗服务项目收费标准计算确定的金额（不包括医院给予病人或其他付费方的折扣）：

借：库存现金/银行存款/应收在院病人医疗款/应收医疗款

　　贷：医疗收入

（2）同医疗保险机构结算应收医疗款时：

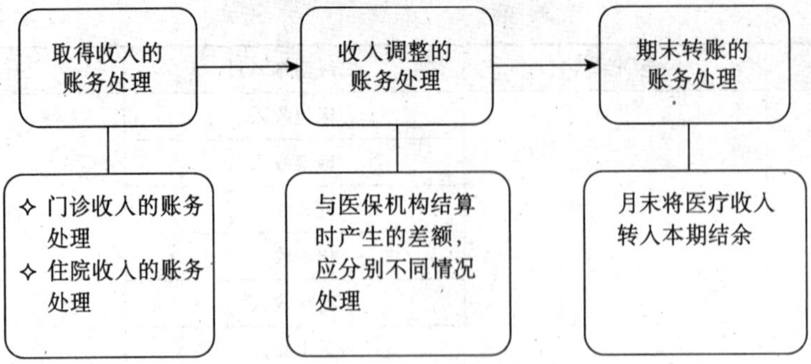


图 4－5 医疗收入的会计处理内容及流程

借：银行存款（按照实际收到的金额）

　　坏账准备（按照医院因违规治疗等管理不善原因被医疗保险机构拒付的金额）

　　医疗收入——门诊收入或住院收入——结算差额（按照借贷方之间的差额）

　　贷：应收医疗款（按照应收医疗保险机构的金额）

　　　　医疗收入——门诊收入或住院收入——结算差额（按照借贷方之间的差额）

（3）期末，将“医疗收入”贷方余额转入本期结余：

借：医疗收入

　　贷：本期结余

**实例操作**

**【例 4－1】** 2013 年 3 月 1 日，东方医院门诊挂号处报来当日“挂号诊察收入汇总日报表”，其中挂号收入 20 000 元，诊察收入 80 000 元，同时交现金 100 000 元。

财会部门根据有关凭证，作如下会计分录：

2013 年 3 月 1 日：

| | | |
|---|---|---|
| 借：库存现金 | 100 000 | |
| 　　贷：医疗收入——门诊收入——挂号收入 | | 20 000 |
| 　　　　医疗收入——门诊收入——诊察收入 | | 80 000 |

**【例 4－2】** 2013 年 3 月 2 日，东方医院门诊收款处报来“门诊收入汇总日报表”，收入总额为 450 000 元，其中药品收入 250 000 元（西药 200 000 元、中成药 50 000 元）、检查收入 70 000 元、化验收入 60 000 元、治疗收入 20 000 元、手术收入 20 000 元、卫生材料收入 10 000 元、药事服务费收入 20 000 元。同时交现金 220 000 元，支票共 3 张，金额为 180 000 元，病人欠费 50 000 元。

财会部门根据有关凭证，作如下会计分录：

| | | |
|---|---|---|
| 借：库存现金 | 220 000 | |
| 　　银行存款 | 180 000 | |
| 　　应收医疗款——出院病人欠费 | 50 000 | |
| 　　贷：医疗收入——门诊收入——检查收入 | | 70 000 |
| 　　　　　　　　　　　　　——化验收入 | | 60 000 |
| 　　　　　　　　　　　　　——治疗收入 | | 20 000 |

——手术收入 20 000

——卫生材料收入 10 000

——药事服务费收入 20 000

——药品收入——西药 200 000

——药品收入——中成药 50 000

如果该医院实行一卡通结算方式，则上述分录为：

借：库存现金 220 000

银行存款 180 000

贷：预收医疗款——门诊预交金 400 000

同时，借：预收医疗款——门诊预交金 400 000

应收医疗款——出院病人欠费 50 000

贷：医疗收入——门诊收入——检查收入 70 000

——化验收入 60 000

——治疗收入 20 000

——手术收入 20 000

——卫生材料收入 10 000

——药事服务费收入 20 000

——药品收入——西药 200 000

——药品收入——中成药 50 000

**【例 4-3】**2013 年 3 月 3 日，东方医院住院处向财务部门报来当日“住院病人收入汇总日报表”，医疗收入为 770 000 元，其中床位收入 40 000 元、药品收入 300 000 元（西药 250 000 元、中成药 50 000 元）、诊察收入 50 000 元、检查收入 80 000 元、化验收入 40 000 元、治疗收入 80 000 元、手术收入 60 000 元、护埋收入 40 000 元、卫生材料收入 50 000 元、药事服务费收入 30 000 元。

财会部门根据有关凭证，作如下会计分录：

借：应收在院病人医疗款 770 000

贷：医疗收入——住院收入——床位收入 40 000

——检查收入 80 000

——化验收入 40 000

——治疗收入 80 000

——手术收入 60 000

——诊察收入 50 000

——护理收入 40 000

——卫生材料收入 50 000

——药事服务费收入 30 000

——药品收入——西药 250 000

——药品收入——中成药 50 000

**【例 4-4】**2013 年 2 月 28 日，东方医院同医疗保险机构结算住院病人医疗款时，按照医疗项目确认收入 1 000 000 元，医疗保险机构拨付医院 900 000 元，由于病例书写不规范医保拒付 20 000 元。

财会部门根据有关凭证，作如下会计分录：

借：银行存款　900 000

　医疗收入——住院收入——结算差额　80 000

　坏账准备　20 000

　贷：应收医疗款　1 000 000

同时按比例调整医疗收入：

借：医疗收入——住院收入——结算差额　80 000

　贷：医疗收入——住院收入——床位收入　5 000

　——检查收入　10 000

　——化验收入　10 000

　——治疗收入　10 000

　——手术收入　10 000

　——诊察收入　3 000

　——护理收入　2 000

　——卫生材料收入　10 000

　——药事服务费收入　10 000

　——药品收入——西药　5 000

　——药品收入——中成药　5 000

**【例 4－5】**2013 年 4 月 30 日，某医院将医疗收入科目的贷方余额转入本期结余科目。

财会部门根据有关凭证，作如下会计分录：

2012 年 4 月 30 日：

借：医疗收入——门诊收入——挂号收入　111 000

　——诊察收入　162 500

　——检查收入　1 500 000

　——化验收入　1 350 000

　——治疗收入　1 550 000

　——手术收入　815 000

　——卫生材料收入　158 000

　——药品收入——西药　8 820 000

　——药品收入——中成药　1 100 000

　——药品收入——中草药　40 000

　——药事服务费收入　690 000

　——其他门诊收入　1 500 000

　——住院收入——床位收入　750 000

　——诊察收入　628 000

　——检查收入　890 000

　——化验收入　970 000

　——治疗收入　2 370 000

——手术收入　　1 380 000
——护理收入　　1 025 000
——卫生材料收入　　150 000
——药品收入——西药　　1 000 000
——药品收入——中成药　　124 000
——药品收入——中草药　　110 000
——药事服务费收入　　180 000
——其他住院收入　　1 400 000

贷：本期结余　　28 773 500

## 模块二　财政补助收入的核算

### 业务描述

了解财政补助收入的概念及内容，熟练进行财政补助收入的会计处理。

### 相关知识

财政补助收入是指按部门预算隶属关系从同级财政部门取得的各类财政补助收入，包括基本支出和项目支出。

基本支出补助收入是指由财政部门拨入的符合国家规定的离退休人员经费、政策性亏损补贴等经常性补助收入；项目支出补助收入是指由财政部门拨入的主要用于基本建设和设备购置、重点学科发展、承担政府指定公共卫生等的专项补助。

政府财政给予医院的财政补助在国家实行国库管理制度改革后，根据不同的支付主体及资金的使用性质，国库集中支付分为财政直接支付和授权支付两种形式。

### 操作步骤

1. 设置会计科目

医院应在收入类科目中设置“财政补助收入”总账科目，核算医院按部门预算隶属关系从同级财政部门取得的各类财政补助；并在该科目下设置“基本支出”和“项目支出”两个一级明细科目进行明细核算。

（1）“基本支出”一级明细科目。“基本支出”一级明细科目核算医院由财政部门拨入的符合国家规定的离退休人员经费、政策性亏损补贴等经常性补助；“基本支出”一级明细科目下按照《政府收支分类科目》中“支出功能分类科目”的末级科目进行明细核算。月末将累计数转至“本期结余”科目后，该科目无余额。

（2）“项目支出”一级明细科目。“项目支出”一级明细科目核算医院由财政部门拨入的主要用于基本建设和设备购置、重点学科发展、承担政府指定公共卫生等的专项补助。月末将累计数转至“财政补助结余”科目后，该科目无余额。

“项目支出”一级明细科目下按照《政府收支分类科目》中“支出功能分类科目”的“医疗卫生”、“科学技术”、“教育”等一级科目和末级科目以及具体项目进行明细核算。

“财政补助收入”账户结构如下：

| 借　　　　　　财政补助收入 | 贷 |
|---|---|
| 财政补助收入的缴回、冲销或转出数 | 医院按部门预算隶属关系从同级财政部门取得的各类财政补助数 |
| | |

月末将累计数转至“本期结余”科目和“财政补助结余”科目后，该科目无余额。

2. 会计处理

财政补助收入会计处理内容及流程见图4－6。

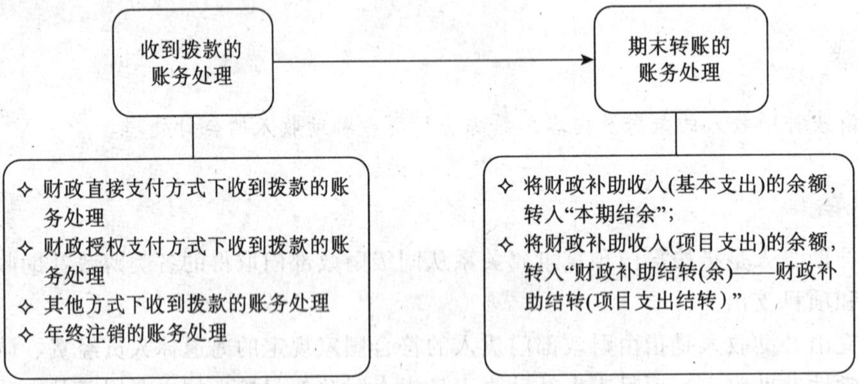


图4－6　财政补助收入会计处理内容及流程

（1）财政直接支付方式下财政补助收入的会计处理。对财政直接支付的支出，医院根据财政国库支付执行机构委托代理银行转来的《财政直接支付入账通知书》及原始凭证：

借：医疗业务成本/财政项目补助支出

　　贷：财政补助收入

对于为购建固定资产、无形资产或购买药品等库存物资而由财政直接支付的支出，还应同时作如下处理：

借：在建工程/固定资产/无形资产/库存物资

　　贷：待冲基金——待冲财政基金

年度终了，医院根据本年度财政直接支付预算指标数与当年财政直接支付实际支出数的差额：

借：财政应返还额度——财政直接支付

　　贷：财政补助收入

（2）财政授权支付方式下财政补助收入的会计处理。按照财政授权支付到账额度金额：

借：零余额账户用款额度

贷：财政补助收入

年度终了，医院本年度财政授权支付预算指标数大于零余额账户用款额度下达数的：

借：财政应返还额度——财政授权支付

贷：财政补助收入

（3）其他方式下，实际收到财政补助收入时，按照实际收到的金额：

借：银行存款

贷：财政补助收入

（4）期末，将本科目的贷方余额分别转入本期结余和财政补助结转（余）。按本科目（基本支出）的贷方余额：

借：财政补助收入——基本支出

贷：本期结余

按本科目（项目支出）的贷方余额：

借：财政补助收入——项目支出

贷：财政补助结转（余）——财政补助结转（项目支出结转）

**实例操作**

【例4-6】2013年3月6日，东方医院购买一台CT机，价值10 000 000元，由政府财政给予全额专项补助，财政直接支付，医院已收到财政国库支付执行机构委托代理银行转来的《财政直接支付入账通知书》及原始凭证。该设备已验收入库，并投入使用。

财会部门根据有关凭证，作如下会计分录：

收到代理银行转来的《财政直接支付入账通知书》时：

| | | |
|---|---|---|
| 借：财政项目补助支出 | 10 000 000 | |
| 贷：财政补助收入——项目支出——医疗卫生 | | 10 000 000 |
| 同时，借：固定资产——专业设备 | 10 000 000 | |
| 贷：待冲基金——待冲财政基金 | | 10 000 000 |

【例4-7】2013年底，东方医院将尚未支付的财政直接支付项目“病房楼改造”5 000 000元转入财政应返还额度。

财会部门根据相关凭单，作如下会计分录：

| | | |
|---|---|---|
| 借：财政应返还额度——财政直接支付 | 5 000 000 | |
| 贷：财政补助收入 | | 5 000 000 |

【例4-8】2013年5月10日，东方医院收到代理银行转来的《授权支付到账通知书》，通知书中注明的月度授权支付额度为6 000 000元。财会部门根据有关凭证，作如下会计分录：

| | | |
|---|---|---|
| 借：零余额账户用款额度 | 6 000 000 | |
| 贷：财政补助收入——基本支出——人员经费 | | 6 000 000 |

【例4-9】2013年度终了，东方医院经与代理银行提供的对账单核对无误后，将余额9 500 000元予以注销，财会部门根据有关凭证，作如下会计分录：

| | | |
|---|---|---|
| 借：财政应返还额度 | 9 500 000 | |
| 贷：零余额账户用款额度 | | 9 500 000 |

【例 4 -10】2013 年度终了，东方医院本年度财政授权支付预算指标数大于零余额账户用款额度下达数 8 000 000 元，财会部门根据两者的差额及有关凭证，作如下会计分录：

借：财政应返还额度　　8 000 000

　　贷：财政补助收入　　8 000 000

【例 4 -11】如果下年初恢复用款额度时，编制会计分录如下：

借：零余额账户用款额度　　9 500 000

　　贷：财政应返还额度　　9 500 000

【例 4 -12】2013 年 6 月 2 日，某医院收到财政专项补助资金 1 000 000 元。

财会部门根据有关凭证，作如下会计分录：

借：银行存款　　1 000 000

　　贷：财政补助收入——项目支出——医疗卫生　　1 000 000

【例 4 -13】2013 年 2 月 28 日，东方医院将“财政补助收入”进行结转，其中基本支出贷方余额为 500 000 元，项目支出贷方余额为 20 000 000 元，财会部门根据有关凭证，作如下会计分录：

将财政补助收入——基本支出结转：

借：财政补助收入——基本支出　　500 000

　　贷：本期结余　　500 000

将财政补助收入——项目支出结转：

借：财政补助收入——项目支出　　20 000 000

　　贷：财政补助结转（余）——财政补助结转——项目支出结转　　20 000 000

## 模块三　科教项目收入的核算

### 业务描述

了解科教项目收入的概念及来源，了解科教项目收入的票据使用规定，熟练进行科教项目收入的会计处理。

### 相关知识

#### 一、科教项目收入的概念及来源

科教项目收入是指医院取得的专门用于科研、教学项目的非财政补助收入。包括科研项目收入和教学项目收入。

科教项目资金来源于科研、教育管理部门、上级主管部门及其他单位，这里的“项目”，指医院从财政部门以外的部门或单位取得的、具有指定用途、项目完成后需要报送有关项目资金支出决算和使用效果书面报告的资金所对应的项目。

## 二、科教项目收入的票据使用管理

科教项目收入主要来源于教育管理部门、科技主管部门、上级主管部门以及其他单位，其票据的使用执行《财政部关于行政事业单位资金往来结算票据使用管理有关问题的补充通知》（财综［2010］111 号）文件规定。具体如下：

（1）行政事业单位取得上级主管部门拨付的资金，形成本单位收入，不再向下级单位拨转的，可凭银行结算凭证入账；转拨下级单位的，属于暂收代收性质，可使用行政事业单位资金往来结算票据。

（2）行政事业单位取得具有横向资金分配权部门（包括投资主管部门、科技主管部门、国家自然科学基金管理委员会等）等拨付的基本建设投资、科研课题经费，形成本单位收入的，可凭银行结算凭证入账；转拨下级单位或其他相关指定合作单位的，属于暂收代收性质，可使用行政事业单位资金往来结算票据。

（3）没有财务隶属关系的行政单位之间发生的往来资金，应凭银行结算凭证入账。

（4）没有财务隶属关系的事业单位之间发生的往来资金，如科研院所之间、高校之间、科研院所与高校之间发生的科研课题经费等，涉及应税的资金，应使用税务发票；不涉及应税的资金，应凭银行结算凭证入账。

### 操作步骤

1. 设置会计科目

医院应在收入类科目中设置“科教项目收入”总账科目，核算医院取得的除财政补助收入以外专门用于科研、教学项目的补助收入。并在该科目下设置“科研项目收入”、“教学项目收入”两个一级明细科目，并按具体项目设置明细账，进行明细核算。

“科教项目收入”账户结构如下：

| 借　　　　　　科教项目收入 | 　　　　　　贷 |
|---|---|
| 科教项目收入的缴回、冲销或转出数 | 医院取得的财政补助收入以外的科研、教学项目资金，余额反映收入的累计数 |

月末将累计数转至“科教项目结转（余）”科目后，该科目无余额。

科教项目收入应当在实际收到时，按照实际收到的金额予以确认。

2. 会计处理

（1）取得除财政补助收入以外的科研、教学项目资金时，按收到的金额：

借：银行存款

　　贷：科教项目收入

（2）期末，将本科目贷方余额转入科教项目结转（余）：

借：科教项目收入

　　贷：科教项目结转（余）

**实例操作**

【例 4-14】2013 年 5 月 25 日，东方医院承担一项科技部课题，课题经费 2 000 000 元，通过银行拨付医院。财会部门根据有关凭证，作如下会计分录：

借：银行存款　　2 000 000

　　贷：科教项目收入——科研项目收入　　2 000 000

【例 4-15】2013 年 5 月 31 日，东方医院将科教项目收入的余额进行结转，其中科研项目的贷方余额为 2 000 000 元，教学项目的贷方余额为 0。

财会部门根据有关凭证，作如下会计分录：

借：科教项目收入——科研项目收入　　2 000 000

　　贷：科教项目结转（余）——科研项目结转（余）　　2 000 000

## 模块四　其他收入的核算

**业务描述**

了解其他收入的概念及内容，熟练进行其他收入的会计处理。

**相关知识**

其他收入是指医院开展医疗业务、科教项目之外的活动所取得的收入，包括培训收入、食堂收入、银行存款利息收入、租金收入、投资收益、财产物资盘盈收入、捐赠收入、确实无法支付的应付款项等。

其他收入比较繁杂，医院应因地制宜地加强管理。同时，应严格执行有关规定和收费标准。

> **想一想**
>
> 医院的其他收入与企业的营业外收入相似吗？

**操作步骤**

1. 设置会计科目

医院应当在收入类科目中设置“其他收入”总账科目，核算医院其他收入（包括培训收入、食堂收入、银行存款利息收入、租金收入、投资收益、财产物资盘盈收入、捐赠收入、确实无法支付的应付款项等），并在总账科目下按照其他收入的种类设置明细科目，进行明细核算。其中，医院对外投资实现的投资净损益，应单设“投资收益”明细科目进行核算。

"其他收入"账户结构如下：

| 借 | 其他收入 贷 |
|---|---|
| 其他收入的退回、冲销或转出数 | 医院取得的其他收入数 |

月末将累计数转至"本期结余"科目，该科目无余额。

2. 会计处理

(1) 取得培训收入、食堂收入、银行存款利息收入等时，按照实际收到的金额：

借：库存现金/银行存款

　　贷：其他收入

(2) 固定资产出租收入，在租赁期内各个期间按直线法确认收入。

采用预付租金方式的，收到预付的租金时：

借：银行存款

　　贷：其他应收款

分期确认租金收入时：

借：其他应收款

　　贷：其他收入

采用后付租金方式的，每期确认租金收入时：

借：其他应收款

　　贷：其他收入

收到租金时：

借：银行存款

　　贷：其他应收款

采用分期收取租金方式的，每期收取租金时：

借：银行存款

　　贷：其他收入

(3) 投资收益。

短期投资持有期间收到利息等投资收益时，按实际收到的金额：

借：银行存款

　　贷：其他收入——投资收益

出售或到期收回短期债券本息时：

借：银行存款（按实际收到的金额）

　　其他收入——投资收益（实际收到的金额与投资成本的差额）

　　贷：短期投资（按出售或收回短期投资的成本）

　　　　其他收入——投资收益（实际收到的金额与投资成本的差额）

(4) 盘盈的库存物资、固定资产等，在经批准处理时：

借：待处理财产损溢

贷：其他收入

（5）接受的捐赠资金，应按照实际收到的金额：

借：银行存款

贷：其他收入

接受的实物资产捐赠，按照同类或类似资产的市场价格或有关凭据注明的金额加上发生的相关费用，借记“库存物资”、“固定资产”等科目，按发生的相关税费金额，贷记“银行存款”等科目，按其差额，贷记“其他收入”科目。

会计分录：

借：库存物资/固定资产

贷：银行存款

其他收入

（6）确实无法支付的应付款项，按照经批准核销的金额：

借：应付账款/其他应付款

贷：其他收入

### 实例操作

**【例 4－16】** 2013 年 3 月 6 日，东方医院收到培训现金收入 30 000 元。

财会部门根据有关凭证，作如下会计分录：

借：库存现金　　30 000

贷：其他收入　　30 000

**【例 4－17】** 2013 年 3 月 7 日，东方医院收到职工食堂交来收入 20 000 元。转账支票已存入银行。财会部门根据有关凭证，作如下会计分录：

借：银行存款　　20 000

贷：其他收入　　20 000

**【例 4－18】** 2013 年 3 月 20 日，东方医院收到开户银行发来转账通知，当月医院存款利息 5 000 元已转入医院账户。财会部门根据有关凭证，作如下会计分录：

借：银行存款　　5 000

贷：其他收入　　5 000

**【例 4－19】** 2013 年 1 月 1 日，东方医院经批准，将空余房屋出租给公司，合同规定采用预付租金的形式，每年租金 240 000 元。当日，该公司交来转账支票一张，金额 240 000 元，为当年预付租金。财会部门根据有关凭证，作如下会计分录：

收到租金时：

借：银行存款　　240 000

贷：其他应收款　　240 000

每月末确认收入时：

借：其他应收款　　240 000

贷：其他收入　　240 000

**【例 4－20】** 2013 年 5 月 31 日，东方医院出售于 2 月 1 日购入的 3 个月短期国债，年利率为 4.5%，购入时价值 100 000 元。财会部门根据有关凭证，作如下会计分录：

借：银行存款　　101 125
　　贷：短期投资　　100 000
　　　　其他收入——投资收益　　1 125

**想一想**

持有长期投资期间的收益如何确认？

**【例 4－21】** 2013 年 1 月 1 日，东方医院以银行存款购入同日发行的国债 2 000 张，每张面值 100 元，期限 5 年，利率 5%，到期还本付息，支付手续费 400 元。财会部门根据有关凭证，作如下会计分录：

2013 年 1 月 1 日购入国债时：

借：长期投资——债权投资　　200 400
　　贷：银行存款　　200 400

12 月 31 日确认利息收入：

借：长期投资　　10 000
　　贷：其他收入——投资收益　　10 000

**【例 4－22】** 2013 年 12 月 30 日，东方医院于 2011 年 1 月 1 日购买的 3 年期债券到期。该债券面值 100 000 元（无手续费），该债券年利率为 5%，分期付息，每年付息一次。医院收回本金及利息，并存入银行。财会部门根据有关凭证，作如下会计分录：

2013 年 12 月 30 日：

借：银行存款　　105 000
　　贷：长期投资——债权投资　　100 000
　　　　其他收入——投资收益　　5 000

**【例 4－23】** 2013 年 12 月 3 日，东方医院经批准同意，将上月盘点药品仓库盘盈的 5 000 元药品作其他收入处理。财会部门根据有关凭证，作如下会计分录：

借：待处理财产损溢　　5 000
　　贷：其他收入　　5 000

**【例 4－24】** 2013 年 3 月 3 日，一公司向东方医院捐赠一台麻醉机，价值 500 000 元。

财会部门根据有关凭证，作如下会计分录：

借：固定资产　　500 000
　　贷：其他收入　　50 000

**【例 4－25】** 2013 年 3 月 31 日，东方医院经批准同意，将“其他应付款”科目中无法支付的存入保证金 1 000 元作其他收入处理。

财会部门根据有关凭证，作如下会计分录：

借：其他应付款　　1 000
　　贷：其他收入　　1 000

（7）会计期末，将本科目余额转入本期结余，借记本科目，贷记“本期结余”科目。

**【例 4－26】** 2013 年 3 月 31 日，东方医院将其他收入科目余额 200 000 元结转入“本期结余”科目。财会部门根据有关凭证，作如下会计分录：

借：本期结余　　200 000
　　贷：其他收入　　200 000

## 项目实训

### 一、单项选择

1. 期末，将财政补助收入（基本支出）的贷方余额，借记本科目（基本支出），贷记（　　）；按本科目（项目支出）的贷方余额，借记本科目（项目支出），贷记“财政补助结转（余）——财政补助结转（项目支出结转）”科目。

A. 本期结余　　B. 财政补助结转（余）
C. 科教项目结转（余）　　D. 事业基金

2. 期末，将财政补助收入（项目支出）的贷方余额，转入贷记（　　）。

A. 本期结余　　B. 财政补助结转（余）
C. 科教项目结转（余）　　D. 事业基金

3. 医院接受的实物资产捐赠，按照同类或类似资产的市场价格或有关凭据注明的金额加上发生的相关费用，确认受赠资产的价值，资产的价值与支付的相关税费的差额，计入（　　）。

A. 事业基金　　B. 待冲基金
C. 其他收入　　D. 专用基金

4. （　　）不属于住院收入。

A. 挂号收入　　B. 床位收入
C. 诊察收入　　D. 检查收入

5. （　　）不属于设施类收入。

A. 床位收入　　B. 手术收入
C. 化验收入　　D. 检查收入

### 二、多项选择

1. 医院的收入包括（　　）。

A. 医疗收入　　B. 财政补助收入
C. 科教项目收入　　D. 其他收入

2. （　　）属于医院的其他收入。

A. 培训收入　　B. 利息收入
C. 捐赠收入　　D. 确实无法支付的应付款项

3. （　　）属于门诊收入。

A. 挂号收入　　B. 床位收入
C. 诊察收入　　D. 检查收入

4. 项目支出补助收入包括（　　）。

A. 政策性亏损补贴　　B. 设备购置

C. 重点学科发展的专项补助　　D. 基本建设

5. 基本支出补助收入包括（　　）。

A. 离退休人员经费　　B. 设备购置

C. 政策性亏损补贴　　D. 基本建设

6. 科教项目资金来源于（　　）。

A. 科研单位　　B. 教育管理部门

C. 上级主管部门　　D. 其他单位

## 三、判断对错

1. 医院收入是指医院开展医疗服务及其他活动依法取得的经济利益流入。（　　）

2. 医院确认各项业务收入，应当以权责发生制为基础。（　　）

3. "结算差额"是指医院同医疗保险机构结算时，因医院按照医疗服务项目收费标准计算确认的应收医疗款金额与医疗保险机构实际支付金额不同，而产生的需要调整医院医疗收入的差额，包括医院因违规治疗等管理不善原因被医疗保险机构拒付所产生的差额。（　　）

4. 科教项目收入来源于上级单位，属于财政补助收入。（　　）

5. 科教项目收入应当在实际收到时，按照实际收到的金额予以确认。（　　）

## 四、业务操作

某医院发生下列业务，请作出会计分录（医院未实行国库集中支付）。

1. 医院收到本月基本补助 500 000 元，银行已收讫。

2. 医院收到财政项目补助 100 000 元，银行已收讫。

3. 上级主管单位由银行拨入科研经费 20 000 元。

4. 门诊收费处报来门诊医疗收入日报表，共计收入 77 000 元。其中：挂号收入 2 000 元，诊察收入 8 000 元，检查收入 42 000 元，治疗收入 20 000 元，手术收入 3 000 元，化验收入 1 000 元，其他收入 1 000 元。实际交来现金 74 750 元，收费处留作备用金 200 元，短款 50 元，原因待查。

5. 住院处报来住院收入日报表：床位收入 20 000 元，诊察收入 30 000 元，检查收入 40 000 元，治疗收入 35 000 元，护理收入 18 000 元，手术收入 10 000 元，化验收入 5 000 元，其他收入 2 000 元，共计 160 000 元。

6. 门诊收费处以现金退门诊病人西药费 100 元。

7. 经领导研究决定，对收费处发生的短款由责任人负担 20 元，从工资中一次扣除；医院负担 30 元，按规定转账。

8. 医院同医疗保险机构结算住院病人医疗款时，按照医疗项目确认收入 1 000 000 元，医疗保险机构拨付医院 900 000 元，由于病例书写不规范医保拒付 20 000 元。

9. 医院购买医疗设备一台，价值 6 000 000 元，由政府财政给予全额专项补助，由财政直接支付，医院已收到财政国库支付执行机构委托代理银行转来的《财政直接支付入账通知书》及原始凭证。该设备已验收入库，并投入使用。

10. 将本月收入转入本期结余。

## 项目小结

<table>
<tr><th>项目名称</th><th>项目要素</th><th>模块要素</th><th>知识、技能</th></tr>
<tr><td rowspan="8">收入核算</td><td>学习目标</td><td rowspan="8">业务描述<br>相关知识<br>操作步骤<br>实例操作</td><td rowspan="8">知识归纳：<br>1. 相关概念：医院收入、医疗收入、门诊收入、住院收入、财政补助收入、科教项目收入、其他收入<br>2. 收入的分类及内容：医院收入按来源分类、医疗收入按提供服务的地点不同分类及其包括的内容<br>3. 收入的确认及计量：确认的基础、标准及条件<br>4. 医疗收入的组织流程<br>5. 收入的控制内容<br>6. 收入的核算方法<br>操作流程梳理：<br>1. 设置会计科目<br>2. 会计处理</td></tr>
<tr><td>项目描述</td></tr>
<tr><td>学习要点及流程</td></tr>
<tr><td>医疗收入的核算</td></tr>
<tr><td>财政补助收入的核算</td></tr>
<tr><td>科教项目收入的核算</td></tr>
<tr><td>其他收入的核算</td></tr>
<tr><td>项目实训</td></tr>
</table>

# 项目五
# 费用的核算

## 学习目标

**知识目标：**

- 了解费用的概念及内容
- 了解费用的管理规定
- 掌握费用的确认
- 掌握费用的分类
- 掌握费用的核算方法

**技能目标：**

- 会分析判断费用开支的真实性、合规性
- 会判断费用支付流程是否正确
- 会进行各项费用的会计处理

**项目描述**

王东学习的第五类业务是费用核算。通过学习发现医院“医疗业务成本和管理费用”的明细科目设置比较复杂，会计制度作出了详细的规定，而且其中的“人员经费和其他费用”还要按《政府收支分类科目》中支出经济分类科目的相关科目设置二级明细科目进行明细核算，《政府收支分类科目》是由财政部每年调整后发布的；医院的各项费用与各项收入是相互对应、配比的，核算方法与企业会计基本相同。张会计告诉王东：明细科目的设置是会计制度规定的，但收入与费用不是完全对应的，如：财政补助收入使用时，基本支出补助是在“医疗业务成本和管理费用”中列支的，项目支出补助则是在“财政项目补助支出”中列支的。

费用核算的学习任务是：

1. 了解医院费用的概念及分类，了解各项费用的开支范围和开支标准，正确确认各项费用；

2. 了解医疗业务成本的核算范围，完成医疗业务成本的会计处理；
3. 了解财政项目补助支出的内容，完成财政项目补助支出的会计处理；
4. 了解科教项目支出的内容，完成科教项目支出的会计处理；
5. 了解管理费用的核算内容，完成管理费用的会计处理；
6. 了解其他支出的内容，完成其他支出的会计处理。

## 学习要点及流程

费用核算的内容和流程见图 5－1。

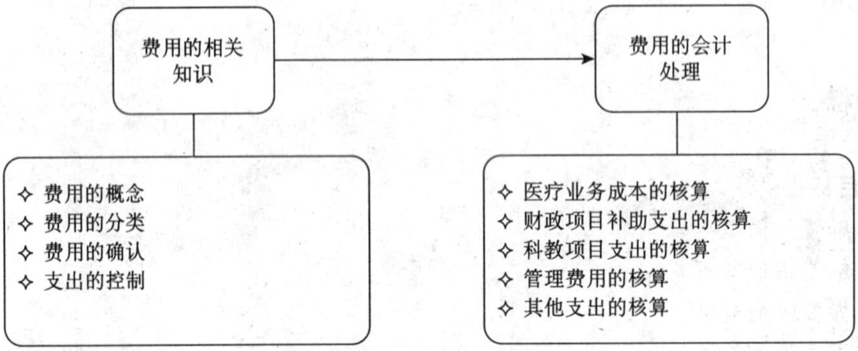


图 5－1 费用核算的内容和流程

## 相关知识

### 一、费用的概念

费用是指医院在开展医疗服务及其他活动过程中发生的资产、资金耗费和损失，包括医疗业务成本、财政项目补助支出、科教项目支出、管理费用、其他支出。

医院在开展医疗服务活动过程中，为了取得医疗收入、其他收入等，就必须发生相应的人、财、物等资源的耗费。在一般的情况下，医院的费用和收入是相对应而存在的。费用代表着医院开展医疗业务并取得一定的收入或进行其他活动所发生的资源的消耗，具体表现是医院的资产流失或负债的增加。

**想一想**

支出、费用、成本三者之间有什么区别?

### 二、费用的分类

#### (一) 按照费用的经济用途分类

按照费用的经济用途分类，将医院的费用分为医疗业务成本、财政项目补助支出、科教项目支出、管理费用、其他支出。这种分类是设置会计科目的依据。

1. 医疗业务成本

医疗业务成本是指医院在开展医疗服务及其辅助活动过程中发生的费用，包括人员经费、耗用的药品及卫生材料费、固定资产折旧费、无形资产摊销费、提取医疗风险基金和其他支出，不包括财政补助收入和科教项目收入形成的固定资产折旧和无形资产摊销。

2. 财政项目补助支出

财政项目补助支出是指医院利用财政补助收入安排的项目支出。实际发生额全部计入当期支出。其中，用于购建固定资产、无形资产等发生的支出，应同时计入净资产，按规定分期结转。

3. 科教项目支出

科教项目支出是指医院利用科教项目收入开展科研、教学活动发生的费用。用于购建固定资产、无形资产等发生的支出，应同时计入净资产，按规定分期结转。

4. 管理费用

管理费用是指医院行政及后勤管理部门为组织、管理医疗和科研、教学业务活动所发生的各项费用，包括医院行政及后勤管理部门发生的人员经费、耗用的材料成本、计提的固定资产折旧、无形资产费用，以及医院统一管理的离退休经费、坏账损失、印花税、房产税、车船使用税、利息支出和其他公用经费，不包括计入科教项目、基本建设项目支出的管理费用。

5. 其他支出

其他支出是指医院正常医疗、科研、教学活动以外的支出，包括培训支出，食堂提供服务发生的支出，出租固定资产的折旧费，营业税、城市维护建设税、教育费附加等税费，财产物资盘亏或毁损损失，捐赠支出，罚没支出等。

**（二）按照费用与成本的关系程度分类**

按照费用与成本的关系程度，医院的费用可划分为直接费用和间接费用。

1. 直接费用，指能够直接计入或采用一定方法计算后直接计入成本核算对象的各种支出，包括直接工资、药品、直接卫生材料等。它们的特点是不需要进行分摊，在发生时可以直接计入有关成本核算对象。

2. 间接费用，指为开展医疗服务活动而发生的不能直接计入，需要按照一定原则和标准分配计入成本核算对象的各项支出，如管理费用等。这些费用的特点是需要先在有关费用账户中进行费用的归集，然后按照规定的标准和方法分配到有关成本核算对象。

**（三）按照费用的支出功能分类**

按照费用的支出功能分类，将医院的费用分为临床服务科室成本、医疗技术科室成本、医疗辅助科室成本和行政后勤科室成本。这种分类是医院进行成本管理的基础，各医院须依据有关规定对科室进行科学分类，以保证成本核算的正确性。

1. 临床服务科室成本

临床服务科室成本指直接为病人提供医疗服务，并能体现最终医疗结果，完整反映医疗成本的科室所发生的费用。

2. 医疗技术科室成本

医疗技术科室成本指为临床服务科室及病人提供医疗技术服务的科室所发生的费用。

3. 医疗辅助科室成本

医疗辅助科室成本是服务于临床服务类和医疗技术类科室，为其提供动力、生产、加工等辅助服务的科室所发生的费用。

4. 行政后勤科室成本

行政后勤科室成本指除临床服务、医疗技术和医疗辅助科室之外的，从事院内外行政后勤业务工作的科室所发生的费用。

**（四）按照费用的性质分类**

费用按其性质分类，可以划分为：人员经费、卫生材料费、药品费、固定资产折旧费、无形资产摊销费、提取医疗风险基金和其他费用。这种分类是医疗业务成本和管理费用设置一级明细科目的依据，而人员经费和其他费用还要按《政府收支分类科目》中支出经济分类科目的相关科目设置二级明细科目进行明细核算。

《政府收支分类科目》是由财政部每年调整后发布的。2013 年《政府收支分类科目》支出经济分类科目见表 5－1。

表 5－1　**2013 年支出经济分类科目**

| 科目编码 | | 科目名称 | 说　明 |
|---|---|---|---|
| 类 | 款 | | |
| 301 | | 工资福利支出 | 反映单位开支的在职职工和编制外长期聘用人员的各类劳动报酬，以及为上述人员缴纳的各项社会保险费等。 |
| | 01 | 基本工资 | 反映按规定发放的基本工资，包括公务员的职务工资、级别工资；机关工人的岗位工资、技术等级工资；事业单位工作人员的岗位工资、薪级工资；各类学校毕业生试用期（见习期）工资、新参加工作工人学徒期、熟练期工资；军队（武警）军官、文职干部的职务（专业技术等级）工资、军衔（级别）工资、基础工资和军龄工资；军队士官的军衔等级工资、基础工资和军龄工资等。 |
| | 02 | 津贴补贴 | 反映经国家批准建立的机关事业单位艰苦边远地区津贴、机关工作人员地区附加津贴、机关工作人员岗位津贴、事业单位工作人员特殊岗位津贴补贴。 |
| | 03 | 奖金 | 反映机关工作人员年终一次性奖金。 |
| | 04 | 社会保障缴费 | 反映单位为职工缴纳的基本养老、基本医疗、失业、工伤、生育等社会保险费，残疾人就业保障金，军队（含武警）为军人缴纳的伤亡、退役医疗等社会保险费。 |
| | 05 | 伙食费 | 反映军队、武警义务兵、供给制学员伙食费和干部、士官灶差补助等支出。 |
| | 06 | 伙食补助费 | 反映单位发给职工的伙食补助费，如误餐补助等。 |
| | 07 | 绩效工资 | 反映事业单位工作人员的绩效工资。 |
| | 99 | 其他工资福利支出 | 反映上述项目未包括的人员支出，如各种加班工资、病假两个月以上期间的人员工资、编制外长期聘用人员、公务员及参照和依照公务员制度管理的单位工作人员转入企业工作并按规定参加企业职工基本养老保险后给予的一次性补贴等。 |

续表

| 科目编码 | | 科目名称 | 说明 |
|---|---|---|---|
| 类 | 款 | | |
| 302 | | 商品和服务支出 | 反映单位购买商品和服务的支出（不包括用于购置固定资产的支出、战略性和应急储备支出，但军事方面的耐用消费品和设备的购置费、军事性建设费以及军事建筑物的购置费等在本科目中反映）。 |
| | 01 | 办公费 | 反映单位购买按财务会计制度规定不符合固定资产确认标准的日常办公用品、书报杂志等支出。 |
| | 02 | 印刷费 | 反映单位的印刷费支出。 |
| | 03 | 咨询费 | 反映单位咨询方面的支出。 |
| | 04 | 手续费 | 反映单位支付的各类手续费支出。 |
| | 05 | 水费 | 反映单位支付的水费、污水处理费等支出。 |
| | 06 | 电费 | 反映单位的电费支出。 |
| | 07 | 邮电费 | 反映单位开支的信函、包裹、货物等物品的邮寄费及电话费、电报费、传真费、网络通讯费等。 |
| | 08 | 取暖费 | 反映单位取暖用燃料费、热力费、炉具购置费、锅炉临时工的工资、节煤奖以及由单位支付的在职职工和离退休人员宿舍取暖费等。 |
| | 09 | 物业管理费 | 反映单位开支的办公用房、职工及离退休人员宿舍等的物业管理费，包括综合治理、绿化、卫生等方面的支出。 |
| | 11 | 差旅费 | 反映单位工作人员出差的住宿费、旅费、伙食补助费、杂费，干部及大中专学生调遣费，调干家属旅费补助等。 |
| | 12 | 因公出国（境）费用 | 反映单位工作人员公务出国（境）的住宿费、旅费、伙食补助费、杂费、培训费等支出。 |
| | 13 | 维修（护）费 | 反映单位日常开支的固定资产（不包括车船等交通工具）修理和维护费用，网络信息系统运行与维护费用，以及按规定提取的修购基金。 |
| | 14 | 租赁费 | 反映租赁办公用房、宿舍、专用通讯网以及其他设备等方面的费用。 |
| | 15 | 会议费 | 反映会议中按规定开支的房租费、伙食补助费以及文件资料的印刷费、会议场地租用费等。 |
| | 16 | 培训费 | 反映各类培训支出。按标准提取的“职工教育经费”也在本科目中反映。 |
| | 17 | 公务接待费 | 反映单位按规定开支的各类公务接待（含外宾接待）费用。 |
| | 18 | 专用材料费 | 反映单位购买日常专用材料的支出。具体包括药品及医疗耗材，农用材料，兽医用品，实验室用品，专用服装，消耗性体育用品，专用工具和仪器，艺术部门专用材料和用品，广播电视台发射台发射机的电力、材料等方面的支出。 |

续表

| 科目编码 | | 科目名称 | 说明 |
|---|---|---|---|
| 类 | 款 | | |
| | 19 | 装备购置费 | 反映军队（含武警）购置装备的支出。 |
| | 20 | 工程建设费 | 反映军队（含武警）工程建设方面的支出。 |
| | 21 | 作战费 | 反映军队（含武警）作战、防卫方面的支出。 |
| | 22 | 军用油料费 | 反映军队（含武警）军事装备的油料费支出。 |
| | 23 | 军队其他运行维护费 | 反映军队（含武警）的其他运行维护费。 |
| | 24 | 被装购置费 | 反映法院、检察院、政府各部门以及军队（含武警）的被装购置支出。 |
| | 25 | 专用燃料费 | 反映用作业务工作设备的车、船设施等的油料支出。 |
| | 26 | 劳务费 | 反映支付给单位和个人的劳务费用，如临时聘用人员、钟点工工资，稿费、翻译费、评审费等。 |
| | 27 | 委托业务费 | 反映因委托外单位办理业务而支付的委托业务费。 |
| | 28 | 工会经费 | 反映单位按规定提取的工会经费。 |
| | 29 | 福利费 | 反映单位按规定提取的福利费。 |
| | 31 | 公务用车运行维护费 | 反映公务用车租用费、燃料费、维修费、过桥过路费、保险费、安全奖励费用等支出。 |
| | 39 | 其他交通费用 | 反映单位除公务用车运行维护费以外的其他交通费用。如飞机、船舶等的燃料费、维修费、过桥过路费、保险费、出租车费用等。 |
| | 40 | 税金及附加费用★ | 反映单位提供劳务或销售产品应负担的税金及附加费用。包括营业税、消费税、城市维护建设税、资源税和教育费附加等。 |
| | 99 | 其他商品和服务支出 | 反映上述科目未包括的日常公用支出。如行政赔偿费和诉讼费、国内组织的会员费、来访费、广告宣传、其他劳务费及离休人员特需费、公用经费等。 |
| 303 | | 对个人和家庭的补助 | 反映政府用于对个人和家庭的补助支出。 |
| | 01 | 离休费 | 反映行政事业单位和军队移交政府安置的离休人员的离休费、护理费和其他补贴。 |
| | 02 | 退休费 | 反映行政事业单位和军队移交政府安置的退休人员的退休费和其他补贴。 |
| | 03 | 退职（役）费 | 反映行政事业单位退职人员的生活补贴，一次性支付给职工或军官、军队无军籍退职职工、运动员的退职补助，一次性支付给军官、文职干部、士官、义务兵的退役费，按月支付给自主择业的军队转业干部的退役金。 |
| | 04 | 抚恤金 | 反映按规定开支的烈士遗属、牺牲病故人员遗属的一次性和定期抚恤金，伤残人员的抚恤金，离退休人员等其他人员的各项抚恤金。 |

续表

| 科目编码 | | 科目名称 | 说　明 |
|---|---|---|---|
| 类 | 款 | | |
| | 05 | 生活补助 | 反映按规定开支的优抚对象定期定量生活补助费，退役军人生活补助费，行政事业单位职工和遗属生活补助，因公负伤等住院治疗、住疗养院期间的伙食补助费，长期赡养人员补助费，由于国家实行退耕还林、禁牧舍饲政策补偿给农牧民的现金、粮食支出，对农村党员、复员军人以及村干部的补助支出，看守人员和犯人的伙食费、药费等。 |
| | 06 | 救济费 | 反映按规定开支的城乡贫困人员、灾民、归侨、外侨及其他人员的生活救济费，包括城市居民的最低生活保障费，随同资源枯竭矿山破产但未参加养老保险统筹的矿山所属集体企业退休人员按最低生活保障标准发放的生活费，农村五保供养对象、贫困户、麻风病人的生活救济费，精简退职老弱残职工救济费，福利、救助机构发生的收养费以及救助支出等。实物形式的救济也在此科目反映。 |
| | 07 | 医疗费★ | 反映行政事业单位在职职工、离退休人员的医疗费，军队移交政府安置的离退休人员的医疗费，学生医疗费，优抚对象医疗补助，以及按国家规定资助农民参加新型农村合作医疗和城镇居民参加城镇居民基本医疗保险的支出和对城乡贫困家庭的医疗救助支出。 |
| | 08 | 助学金 | 反映各类学校学生助学金、奖学金、学生贷款、出国留学（实习）人员生活费，青少年业余体校学员伙食补助费和生活费补贴，按照协议由我方负担或享受我方奖学金的来华留学生、进修生生活费等。 |
| | 09 | 奖励金 | 反映政府各部门的奖励支出，如对个体私营经济的奖励、计划生育目标责任奖励、独生子女父母奖励等。 |
| | 10 | 生产补贴 | 反映各种对个人发放的生产补贴支出，如国家对农民发放的农机具购置补贴、良种补贴、粮食直补以及发放给残疾人的各种生产经营补贴等。 |
| | 11 | 住房公积金 | 反映行政事业单位按人事部和财政部规定的基本工资和津贴补贴以及规定比例为职工缴纳的住房公积金。 |
| | 12 | 提租补贴 | 反映按房改政策规定的标准，行政事业单位向职工（含离退休人员）发放的租金补贴。 |
| | 13 | 购房补贴 | 反映按房改政策规定，行政事业单位向符合条件职工（含离退休人员）、军队（含武警）向转役复员离退休人员发放的用于购买住房的补贴。 |
| | 99 | 其他对个人和家庭的补助支出 | 反映未包括在上述科目的对个人和家庭的补助支出，如婴幼儿补贴、职工探亲旅费、退职人员及随行家属路费、符合条件的退役回乡义务兵一次性建房补助、符合安置条件的城镇退役士兵自谋职业的一次性经济补助费、对农户的生产经营补贴等。 |

续表

| 科目编码 | | 科目名称 | 说明 |
|---|---|---|---|
| 类 | 款 | | |
| 304 | | 对企事业单位的补贴 | 反映政府对各类企业、事业单位及民间非营利组织的补贴。 |
| | 01 | 企业政策性补贴 | 反映对企业的政策性补贴。 |
| | 02 | 事业单位补贴 | 反映对事业单位的补贴支出。 |
| | 03 | 财政贴息 | 反映国家财政对国家重点支持的企业和项目给予的贷款利息补助。 |
| | 04 | 国有资本经营预算费用性支出 | 反映用国有资本经营预算弥补国有企业改革成本等方面的费用性支出。 |
| | 99 | 其他对企事业单位的补贴支出 | 反映除上述项目以外其他对企事业单位的补贴支出。 |
| 305 | | 转移性支出 | 反映政府的转移性支出。 |
| | 01 | 不同级政府间转移性支出 | 反映不同级政府间的转移性支出。 |
| | 02 | 同级政府间转移性支出 | 反映同级政府间的转移性支出。 |
| 306 | | 赠与 | 反映对国内、外政府、组织等提供的援助、捐赠以及交纳国际组织会费等方面的支出。 |
| | 01 | 对国内的赠与 | 反映对国内组织、政府等提供的捐赠支出。 |
| | 02 | 对国外的赠与 | 反映对国际组织、国外政府等提供的双边援助，交纳的会费以及有关捐赠方面的支出。 |
| 307 | | 债务利息支出 | 反映政府和单位的债务利息支出。 |
| | 01 | 国内债务付息 | 反映当年用于偿还国内债务利息的支出。 |
| | 02 | 向国家银行借款付息 | 反映向国家银行借款的付息支出。 |
| | 03 | 其他国内借款付息 | 反映向其他国内借款的付息支出。 |
| | 04 | 向外国政府借款付息 | 反映当年用于偿还向外国政府借款的利息支出。 |
| | 05 | 向国际组织借款付息 | 反映当年用于偿还向国际组织借款的利息支出。 |
| | 06 | 其他国外借款付息 | 反映当年用于偿还其他国外借款的利息支出。 |
| 308 | | 债务还本支出 | 反映政府和单位归还各类借款本金方面的支出。债务利息列入“债务利息支出”，不在此科目反映。 |
| | 01 | 国内债务还本 | 反映归还各类国内借款本金方面的支出。 |
| | 02 | 国外债务还本 | 反映归还各类国外借款本金方面的支出。 |
| 309 | | 基本建设支出 | 反映各级发展与改革部门集中安排的一般预算财政拨款（不包括政府性基金、预算外资金以及各类自筹资金等）用于购置固定资产、战略性和应急性储备、土地和无形资产，以及购建基础设施、大型修缮所发生的支出。 |
| | 01 | 房屋建筑物购建 | 反映用于购买、自行建造办公用房、仓库、职工生活用房、教学科研用房、学生宿舍、食堂等建筑物（含附属设施，如电梯、通讯线路、水气管道等）的支出。 |
| | 02 | 办公设备购置 | 反映用于购置并按财务会计制度规定纳入固定资产核算范围的办公家具和办公设备的支出。 |

续表

| 科目编码 | | 科目名称 | 说明 |
|---|---|---|---|
| 类 | 款 | | |
| | 03 | 专用设备购置 | 反映用于购置具有专门用途，并按财务会计制度规定纳入固定资产核算范围的各类专用设备的支出。如通信设备、发电设备、交通监控设备、卫星转发器、气象设备、进出口监管设备等。 |
| | 05 | 基础设施建设 | 反映用于农田设施、道路、铁路、桥梁、水坝和机场、车站、码头等公共基础设施建设方面的支出。 |
| | 06 | 大型修缮 | 反映按财务会计制度规定允许资本化的各类设备、建筑物、公共基础设施等大型修缮的支出。 |
| | 07 | 信息网络及软件购置更新 | 反映政府用于信息网络方面的支出。如计算机硬件、软件购置、开发、应用支出等，如果购建的计算机硬件、软件等不符合财务会计制度规定的固定资产确认标准的，不在此科目反映。 |
| | 08 | 物资储备 | 反映政府、军队为应付战争、自然灾害或意料不到的突发事件而提前购置的具有特殊重要性的军事用品、石油、医药、粮食等战略性和应急性物质储备支出。 |
| | 13 | 公务用车购置 | 反映公务用车车辆购置支出（含车辆购置税）。 |
| | 19 | 其他交通工具购置 | 反映单位除公务用车外的其他各类交通工具（如船舶、飞机等）购置支出（含车辆购置税）。 |
| | 99 | 其他基本建设支出 | 反映著作权、商标权、专利权等无形资产购置支出，以及其他上述科目中未包括的资本性支出。如娱乐、文化和艺术原作的使用权、购买国内外影片播映权、购置图书等。 |
| 310 | | 其他资本性支出 | 反映非各级发展与改革部门集中安排的用于购置固定资产、战略性和应急性储备、土地和无形资产，以及购建基础设施、大型修缮和财政支持企业更新改造所发生的支出。 |
| | 01 | 房屋建筑物购建 | 反映用于购买、自行建造办公用房、仓库、职工生活用房、教学科研用房、学生宿舍、食堂等建筑物（含附属设施，如电梯、通讯线路、水气管道等）的支出。 |
| | 02 | 办公设备购置 | 反映用于购置并按财务会计制度规定纳入固定资产核算范围的办公家具和办公设备的支出。 |
| | 03 | 专用设备购置 | 反映用于购置具有专门用途，并按财务会计制度规定纳入固定资产核算范围的各类专用设备的支出。如通信设备、发电设备、交通监控设备、卫星转发器、气象设备、进出口监管设备等。 |
| | 05 | 基础设施建设 | 反映用于农田设施、道路、铁路、桥梁、水坝和机场、车站、码头等公共基础设施建设方面的支出。 |
| | 06 | 大型修缮 | 反映按财务会计制度规定允许资本化的各类设备、建筑物、公共基础设施等大型修缮的支出。 |
| | 07 | 信息网络及软件购置更新 | 反映政府用于信息网络方面的支出。如计算机硬件、软件购置、开发、应用支出等，如果购建的计算机硬件、软件等不符合财务会计制度规定的固定资产确认标准的，不在此科目反映。 |

续表

| 科目编码 | | 科目名称 | 说明 |
|---|---|---|---|
| 类 | 款 | | |
| | 08 | 物资储备 | 反映政府、军队为应付战争、自然灾害或意料不到的突发事件而提前购置的具有特殊重要性的军事用品、石油、医药、粮食等战略性和应急性物质储备支出。 |
| | 09 | 土地补偿 | 反映地方人民政府在征地和收购土地过程中支付的土地补偿费。 |
| | 10 | 安置补助 | 反映地方人民政府在征地和收购土地过程中支付的安置补助费。 |
| | 11 | 地上附着物和青苗补偿 | 反映地方人民政府在征地和收购土地过程中支付的地上附着物和青苗补偿费。 |
| | 12 | 拆迁补偿 | 反映地方人民政府在征地和收购土地过程中支付的拆迁补偿费。 |
| | 13 | 公务用车购置 | 反映公务用车车辆购置支出（含车辆购置税）。 |
| | 19 | 其他交通工具购置 | 反映单位除公务用车外的其他各类交通工具（如船舶、飞机等）购置支出（含车辆购置税）。 |
| | 99 | 其他资本性支出 | 反映著作权、商标权、专利权等无形资产购置支出，以及其他上述科目中未包括的资本性支出。如娱乐、文化和艺术原作的使用权、购买国内外影片播映权、购置图书等。 |
| 311 | | 贷款转贷及产权参股 | 反映政府部门发放的贷款和向企业参股投资方面的支出。 |
| | 01 | 国内贷款 | 反映政府部门向国内有关单位发放的贷款（如农业开发资金中有偿使用部分在此科目反映）。 |
| | 02 | 国外贷款 | 反映政府部门向国际组织和国外政府提供的贷款（如援外支出中的有偿使用部分在此科目反映）。 |
| | 03 | 国内转贷 | 中央与地方共用科目。反映政府部门向外国政府、国外金融机构或上级政府借款转贷给下级政府、相关部门和企业的款项。 |
| | 04 | 国外转贷 | 反映政府部门向外国政府、国内金融机构借款转贷给国外有关机构和企业的款项。 |
| | 05 | 产权参股 | 反映政府购买国际组织股权和对企业投资参股的支出。由于政策性原因对其给予补贴，不在此科目反映。 |
| | 06 | 国有资本经营预算资本性支出 | 反映用国有资本经营预算向新设企业注入国有资本、向现有企业补充国有资本和认购有限责任公司、股份有限公司股权（股份）等资本性支出。 |
| | 99 | 其他贷款转贷及产权参股支出 | 反映除上述项目以外其他用于贷款转贷及产权参股方面的支出。 |
| 399 | | 其他支出 | 财政部门或有预算分配权的部门专用科目。反映不能划分到上述经济科目的其他支出。 |
| | 01 | 预备费 | 财政部门专用。 |
| | 02 | 预留 | 有预算分配权的部门专用。 |

续表

| 科目编码 | | 科目名称 | 说明 |
|---|---|---|---|
| 类 | 款 | | |
| | 03 | 补充全国社会保障基金 | 反映由国有股减持收入和其他财政资金补充全国社会保障基金的支出。 |
| | 04 | 未划分的项目支出 | 反映未按上述科目细分的项目支出。 |
| | 05 | 国有资本经营预算其他支出 | 反映用国有资本经营预算收入安排的除资本性支出和费用性支出以外的支出。 |
| | 99 | 其他支出 | 反映除上述项目以外的其他支出。 |

**想一想**

财政部是否对企业的具体费用开支项目有明确规定？为什么对行政事业单位的支出项目做详细的规定？

## 三、费用的确认

医院的费用，应当按照权责发生制和配比的原则，在确认有关收入的会计期间予以确认，并与医院收入配比结转。医院费用的确认，通常有三种方法。

### （一）按费用与医院各项有关收入直接联系确认

凡是与本期医院的收入的取得有直接联系的耗费，就应当确认为本期费用。如医疗业务成本与医疗收入的直接实现相联系，则在一个会计期间在确认医疗收入时，就应当同时确认医疗业务成本。

### （二）按合理分摊的方式确认

医院在开展医疗服务活动过程中，如果某项耗费的经济效益要在以后若干会计期间内发生，并且在经济核算中只能大致和间接地确认费用与医院收益的关系，就应当采用合理的分摊方式确认费用。如固定资产提取折旧、无形资产和开办费的摊销等。

### （三）直接作为当期费用确认

医院在开展医疗业务活动过程中，有些费用是不能够具体计算未来经济效益的，因此对这些费用采用分摊的办法也就没有什么意义，这时，就可以将这些费用直接作为当期费用确认，如医院的广告费等。

## 四、费用的管理与控制

随着医疗体制改革逐步深入，新的医疗体制逐步建立，医疗市场竞争日趋激烈，医院要生存并求得发展就必须加强经济管理，确保医院的公益性和社会效益，就必须加强财务管理，实行成本核算，强化成本控制，提高医院的服务质量和效率。

医院的各项费用支出要符合国家有关财经法规制度，严格按照《医院财务制度》和《医院会计制度》的规定确认、核算支出，加强控制各项成本费用支出，降低运行成本，提高效益。重点做好以下各项工作：

### （一）建立健全各项管理制度

医院应当建立健全支出内部管理制度，确定单位经济活动的各项支出标准，明确支出报销流程，按照规定办理支出事项。医院要合理设置岗位，明确相关岗位的职责权限，确保支出申请和内部审批、付款审批和付款执行、业务经办和会计核算等不相容岗位相互分离。

### （二）加强各支出环节的控制

医院应当按照支出业务的类型，明确内部审批、审核、支付、核算和归档等支出各关键岗位的职责权限。实行国库集中支付的，应当严格按照财政国库管理制度有关规定执行。

（1）加强支出审批控制。健全支出的申请、审批、审核、支付等管理制度，明确支出的内部审批权限、程序、责任和相关控制措施。审批人应当在授权范围内审批，不得越权审批。

（2）加强支出审核控制。完善支出凭证控制手续和核算控制制度，及时编制支出凭证，保证核算的及时性、真实性和完整性。全面审核各类单据，重点审核单据来源是否合法，内容是否真实、完整，使用是否准确，是否符合预算，审批手续是否齐全。

支出凭证应当附反映支出明细内容的原始单据，并由经办人员签字或盖章，超出规定标准的支出事项应由经办人员说明原因并附审批依据，确保与经济业务事项相符。

（3）加强支付控制。明确报销业务流程，按照规定办理资金支付手续。签发的支付凭证应当进行登记。使用公务卡结算的，应当按照公务卡使用和管理有关规定办理业务。

（4）加强支出的核算和归档控制。由财会部门根据支出凭证及时准确登记账簿；与支出业务相关的合同等材料应当提交财会部门作为会计处理的依据。

医院应当建立重大支出集体决策制度和责任追究制度。

### （三）项目资金的管理

《医院财务制度》规定，医院从财政部门或主管部门取得的有指定用途的资金应当按照要求定期向财政部门、主管部门报送项目资金使用情况；项目完成后应报送项目资金支出决算和使用效果的书面报告，接受财政部门、主管部门的检查验收。

专项资金的使用必须符合国家统一规定。对于专项资金要单独核算，建立专项资金使用管理责任制，努力提高其使用效率；在资金使用上，要坚持专款专用、量入为出的原则，使各项专用资金按规定的用途使用并达到预期目的。经批准的项目，应严格按照批准的用途，专款专用。专项资金的使用情况必须定期向财政部门、主管部门报送，项目完成后应报送项目资金支出决算和使用效果的书面报告，接受财政部门、主管部门的检查验收。凡属违反项目管理有关规定挪用资金等问题，均应严肃处理，包括收回该项专款、停止核批下一年度该项目补助专款，同时要依法追究相关责任单位和责任人的责任。

### （四）费用开支标准

《医院财务制度》规定，医院的支出应当严格执行国家有关财务规章制度规定的开支范围及开支标准；国家有关财务规章制度没有统一规定的，由医院规定。医院的规定违反法律和国家政策的，主管部门（或举办单位）和财政部门应当责令改正。

医院应严格控制人员经费和管理费用。各省（自治区、直辖市）要按有关规定并结合管理要求制定具体的工资总额和管理费用支出比率等控制指标。

医院在支出管理中，应认真执行国家的法律、法规，按国家规定的开支表和开支范围办理各项支出，精打细算，厉行节约，控制成本，尤其是人员经费和管理费用，通过控制工资总额和管理费用支出比率等各项管控指标，将人员经费及管理费用占医院总支出的比重控制在合理范围以内，遏制医药费用不合理上涨。

> **想一想**
>
> 医院的工作人员出差只要手续齐备、票据真实合规就可以报销？

## 模块一　医疗业务成本的核算

### 业务描述

了解医疗业务成本的概念及内容，熟练进行医疗业务成本的会计处理。

### 相关知识

医疗业务成本是指医院在开展医疗服务及其辅助活动发生的各项费用，包括人员经费、耗用的药品及卫生材料费、固定资产折旧费、无形资产摊销费、提取医疗风险基金和其他费用，不包括财政补助收入和科教项目收入形成的固定资产折旧和无形资产摊销。

其中，人员经费包括基本工资、绩效工资（津贴补贴、奖金）、社会保障缴费、住房公积金等。其他费用包括办公费、印刷费、水费、电费、邮电费、取暖费、物业管理费、差旅费、会议费、培训费等。

医院进行成本核算，还要按临床服务类科室、医疗技术类科室、医疗辅助类科室归集费用，计算各类科室成本。

> **想一想**
>
> 医院成本核算对象有哪些？成本报表主要反映哪些项目？

### 操作步骤

1. 设置会计科目

医院会计应当在费用类科目中设置“医疗业务成本”总账科目，核算医院开展医疗服务及其辅助活动过程中发生的各项费用。在总账科目下设“人员经费”、“卫生材料费”、“药品费”、“固定资产折旧费”、“无形资产摊销费”、“提取医疗风险基金”、“其他费用”等一级明细科目进行明细核算，按照各具体科室进行辅助核算，归集临床服务、医疗技术、医疗辅助类各科室发生的、能够直接计入各科室或采用一定方法计算后计入各科室的直接成本。

“医疗业务成本”账户结构如下：

| 借 | 医疗业务成本 贷 |
|---|---|
| 直接发生的各项支出或分配转人的各项间接费用 | 费用的冲销数 |
| | |

月末将累计数转至“本期结余”科目后，该科目无余额。

“人员经费”、“其他费用”明细科目下还应参照《政府收支分类科目》中“支出经济分类科目”的相关科目进行明细核算。

医院应当在本科目下设置“财政基本补助支出”备查簿，按《政府收支分类科目》中“支出功能分类科目”以及“支出经济分类科目”的相关科目，对各项归属于医疗业务成本的财政基本补助支出进行登记。

医院统一负担的离退休人员经费在“管理费用”科目核算，不在本科目核算。

使用财政基本补助发生的归属于医疗业务成本的支出，在本科目核算；使用财政项目补助发生的支出，在“财政项目补助支出”科目核算，不在本科目核算。

医院开展科研、教学项目使用自筹配套资金发生的支出，以及医院开展的不与本制度规定的特定“项目”相关的医疗辅助科研、教学活动发生的相关人员经费、专用材料费、资产折旧（摊销）费等费用，在本科目核算，不在“财政项目补助支出”、“科教项目支出”科目核算。

2. 会计处理

医疗业务成本的会计处理内容和流程见图5-2。

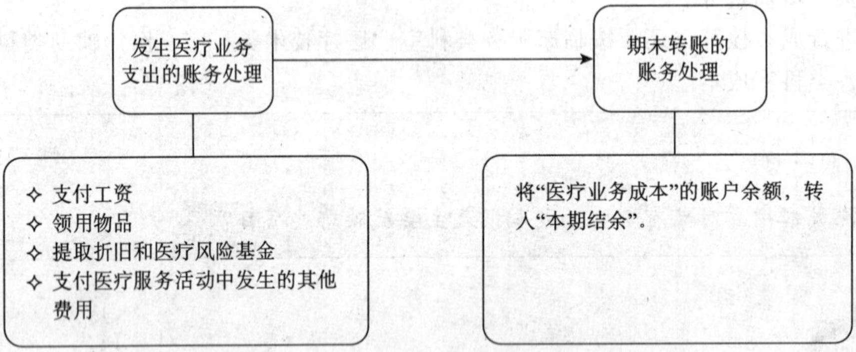


图5-2 医疗业务成本的会计处理内容和流程

（1）为从事医疗活动及其辅助活动人员计提的薪酬、福利费等：

借：医疗业务成本——人员经费

　贷：应付职工薪酬

　　　应付福利费

　　　应付社会保障费

（2）开展医疗活动及其辅助活动中，内部领用或出售发出的药品、卫生材料等，按其实际成本：

借：医疗业务成本——卫生材料费、药品费

贷：库存物资

（3）开展医疗活动及其辅助活动所使用固定资产、无形资产计提的折旧、摊销，按照财政补助、科教项目资金形成的金额部分，借记“待冲基金”科目，按照应提折旧、摊销额中的其余金额部分，借记“医疗业务成本”（固定资产折旧费、无形资产摊销费），按照应计提的折旧、摊销额，贷记“累计折旧”、“累计摊销”科目。

会计分录：

借：待冲基金

医疗业务成本

贷：累计折旧

（4）计提的医疗风险基金，按照计提金额：

借：医疗业务成本——提取医疗风险基金

贷：专用基金——医疗风险基金

（5）开展医疗活动及其辅助活动中发生的其他各项费用：

借：医疗业务成本——其他费用

贷：银行存款/待摊费用

（6）期末，将“医疗业务成本”余额转入本期结余：

借：本期结余

贷：医疗业务成本

**实例操作**

**【例5-1】**2013年2月，东方医院为从事医疗活动及其辅助活动人员发放工资1 000 000元，津贴500 000元，奖金1 500 000元，按规定代扣代缴个人所得税30 000元，代扣代缴个人住房公积金24 000元。财会部门根据有关凭证，作如下会计分录：

计算应付职工薪酬：

借：医疗业务成本——人员经费　　3 000 000

贷：应付职工薪酬　　3 000 000

代扣个人所得税、住房公积金：

借：应付职工薪酬　　54 000

贷：应付社会保障费　　24 000

应交税费——应交个人所得税　　30 000

**【例5-2】**2013年2月，东方医院手术室领用卫生材料200 000元。财会部门根据有关凭证，作如下会计分录：

借：医疗业务成本——卫生材料费　　200 000

贷：库存物资——卫生材料　　200 000

**【例5-3】**2013年2月末，东方医院财务部门编制当月折旧提取表，医疗部门应提取500 000元，所提折旧费中属于财政补助资金形成的金额部分为100 000元。财会部门根据有关凭证，作如下会计分录：

借：医疗业务成本——固定资产折旧费　　400 000

待冲基金——待冲财政基金　　100 000

贷：累计折旧　　500 000

【例 5-4】2013 年 2 月末，东方医院根据规定提取医疗风险基金，共计 100 000 元。财会部门根据有关凭证，作如下会计分录：

借：医疗业务成本——提取医疗风险基金　　100 000

贷：专用基金——医疗风险基金　　100 000

【例 5-5】2013 年 2 月末，东方医院设备管理部门报来设备维修报表，本月共发生维修费 100 000 元，其中临床医疗科室为 80 000 元，行政科室发生 20 000 元。款项尚未支付。财会部门根据有关凭证，作如下会计分录：

借：医疗业务成本——其他费用　　80 000

管理费用——其他费用　　20 000

贷：应付账款　　100 000

【例 5-6】2013 年 2 月 28 日，东方医院将本月医疗业务成本的余额结转入“本期结余”科目。

财会部门自制有关凭证，会计分录如下：

借：本期结余　　32 770 000

贷：医疗业务成本——人员经费　　6 000 000

——卫生材料费　　10 000 000

——药品费　　12 000 000

——固定资产折旧费　　4 500 000

——无形资产摊销费　　10 000

——提取医疗风险基金　　250 000

——其他费用　　10 000

## 模块二　财政项目补助支出的核算

### 业务描述

了解财政项目补助支出的内容，熟练进行财政项目补助支出的会计处理。

### 相关知识

财政项目补助支出是指医院利用财政项目补助收入（包括当年取得的财政补助和以前年度结转或结余的财政补助）安排的项目支出。财政补助支出实际发生额全部计入当期支出。其中，用于购建固定资产、无形资产等发生的支出，应同时计入净资产，按规定分期结转。

**想一想**

医院财务制度对项目资金的使用有哪些规定？项目补助是否是定期补助？

**操作步骤**

1. 设置会计科目

医院应当设置“财政项目补助支出”科目，核算医院本期使用财政项目补助发生的支出；并按照《政府收支分类科目》中“支出功能分类科目”的“医疗卫生”、“科学技术”、“教育”等一级科目设置一级明细科目；一级明细科目下按照《政府收支分类科目》中“支出功能分类科目”的末级科目设置二级明细科目；二级明细科目下按具体项目设置三级明细科目，其中，对于基建项目支出，还应在二级明细科目下单设“基建项目”三级明细科目，在“基建项目”三级明细科目下按具体项目设置四级明细科目，进行明细核算。

“财政项目补助支出”账户结构如下：

| 借　　　　财政项目补助支出 | 贷 |
|---|---|
| 登记在财政直接支付方式下发生财政直接支付的项目补助及在财政授权支付方式下使用零余额账户用款额度发生的项目补助支出 | 登记财政项目补助支出的冲销及转出 |

月末将余额转入财政补助结转（余）科目，该科目无余额。

2. 会计处理

（1）在财政直接支付方式下，发生财政直接支付的项目补助时，按照支付金额：

借：财政项目补助支出

　　贷：财政补助收入

对于为购建固定资产、无形资产或购买药品等物资而由财政直接支付的支出，还应同时：

借：在建工程/固定资产/无形资产/库存物资

　　贷：待冲基金——待冲财政基金

（2）在财政授权支付方式下，使用零余额账户用款额度发生项目补助支付时，按照支付金额：

借：财政项目补助支出

　　贷：零余额账户用款额度

对于为购建固定资产、无形资产或购买药品等物资而由财政授权支付的支出，还应同时：

借：在建工程/固定资产/无形资产/库存物资

　　贷：待冲基金——待冲财政基金

(3) 其他方式下，发生财政项目补助支出时，按照实际支付的金额：

借：财政项目补助支出

　　贷：银行存款

对于为购建固定资产、无形资产或购买药品等物资发生的支出，还应同时：

借：在建工程/固定资产/无形资产/库存物资

　　贷：待冲基金——待冲财政基金

(4) 期末，将“财政项目补助支出”余额转入财政补助结转（余）：

借：财政补助结转（余）——财政补助结转（项目支出结转）

　　贷：财政项目补助支出

**操作步骤**

【例5-7】2013年3月10日，东方医院用财政专项补助购买一台核磁，价值18 000 000元，由财政直接支付。医院已收到财政国库支付执行机构委托代理银行转来的《财政直接支付入账通知书》及原始凭证。该设备已验收入库，并投入使用。财会部门根据有关凭证，作如下会计分录：

| | | |
|---|---|---|
| 借：财政项目补助支出——医疗卫生 | 18 000 000 | |
| 　　贷：财政补助收入——项目支出——医疗卫生 | | 18 000 000 |
| 借：固定资产——专业设备 | 18 000 000 | |
| 　　贷：待冲基金——待冲财政基金 | | 18 000 000 |

【例5-8】2013年3月14日，东方医院购买一批药品，价值30 000元，政府财政给予专项补助30 000元，由财政授权支付。医院收到代理银行转来的《授权支付到账通知书》，通知书中注明的授权支付额度为30 000元。药品已验收入库。财会部门根据有关凭证，作如下会计分录：

| | | |
|---|---|---|
| 借：财政项目补助支出——医疗卫生 | 30 000 | |
| 　　贷：零余额账户用款额度 | | 30 000 |
| 借：库存物资 | 30 000 | |
| 　　贷：待冲基金——待冲财政基金 | | 30 000 |

【例5-9】2013年3月24日，东方医院用财政专项补助购买一台免疫化学分析仪，价值300 000元，该设备已验收入库，并投入使用。财会部门根据有关凭证，作如下会计分录：

| | | |
|---|---|---|
| 借：财政项目补助支出——医疗卫生 | 300 000 | |
| 　　贷：银行存款 | | 300 000 |
| 借：固定资产 | 300 000 | |
| 　　贷：待冲基金——待冲财政基金 | | 300 000 |

【例5-10】2013年3月31日，东方医院将本期财政项目补助支出科目的余额结转入财政补助结转（余）。财会部门根据有关凭证，作如下会计分录：

| | | |
|---|---|---|
| 借：财政补助结转（余）——财政补助结转——项目支出结转 | 50 000 000 | |
| 　　贷：财政项目补助支出 | | 50 000 000 |

# 模块三 科教项目支出的核算

## 业务描述

了解科教项目支出的概念，熟练进行科教项目支出的会计处理。

## 相关知识

科教项目支出是指医院利用科教项目收入开展科研、教学活动发生的支出。用于购建固定资产、无形资产等发生的支出，应同时计入净资产，按规定分期结转。

**想一想**

1. 科教项目支出与财政项目补助支出主要区别是什么？
2. 二者在管理上的要求一样吗？
3. 医院的科教项目配套资金如何管理？
4. 医院的科教项目资金是否定期拨付？

## 操作步骤

1. 设置会计科目

医院应当在费用类科目中设置“科教项目支出”总账科目，核算医院使用除财政补助收入以外的科研、教学项目收入开展科研、教学项目活动所发生的各项支出；在总账科目下设置“科研项目支出”、“教学项目支出”两个一级明细科目，同时按具体项目设置二级明细科目进行明细核算。医院还应设置相应的辅助账，登记开展各科研、教学项目所使用自筹配套资金的情况。

“科教项目支出”账户结构如下：

借　　　　科教项目支出　　　　贷

| 借 | 贷 |
| --- | --- |
| 登记使用科教项目收入发生的各项支出 | 登记支出的冲销及转出 |
| | |

月末将余额转入科教项目结转（余）科目，该科目无余额。

2. 会计处理

（1）使用科教项目收入发生的各项支出，按实际支出金额：

借：科教项目支出

贷：银行存款

形成固定资产、无形资产、库存物资的，还应同时：

借：固定资产/无形资产/库存物资

贷：待冲基金——待冲科教项目基金

(2) 期末，将"科教项目支出"余额转入科教项目结转（余）：

借：科教项目结转（余）

贷：科教项目支出

**实例操作**

【例 5-11】2013 年 4 月 23 日，东方医院承担国家科研项目，该课题组利用拨付的课题经费购买一批试剂，价值 100 000 元，款项已通过银行支付，试剂已经到货，并验收入库。

财会部门根据有关凭证，作如下会计分录：

| | | |
|---|---|---|
| 借：科教项目支出——科研项目支出 | 100 000 | |
| 贷：银行存款 | | 100 000 |
| 借：库存物资——卫生材料 | 100 000 | |
| 贷：待冲基金——待冲科教项目基金 | | 100 000 |

【例 5-12】2013 年 4 月 30 日，东方医院将科教项目支出科目的借方余额结转入科教项目结转（余）科目。财会部门根据有关凭证，作如下会计分录：

| | | |
|---|---|---|
| 借：科教项目结转（余）——科研项目结转（余） | 300 000 | |
| 科教项目结转（余）——教学项目结转（余） | 200 000 | |
| 贷：科教项目支出——科研项目支出 | | 300 000 |
| ——教学项目支出 | | 200 000 |

## 模块四 管理费用的核算

### 业务描述

了解管理费用的内容及特点，熟练进行管理费用的会计处理。

**相关知识**

管理费用是指医院行政及后勤管理部门为组织、管理医疗和科研、教学业务活动所发生的各项费用，包括医院行政及后勤管理部门发生的人员经费、公用经费、资产折旧（摊销）费等费用，以及医院统一负担的离退休人员经费、坏账损失、银行借款利息支出、银行手续费支出、汇兑损益、聘请中介机构费、印花税、房产税、车船使用税等。

管理费用具有以下特点：一是全面性。医院的行政管理覆盖医院的全部，后勤提供的服务，医院所有部门都受益。二是管理费用的发生体现在行政和后勤管理部门，与其他医疗科室无直接的联系。三是管理费用是附属性的，属于医院的间接费用。

医院应严格控制管理费用，严格控制开支范围和开支标准。各省（自治区、直辖市）要按有关规定并结合管理要求制定具体管理费用支出比率等控制指标。

**想一想**

1. 管理费用与医院的业务量有比例关系吗?
2. 管理费用属于固定成本还是变动成本?
3. 如何降低管理费用?

## 操作步骤

1. 设置会计科目

医院应当在费用类科目中设置“管理费用”总账科目，核算医院行政及后勤部门在组织、管理医疗、科研、教学过程中所发生的费用；并在总账科目下设置“人员经费”、“固定资产折旧费”、“无形资产摊销费”、“其他费用”等一级明细科目，进行明细核算。

“管理费用”账户结构如下：

| 借　　　　管理费用 | 贷 |
|---|---|
| 登记医院行政及后勤部门在组织、管理医疗、科研、教学过程中所发生的各项支出 | 登记支出的冲销及转出数 |

月末将累计数转入“本期结余”科目后，该科目无余额。

“人员经费”明细科目下应参照《政府收支分类科目》中“支出经济分类”类、款级科目进行明细核算；“其他费用”明细科目下，应按照本科目的核算内容，参照《政府收支分类科目》中“支出经济分类”款级科目进行明细核算。

医院应当在本科目下设置“财政基本补助支出”备查簿，按照《政府收支分类科目》中“支出经济分类科目”的末级科目设置明细项目，对各项归属于管理费用的财政基本补助支出进行明细登记。

为购建固定资产取得的专门借款，在工程项目建设期间的借款利息应予资本化，不在本科目核算；在工程完工交付使用后发生的专门借款利息，在本科目核算。

使用财政基本补助发生的归属于管理费用的支出，在本科目核算；使用财政项目补助发生的支出，在“财政项目补助支出”科目核算，不在本科目核算。

医院救护车发生的折旧费、修理费等费用，在本科目核算。

2. 会计处理

管理费用的会计处理内容和流程见图 5 - 3。

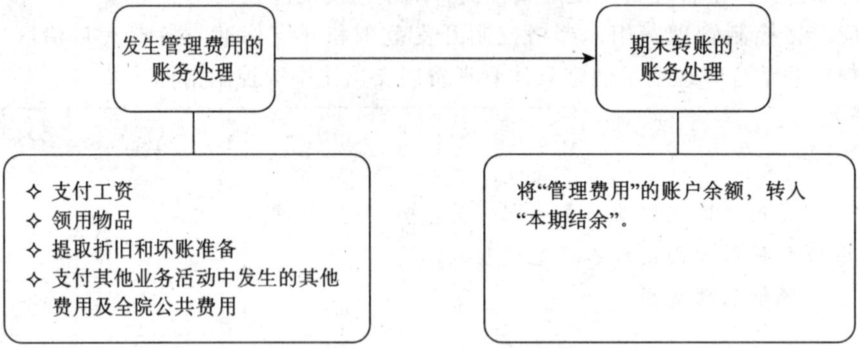


图 5－3　管理费用的会计处理内容和流程

（1）为行政及后勤管理部门人员以及离退休人员计提的薪酬、福利费等：

借：管理费用——人员经费

　　贷：应付职工薪酬

　　　　应付福利费

　　　　应付社会保障费

（2）行政及后勤管理部门所使用固定资产、无形资产计提的折旧、摊销，按照财政补助、科教项目资金形成的金额部分，借记“待冲基金”科目，按照应提折旧、摊销额中的其余金额部分，借记“管理费用”（固定资产折旧费、无形资产摊销费）科目，按照应计提的折旧、摊销额，贷记“累计折旧”、“累计摊销”科目。

会计分录：

借：待冲基金

　　管理费用

　　贷：累计折旧

（3）发生其他各项管理费用时：

借：管理费用——其他费用

　　贷：库存现金/银行存款/库存物资/待摊费用

（4）期末，将“管理费用”余额转入本期结余：

借：本期结余

　　贷：管理费用

**想一想**

1. 提取坏账准备的会计处理？
2. 银行借款利息是否计入“管理费用”？如何进行会计处理？
3. 医院发生汇兑净收益时如何进行会计处理？
4. 医院发生汇兑净损失时如何进行会计处理？

**操作步骤**

【例 5－13】2013 年 3 月，东方医院为行政及后勤人员发放工资 300 000 元，按规定代扣代缴个人所得税 5 000 元，代扣代缴个人住房公积金 15 000 元。财会部门根据有关凭证，作如下会计分录：

应付职工薪酬：

借：管理费用——人员经费　　300 000

　　贷：应付职工薪酬　　300 000

代扣个人所得税、住房公积金：

借：应付职工薪酬　　20 000

　　贷：应付社会保障费　　15 000

　　　　应交税费——应交个人所得税　　5 000

【例 5－14】2013 年 3 月，东方医院根据规定提取行政管理及后勤部门固定资产折旧，共计 100 000 元。上述所提折旧费中属于财政补助资金形成的金额部分为 50 000 元；属于科教项目资金形成的金额部分为 2 000 元。财会部门根据有关凭证，作如下会计分录：

借：管理费用——固定资产折旧费　　48 000

　　贷：累计折旧　　48 000

对于政府补助购置的固定资产部分：

借：待冲基金——待冲财政基金　　50 000

　　待冲基金——待冲科教项目基金　　2 000

　　贷：累计折旧　　52 000

【例 5－15】2013 年 12 月 25 日，东方医院根据规定提取坏账准备，共计 150 000 元。财会部门根据有关凭证，作如下会计分录：

借：管理费用——其他费用　　150 000

　　贷：坏账准备　　150 000

【例 5－16】2013 年 3 月 1 日，东方医院向银行贷款 1 000 000 元，期限 1 年，到期一次还本付息。合同约定年利率为 6%。3 月 31 日计算利息时，财会部门根据有关凭证，作如下会计分录：

借：管理费用——其他费用　　5 000

　　贷：预提费用　　5 000

【例 5－17】2013 年 3 月 18 日，东方医院院办张某出差报销差旅费 2 000 元，付给其现金。

财会部门根据有关凭证，作如下会计分录：

借：管理费用——其他费用　　2 000

　　贷：库存现金　　2 000

【例 5－18】2013 年 4 月 28 日，东方医院用支票交行政及后勤部门电费共计300 000元。财会部门根据有关凭证，作如下会计分录：

借：管理费用——其他费用　　300 000

　　贷：银行存款　　300 000

【例 5－19】2013 年 3 月 28 日，东方医院行政管理部门领用办公用品 5 000 元。财会部门根据有关凭证，作如下会计分录：

借：管理费用——其他费用　　5 000

贷：库存物资 5 000

【例 5 – 20】2013 年 4 月 30 日，东方医院将本月管理费用科目借方余额 2 000 000 元，结转入“本期结余”科目。财会部门根据有关凭证，作如下会计分录：

借：本期结余 2 000 000

贷：管理费用 2 000 000

## ■ 模块五　其他支出的核算

### 业务描述

了解其他支出的内容及特点，熟练进行其他支出的会计处理。

### 相关知识

其他支出是指医院本期发生的，无法归属到上述医疗业务成本、财政项目补助支出、科教项目支出、管理费用中的支出。包括培训支出、食堂提供服务发生的支出、出租固定资产的折旧费、营业税、城市维护建设税、教育费附加等税费、财产物资盘亏或毁损损失、捐赠支出、罚没支出等。

其他支出的特点是与医院的医疗业务活动无直接的联系，对这些支出进行单独核算的意义在于正确反映医疗业务成本、管理费用与收入的配比关系，以及评价医院的管理水平。

**想一想**

医院的其他支出与企业的营业外支出有何异同？

### 操作步骤

1. 设置会计科目

医院应当在费用类科目中设置“其他支出”总账科目，核算医院本期发生的、无法归属到上述医疗业务成本、财政项目补助支出、科教项目支出、管理费用中的支出；在总账科目下按照其他支出种类和项目设置明细科目进行明细核算。

“其他支出”账户结构如下：

借　　　　其他支出　　　　贷

| 发生的支出数 | 支出的冲销及转出数 |
|---|---|
| | |

月末将余额转入“本期结余”科目后，该科目无余额。

2. 会计处理

（1）为出租固定资产计提的折旧额，按照财政补助、科教项目资金形成的金额部分，借记“待冲基金”科目，按照应提折旧额中的其余金额部分，借记“其他支出”科目，按照应计提的折旧额，贷记“累计折旧”科目。

会计分录：

借：待冲基金

　　其他支出

　　贷：累计折旧

**想一想**

医院正常使用的固定资产如何计提折旧？

（2）盘亏、变质、毁损的财产物资，按照相关待处理财产损溢金额扣除可以收回的保险赔偿和过失人的赔偿等后的金额，借记“其他支出”科目，按照已收回或应收回的保险赔偿和过失人赔偿等，借记“库存现金”、“银行存款”、“其他应收款”等科目，按照相关待处理财产损溢余额，贷记“待处理财产损溢”科目。

会计分录：

借：其他支出

　　库存现金/银行存款/其他应收款

　　贷：待处理财产损溢

（3）发生营业税、城市维护建设税、教育费附加等纳税义务的，按照税法规定计算的应交税费金额：

借：其他支出/固定资产清理

　　贷：应交税费

（4）发生培训支出、食堂支出、捐赠支出、罚没支出等其他支出：

借：其他支出

　　贷：银行存款

（5）期末，将本科目余额转入本期结余：

借：本期结余

　　贷：其他支出

**实例操作**

**【例5-21】** 2013年3月1日，东方医院出租一台X线设备，该设备原值900 000元，预计使用6年。该设备购买时政府财政补助600 000元，医院自筹资金300 000元。

月末提取折旧时，财会部门根据有关凭证，作如下会计分录：

| | | |
|---|---|---|
| 借：其他支出 | 4 167 | |
| 　　待冲基金——待冲财政基金 | 8 333 | |
| 　　贷：累计折旧 | | 12 500 |

【例 5－22】2013 年 5 月 29 日，东方医院药房盘点过程中发现盘亏药品 5 000 元，其中属于责任过失人造成损失 1 000 元，属非正常损失 4 000 元，经批准列支。财会部门根据有关凭证，作如下会计分录：

将盘亏转入待处理财产损溢：

| | | |
|---|---|---|
| 借：待处理财产损溢——待处理流动资产损溢 | 5 000 | |
| 　　贷：库存物资——药品 | | 5 000 |

经批准处理时：

| | | |
|---|---|---|
| 借：其他支出 | 4 000 | |
| 　　其他应收款 | 1 000 | |
| 　　贷：待处理财产损溢——待处理流动资产损溢 | | 5 000 |

【例 5－23】2013 年 3 月 1 日，东方医院将其院内 4 间不需用平房出租给某公司，双方协议租赁价 96 000 元/年，租金年末支付。假设房屋租金收入适用的营业税率为 5%，房产税适用税率为 12%，城市维护建设税税率为 7%，教育费附加税率为 3%。东方医院的会计处理如下：

每月末确认租金收入和应交税费时：

| | | |
|---|---|---|
| 借：其他应收款——某公司 | 8 000 | |
| 　　贷：其他收入 | | 8 000 |
| 借：其他支出 | 1 400 | |
| 　　贷：应交税费——应交营业税 | | 400 |
| 　　　　　　　——应交城市维护建设税 | | 28 |
| 　　　　　　　——应交教育费附加 | | 12 |
| 　　　　　　　——房产税 | | 960 |

【例 5－24】2013 年 4 月 18 日，物价部门向东方医院罚款 10 000 元，已用银行转账支付，财会部门根据有关凭证，作如下会计分录：

| | | |
|---|---|---|
| 借：其他支出 | 10 000 | |
| 　　贷：银行存款 | | 10 000 |

【例 5－25】2013 年 5 月 18 日，东方医院研究决定向灾区捐赠价值 100 000 元的药品。财会部门根据有关凭证，作如下会计分录：

| | | |
|---|---|---|
| 借：其他支出 | 100 000 | |
| 　　贷：库存物资——药品 | | 100 000 |

【例 5－26】2013 年 5 月 20 日，东方医院通过银行转账支付培训费用 5 000 元。财会部门根据有关凭证，作如下会计分录：

| | | |
|---|---|---|
| 借：其他支出 | 5 000 | |
| 　　贷：银行存款 | | 5 000 |

【例 5－27】2013 年 5 月 31 日，东方医院将本月“其他支出”账户的借方余额300 000 元，结转至“本期结余”科目。财会部门根据有关凭证，作如下会计分录：

| | | |
|---|---|---|
| 借：本期结余 | 300 000 | |
| 　　贷：其他支出 | | 300 000 |

# 项目实训

## 一、单项选择

1. 非资本化的利息支出应计入（　　）。

A. 医疗业务成本　　B. 管理费用

C. 财务费用　　D. 其他支出

2. （　　）不属于医院的费用。

A. 医疗业务成本　　B. 财政项目补助支出

C. 科教项目支出　　D. 财务费用

3. 出租固定资产的折旧费应计入（　　）。

A. 医疗业务成本　　B. 财政项目补助支出

C. 管理费用　　D. 其他支出

4. （　　）不属于管理费用的核算内容。

A. 人员经费　　B. 卫生材料费

C. 药品费　　D. 提取医疗风险基金

5. 其他方式下，发生财政项目补助支出时，按照实际支付的金额，借记“财政项目补助支出”，贷记（　　）。

A. 银行存款　　B. 财政补助收入

C. 零余额账户用款额度　　D. 其他货币资金

6. 与其他医疗科室无直接联系的、全院公共性费用应计入（　　）。

A. 其他支出　　B. 管理费用

C. 营业外支出　　D. 待摊费用

7. 医院救护车发生的折旧费、修理费等费用应计入（　　）。

A. 其他支出　　B. 管理费用

C. 医疗业务成本　　D. 待摊费用

## 二、多项选择

1. 费用是指医院在开展医疗服务及其他活动过程中发生的(　　　)。

A. 资产耗费　　B. 资金耗费

C. 损失　　D. 人力耗费

2. 医院的费用包括（　　　）。

A. 医疗业务成本　　B. 财政项目补助支出

C. 科教项目支出　　D. 管理费用

3. （　　　）属于管理费用的核算范围。

A. 离退休经费　　B. 坏账损失

C. 印花税　　D. 房产税

4. 其他支出的核算范围包括（　　　）。

A. 财产物资盘亏　　B. 捐赠支出
C. 罚没支出　　D. 培训支出
5. 费用按其性质分类，可以划分为（　　）。
A. 人员经费　　B. 卫生材料费
C. 固定资产折旧费　　D. 无形资产摊销费
6. 支出环节的控制包括（　　）。
A. 审批控制　　B. 审核控制
C. 支付控制　　D. 核算和归档控制
7. 医院进行成本核算，还要按（　　）科室归集费用，计算各类科室成本。
A. 临床服务类科室　　B. 医疗技术类科室
C. 医疗辅助类科室　　D. 行政后勤科室

## 三、判断对错

1. 费用属于支出的一部分，成本是对象化的费用。（　）
2. 按照费用的经济用途分类是设置会计科目的依据。（　）
3. 医疗辅助科室成本是服务于临床服务类的科室所发生的费用。（　）
4. 按费用的性质分类是设置一级明细科目的依据。（　）
5. 医疗业务成本和管理费用中的人员经费和其他费用还要按《政府收支分类科目》中“支出经济分类科目”的相关科目设置二级明细科目进行明细核算。（　）
6. 医院应当建立重大支出集体决策制度和责任追究制度。（　）
7. 医院应当在本科目下设置“财政基本补助支出”备查簿，按《政府收支分类科目》中“支出功能分类科目”以及“支出经济分类科目”的相关科目，对各项归属于医疗业务成本的财政基本补助支出进行登记。（　）
8. “财政项目补助支出”科目，应按照《政府收支分类科目》中“支出经济分类科目”的相关内容设置明细科目进行明细核算。（　）

## 四、业务操作

某医院3月份发生下列业务，请作出会计分录。

1. 医院计算分配本月工资。医疗活动及其辅助活动人员工资1 000 000元，津贴500 000元，奖金1 500 000，按规定代扣代缴个人所得税30 000元，代扣代缴个人住房公积金24 000元；行政及后勤人员工资300 000元，按规定代扣代缴个人所得税5 000元，代扣代缴个人住房公积金15 000元。

2. 医院手术室领用卫生材料200 000元。

3. 医院财务部门编制3月份折旧提取表，医疗部门应提取500 000元，所提折旧费中属于财政补助资金形成的金额部分为100 000元；行政管理及后勤部门固定资产折旧，共计100 000元，属于财政补助资金形成的金额部分为50 000元，属于科教项目资金形成的金额部分为2 000元。

4. 月末，医院根据规定提取医疗风险基金，共计100 000元。

5. 月末，医院设备管理部门报来设备维修报表，本月共发生维修费100 000元，其中临床医疗科室为 80 000 元，行政科室发生 20 000 元。款项尚未支付。

6. 18 日，医院院办张某出差报销差旅费 2 000 元，付给其现金。

7. 28 日，医院用支票交行政及后勤部门电费共计 300 000 元。

8. 28 日，医院行政管理部门领用办公用品 5 000 元。

9. 1 日，东方医院出租一台 X 线设备，该设备原值 900 000 元，预计使用 6 年。该设备购买时政府财政补助 600 000 元，医院自筹资金 300 000 元。月末收到租金 10 000 元，转账收讫。

10. 18 日，物价部门向医院罚款 10 000 元，已用银行转账支付。

11. 20 日，医院研究决定向灾区捐赠价值 100 000 元的药品。

12. 22 日，医院通过银行转账支付培训费用 5 000 元。

13. 10 日，医院用财政专项补助购买一台核磁，价值 15 000 000 元，由财政直接支付。医院已收到财政国库支付执行机构委托代理银行转来的《财政直接支付入账通知书》及原始凭证。该设备已验收入库，并投入使用。

14. 14 日，医院购买一批药品，价值 28 000 元，由财政授权支付。医院收到代理银行转来的《授权支付到账通知书》，通知书中注明的授权支付额度为 30 000 元。药品已验收入库。

15. 医院用财政专项补助购买一台免疫化学分析仪，价值 29 000 元，该设备已验收入库，并投入使用。

16. 23 日，东方医院承担国家科研项目，该课题组利用拨付的课题经费购买一批试剂，价值 70 000 元，款项已通过银行支付，试剂已经到货，并验收入库。

## 项目小结

<table>
<tr><th>项目名称</th><th>项目要素</th><th>模块要素</th><th>知识、技能</th></tr>
<tr><td rowspan="9">费用核算</td><td>学习目标</td><td rowspan="9">业务描述<br>相关知识<br>操作步骤<br>实例操作</td><td rowspan="9">知识归纳：<br>1. 相关概念：费用、医疗业务成本、财政项目补助支出、管理费用、科教项目支出、其他支出<br>2. 费用的分类及内容：按性质分类、按经济用途分类、按支出功能分类，各种分类的会计意义<br>3. 支出的管理控制点<br>4. 费用的会计处理方法<br>操作流程梳理：<br>1. 设置会计科目<br>2. 会计处理</td></tr>
<tr><td>项目描述</td></tr>
<tr><td>学习要点及流程</td></tr>
<tr><td>医疗业务成本的核算</td></tr>
<tr><td>财政项目补助支出的核算</td></tr>
<tr><td>科教项目支出的核算</td></tr>
<tr><td>管理费用的核算</td></tr>
<tr><td>其他支出的核算</td></tr>
<tr><td>项目实训</td></tr>
</table>

# 项目六 基金和结余的核算

## 学习目标

知识目标：

- 了解基金和结余的概念及内容
- 了解基金的来源
- 了解结余的构成及分配的规定
- 掌握基金和结余的核算方法

技能目标：

- 会分析判断基金和结余业务的合规性
- 会进行收入业务的会计处理

**项目描述**

王东学习的最后一类业务是基金和结余核算。通过学习，王东知道“基金和结余”构成医院的净资产，它类似于企业会计中的所有者权益，但科目名称都是陌生的，各类基金的形成渠道、基金的用途差别很大，如事业基金只能弥补亏损、专用基金的医疗风险基金专门用于支付医院购买医疗风险保险发生的支出或实际发生的医疗事故赔偿等；年终结余在扣除专项补助结余后应全部分配，不像企业会计有未分配利润。张会计告诉王东：基金和结余核算业务大多是期末业务，综合性强、会计处理较复杂；限定用途的净资产在使用上政策性较强，有以下几方面的学习任务：

1. 了解基金和结余的概念、特点及分类，弄清各项基金的来源。

2. 了解基金的内容及各种基金的来源，了解各项基金的管理规定，完成事业基金、专用基金、待冲基金的会计处理。

3. 了解结余的内容，了解各项结余的概念及形成，完成财政补助结转（余）、科教项目结转（余）、本期结余及结余分配的会计处理。

## 学习要点及流程

基金和结余核算的学习内容和流程见图6-1。

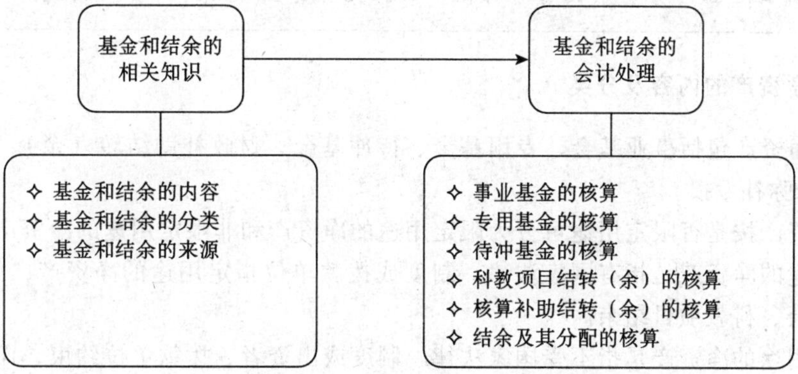


图6-1　基金和结余核算的学习内容和流程

## 相关知识

### 一、概念及特点

基金是指具有特定目的和用途的资金；结余是指收入与支出相抵后收大于支的结果。而结余只存在于医院业务活动过程中，年末按规定分配后形成基金。

> **想一想**
>
> 1. 医院的基金是广义的还是狭义的基金？
> 2. 医院的基金与资本市场的基金有何区别？

医院的基金和结余构成医院的净资产，净资产是指医院资产减去负债后的余额。医院净资产具有以下特点：

**（一）占有权和使用权的统一**

净资产是医院开展医疗活动和完成医、教、研各项任务的物质基础，是形成医院资产的基本来源。医院开展各项医、教、研活动，必须要有一定的资产作为物质保证，如房屋、设备、药品、卫生材料等支付各项费用开支所需的资金等。取得这些资产的资金来源有负债和净资产。负债是医院资产的暂时性来源，它随着款项的上缴，债务的偿还而消失；提取和分配形成的净资产则不同，一旦取得，即归医院占有和支配。医院可以用来购买固定资产和物资，也可以用来安排各项开支。其占有权和使用权是统一的。

**（二）所有权归国家所有**

医院的各项净资产虽然为医院所占有和支配，但从净资产的终极归属而言，其所有权并不属于医院本身，而是国家财政资金的重要组成部分，是国有资产。医院必须按照国家的有关规定合理、正确配置、使用、处置各项资产，如遇医院撤销或变更隶属关系，要依法进行资产评估，办理产权注销登记，并将资产收归财政按规定重新处理。

想一想

1. 占有权、使用权与所有权有何差异？
2. 为什么企业对其资产拥有所有权，而医院对其占有使用的资产则没有所有权？

## 二、净资产的内容及分类

医院的净资产包括事业基金、专用基金、待冲基金、财政补助结转（余）、科教项目结转（余）、未弥补亏损。

医院净资产按是否限定用途可分为限定用途的净资产和非限定用途的净资产。

限定用途的净资产是指有国家法律、制度或拨款单位指定用途的净资产，如专用基金、财政补助结余、科教项目结余。

非限定用途的净资产是指不受国家法律、制度或出资者、拨款单位约束，而由医院自行决定使用的净资产，如事业基金。

限定性净资产随着限定条件及时间的推移可以转化为非限定性净资产，如非财政科教项目结余解除限定后，就可以转为非限定性基金，可以由医院自行支配。

## 三、净资产的来源

医院净资产主要是由政府财政拨款、非财政科教拨款、单位、社会团体和个人捐赠，按规定从医疗业务成本中提取以及结余分配形成。

### （一）政府财政拨款

政府财政拨款包括初始拨款和后续拨款。初始拨款是指医院起初开办时国家财政的投入，它构成医院最初的净资产来源。后续拨款包括基建拨款和专项经费拨款。基本建设拨款是指按照国家有关规定，医院用属于基本建设范围内的基本建设预算拨款购建的固定资产。专项经费拨款是指以财政预算拨款给医院的财政专项补助和上级主管部门或上级单位拨给医院的指定专项用途的专款形成的净资产。

### （二）非财政科教拨款

由财政部门以外的部门或单位取得的，具有指定用途的科研、教学项目收入形成的净资产。

### （三）有关单位、社会团体和个人的捐赠

医院在开展医疗、科研、教学业务活动过程中，接受其他单位、社会团体或个人捐赠的货币、实物等，这些捐赠形成医院的净资产。

### （四）从医疗业务成本中提取

医院按照医疗收入的一定比例从医疗业务成本提取的有专项用途的医疗风险基金形成的净资产。

### （五）结余分配

收支结余是医院除财政项目补助收支、非财政科教项目收支以外的各项收入减去各项费用后的余额。年末，将结余按规定进行分配，增加事业基金和职工福利基金，形成医院的净资产。

# 模块一　基金的核算

## 业务描述

了解基金的内容及各种基金的来源，了解各项基金的管理规定，熟练进行事业基金、专用基金、待冲基金的会计处理。

## 业务一　事业基金的核算

### 学习要点及流程

事业基金的学习内容见图 6－2。

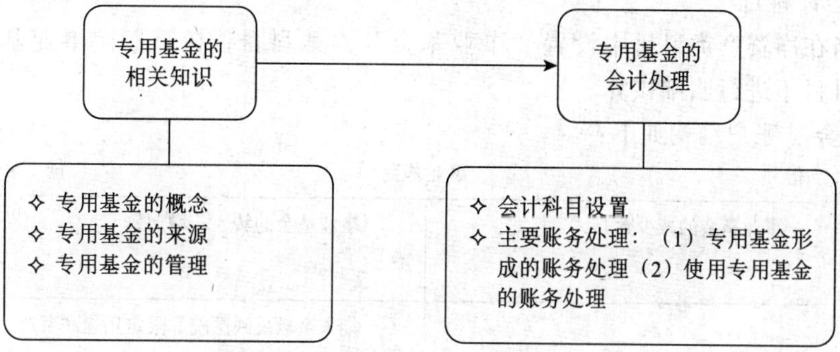


图 6－2　事业基金的学习内容

### 相关知识

#### 一、事业基金的概念及用途

事业基金，即医院按规定用于事业发展的净资产。主要包括结余分配转入资金（不包括财政基本支出补助结转）和非财政科教项目结余解除限定后转入的资金等。

事业基金没有限定用途，可以起到平衡预算的作用。事业基金按规定用于弥补亏损，用于弥补亏损的最高限额为事业基金扣除医院非财政补助资金和科教项目资金形成的固定资产、无形资产和开办费等资产净值。

> **想一想**
>
> 设定事业基金弥补亏损的最高限额有何意义？

## 二、事业基金的来源

事业基金属于非限定用途的净资产，其主要来源是：

（1）专用基金在完成其限定项目后的结余，经主管部门或财政部门批准转入留用部分形成事业基金。

（2）医院结余分配转入。

（3）项目已完工的专项拨款结余，按规定或经主管部门、财政部门批准留用转入。

## 三、事业基金的管理

医院应加强对事业基金管理，统筹安排，合理使用。

（1）事业基金的取得不应挤占其他各项基金，必须按照相关规定提取。

（2）不得将事业基金违规用于各种职工福利性支出。

（3）事业基金滚存结余较多的情况下，应将一定的事业基金纳入医院年度预算，统筹安排。

**操作步骤**

1. 设置会计科目

医院应当在净资产类科目中设置“事业基金”总账科目，核算医院事业基金的增减变动情况。该科目不进行明细核算。

“事业基金”账户结构如下：

| 借 | 事业基金　　　　　　贷 |
|---|---|
| 事业基金的减少数 | 事业基金的转入、增加数 |
| | 期末余额反映医院非限定用途净资产的金额 |

2. 会计处理

（1）按规定将科教项目结项后的结余资金转入事业基金时：

借：科教项目结转（余）

　　贷：事业基金

（2）年末，将当年未分配结余转入事业基金时：

借：结余分配——转入事业基金

　　贷：事业基金

（3）年末，用事业基金弥补亏损时：

借：事业基金

　　贷：结余分配——事业基金弥补亏损

医院发生需要调整以前年度结余的事项，凡国家另有规定的，从其规定；没有规定的，应通过“事业基金”进行核算，并在会计报表附注中予以说明。

### 实例操作

【例 6－1】2013 年 12 月 31 日，东方医院某项科研经费在该科研项目完成后仍有专项结余 20 000 元，按规定转入事业基金。财会部门根据有关凭证，作如下会计分录：

借：科教项目结转（余）　　20 000

　　贷：事业基金　　20 000

【例 6－2】年终，结余分配应转入事业基金 600 000 元。财会部门根据有关凭证，作如下会计分录：

借：结余分配——转入事业基金　　600 000

　　贷：事业基金　　600 000

【例 6－3】年终，医院亏损 20 000 元，按规定用事业基金进行弥补。财会部门根据有关凭证，作如下会计分录：

借：事业基金　　20 000

　　贷：结余分配——事业基金弥补亏损　　20 000

## 业务二　专用基金的核算

### 学习要点及流程

专用基金的学习内容见图 6－3。

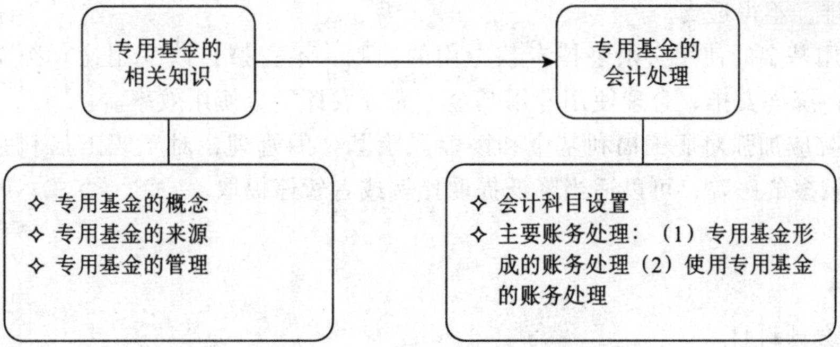


图 6－3　专用基金的学习内容

### 相关知识

#### 一、专用基金的概念

专用基金是指医院按照规定设置、提取具有专门用途的净资产。主要包括职工福利基金、医疗风险基金和其他专用基金。

## 二、专用基金的来源

各项专用基金的形成渠道是不同的。

（1）职工福利基金是按业务收支结余（不包括财政基本支出补助结转）的一定比例提取形成的，专门用于职工集体福利设施和集体福利待遇。

（2）医疗风险基金是按医疗收入的一定比例从医疗业务成本中计提形成的，专门用于支付医院购买医疗风险保险支出或实际发生的医疗事故赔偿金。医院累计提取的医疗风险基金比例不应超过当年医疗收入的1‰~3‰。具体比例可由省（自治区、直辖市）财政部门与主管部门根据当地实际情况制定。

医疗风险基金提取与使用的注意事项：

第一，医疗风险基金必须按年提取。

第二，医疗风险基金累计滚存结余额度，不应超过当年医疗收入的1‰~3‰。

第三，医疗风险基金滚存结余不足以支付医疗事故赔偿额的，超支部分可以按规定从医疗业务成本中列支。

第四，应由责任人承担支付义务或由承保机构承担的保险费用，应由相关责任人或承保机构支付。

（3）其他专用基金是按照有关规定提取、设置形成的。

## 三、专用基金的管理

（1）职工福利基金的提取比例应低于转入事业基金的比例。具体比例可由省（自治区、直辖市）主管部门会同财政部门确定。

（2）医院专用基金应先提后用，即专用基金应当根据规定的来源渠道，在取得了资金以后才能安排，不得透支。

（3）专用基金的使用必须坚持专款专用的原则，不得擅自改变用途。医院应根据实际情况和需要，统筹安排、合理使用专用基金，充分发挥资金使用效率。

（4）医院应加强对职工福利基金和医疗风险基金的管理，对于职工福利基金和医疗风险基金滚存较多的医院，可以适当降低提取比例或者暂停提取。

## 操作步骤

1. 设置会计科目

医院应当在净资产类科目中设置“专用基金”总账科目，核算医院专用基金的增减变动和结存及使用情况，在总账科目下按专用基金的类别设置明细科目，进行明细核算。

“专用基金”账户结构如下：

借　　　　专用基金　　　　贷

| 借 | 贷 |
| --- | --- |
| 专用基金的支出、减少数 | 专用基金的提取、转入的增加数 |
| | 期末余额反映医院按规定设置、提取的具有专门用途净资产的金额 |

2. 会计处理

(1) 按照有关规定提取职工福利基金时：

借：结余分配——提取职工福利基金

贷：专用基金——职工福利基金

(2) 按照有关规定提取医疗风险基金时：

借：医疗业务成本

贷：专用基金——医疗风险基金

(3) 按规定使用专用基金时：

借：专用基金

贷：银行存款

所提取的医疗风险基金不足支付时，按照超出部分的金额：

借：医疗业务成本

贷：银行存款

**实例操作**

【例6-4】2013年12月31日，东方医院结余18 500 000元，按照当地规定提取40%转入职工福利基金，其余转入事业基金。财会部门根据有关凭证，作如下会计分录：

借：结余分配——提取职工福利基金 7 400 000

结余分配——转入事业基金 11 100 000

贷：专用基金——职工福利基金 18 500 000

【例6-5】2013年12月31日，东方医院医疗收入895 000 000元，按照医院财务制度规定，医院提取医疗风险基金，期末提取比例为2‰。财会部门根据有关凭证，作如下会计分录：

借：医疗业务成本——提取医疗风险基金 1 790 000

贷：专用基金——医疗风险基金 1 790 000

【例6-6】某医院为医疗业务人员办理医疗风险保险，保险金额为60 000元。财会部门根据有关凭证，作如下会计分录：

借：专用基金——医疗风险基金 60 000

贷：银行存款 60 000

## 业务三 待冲基金的核算

**学习要点及流程**

待冲基金的学习内容见图6-4。

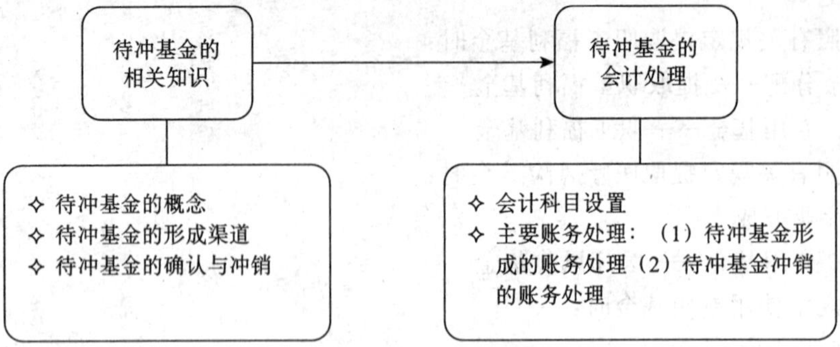


图 6－4　待冲基金的学习内容

## 相关知识

### 一、待冲基金的概念

待冲基金是财政补助收入和科教项目收入形成的资本性支出净值。即医院使用财政补助、科教项目收入购建固定资产、无形资产或购买药品、卫生材料等物资所形成的，留待计提资产折旧、摊销或领用发出库存物资时予以冲减的基金。

### 二、待冲基金的形成渠道

待冲基金有两种形成渠道。一是政府财政拨款购建固定资产、无形资产或购买药品、卫生材料等物资所形成的；二是财政部门以外的部门或单位拨入科教资金购建固定资产、无形资产或购买药品、卫生材料等物资所形成的。反映国家对医院的投入程度，以及非财政部门或其他部门对医院科研、教学的支持程度。

### 三、待冲基金的确认与冲销

待冲基金应当在使用财政补助、科教项目收入购建固定资产、无形资产或购买药品、卫生材料等物资发生支出时予以确认，并在相关固定资产、无形资产按期计提折旧、摊销或领用发出库存物资时予以冲减。领用发出库存物资一并冲减的待冲基金金额为发出库存物资所对应的待冲基金金额。随相关固定资产、无形资产各期计提折旧、摊销一并冲减的待冲基金金额按照以下公式计算确定：

相关资产计提折旧、摊销时应冲减的待冲基金金额＝相关资产应计提的折旧、摊销额×相关资产入账成本中财政补助资金或科教项目资金所占的比例

相关固定资产和无形资产在提足折旧、足额摊销前处置、盘亏的，以及相关库存物资在领用发出前发生盘亏、变质、毁损的，应当在将该资产予以冲销的同时，将该资产所对应的尚未冲减完毕的待冲基金一并冲销。

## 操作步骤

1. 设置会计科目

医院应当在净资产类科目中设置“待冲基金”总账科目，核算待冲基金的增减变动情

况，在总账科目下设置“待冲财政基金”和“待冲科教项目基金”两个明细科目，进行明细核算。其中，“待冲财政基金”明细科目核算使用财政补助购建固定资产、无形资产或购买药品、卫生材料等物资所形成的，留待计提资产折旧、摊销或领用发出库存物资时予以冲减的基金；“待冲科教项目基金”明细科目核算使用科教项目收入购入固定资产、无形资产或购买药品、卫生材料等物资所形成的，留待计提资产折旧、摊销或领用发出库存物资时予以冲减的基金。

“待冲基金”账户结构如下：

| 借 | 待冲基金　　　　　贷 |
|---|---|
| 待冲基金的冲销、减少数 | 待冲基金的增加数 |
| | 期末余额反映医院尚未冲减完毕的待冲基金数额 |

2. 会计处理

（1）使用财政补助资金为购建固定资产、无形资产或购买药品、卫生材料等库存物资发生支出时，按照实际支出金额：

借：财政项目补助支出

　　贷：财政补助收入/零余额账户用款额度/银行存款

同时，借：在建工程/固定资产/无形资产/库存物资

　　　　贷：待冲基金——待冲财政基金

（2）使用科教项目资金为购入固定资产、无形资产或购买药品、卫生材料等库存物资发生支出时，按照实际支出金额：

借：科教项目支出

　　贷：银行存款

同时，借：在建工程/固定资产/无形资产/库存物资

　　　　贷：待冲基金——待冲科教项目基金

（3）财政补助、科教项目资金形成的固定资产、无形资产计提折旧、摊销时，按照财政补助、科教项目资金形成的金额部分，借记“待冲基金”科目，按照应提折旧、摊销额中的其余金额部分，借记“医疗业务成本”、“管理费用”等科目，按照应计提的折旧、摊销额，贷记“累计折旧”、“累计摊销”科目。

会计分录：

借：待冲基金

　　医疗业务成本

　　管理费用

　　贷：累计折旧

　　　　累计摊销

（4）领用、发出财政补助、科教项目资金形成的库存物资时，按发出物资所对应的待冲基金数额：

借：待冲基金

贷：库存物资

（5）处置、盘亏财政补助、科教项目资金形成的固定资产、无形资产，以及财政补助、科教项目资金形成的库存物资发生盘亏、变质、毁损的，应当在进行相关会计处理的同时，按该项资产对应的尚未冲减完毕的待冲基金数额：

借：待冲基金

贷：固定资产/无形资产/库存物资

**操作步骤**

【例6-7】2013年7月31日，东方医院用财政直接支付方式购买一台彩色超声诊断仪，价值2 500 000元，该设备已验收入库，并投入使用。财会部门根据有关凭证，作如下会计分录：

借：财政项目补助支出——项目支出——医疗卫生　　2 500 000

贷：财政补助收入——项目支出　　2 500 000

同时，借：固定资产——专业设备　　2 500 000

贷：待冲基金——待冲财政基金　　2 500 000

【例6-8】东方医院承担国家科研项目，该课题组利用拨付的课题经费购买一批试剂，价值100 000元，款项已通过银行支付，试剂已经到货，并验收入库。财会部门根据有关凭证，作如下会计分录：

借：科教项目支出——科研项目支出　　100 000

贷：银行存款　　100 000

同时，借：库存物资——卫生材料　　100 000

贷：待冲基金——待冲科教项目基金　　100 000

【例6-9】承接【例6-7】该彩超使用年限为5年，月初提取折旧，财会部门根据有关凭证，作如下会计分录：

借：待冲基金——待冲财政基金　　41 667

贷：累计折旧　　41 667

【例6-10】承接【例6-8】，检验科领用该试剂20 000元，用于课题实验。财会部门根据有关凭证，作如下会计分录：

借：待冲基金——待冲科教项目基金　　20 000

贷：库存物资——卫生材料　　20 000

【例6-11】承接【例6-8】，剩余试剂盘库时盘亏200元，财会部门根据有关凭证，作如下会计分录：

借：待处理财产损溢——待处理流动资产损溢　　200

贷：库存物资——卫生材料　　200

借：待冲基金——待冲科教项目基金　　200

贷：待处理财产损溢——待处理流动资产损溢　　200

# 模块二 结余的核算

## 业务描述

了解结余的内容，了解各项结余的概念及形成，熟练进行财政补助结转（余）、科教项目结转（余）、本期结余及结余分配的会计处理。

## 业务一 财政补助结转（余）的核算

### 相关知识

财政补助结转（余）是指医院历年滚存的有限定用途的财政补助结转和结余资金，包括基本支出结转、项目支出结转和项目支出结余。财政补助结余反映了医院对政府财政拨款的使用情况。

**想一想**

实际工作中财政基本支出结转是否会有结余？为什么？

### 操作步骤

1. 设置会计科目

医院应当在净资产类科目中设置“财政补助结转（余）”总账科目，核算医院历年滚存的财政补助结转和结余资金，并在总账科目下设“财政补助结转”和“财政补助结余”两个一级明细科目，进行明细核算。

其中：“财政补助结转”一级明细科目下应设置“基本支出结转”、“项目支出结转”两个二级明细科目。“基本支出结转”二级明细科目下应按照《政府收支分类科目》中“支出功能分类科目”的相关科目进行明细核算。“项目支出结转”二级明细科目下应按照《政府收支分类科目》中“支出功能分类科目”的“医疗卫生”、“科学技术”、“教育”等相关科目以及具体项目进行明细核算。“财政补助结余”一级明细科目下应当按照《政府收支分类科目》中“支出功能分类科目”的相关科目进行明细核算。

“财政补助结转（余）”账户结构如下：

| 借　　　　　　财政补助结转(余) | 贷 |
|---|---|
| 登记财政项目补助支出结转数 | 登记财政项目补助收入结转数 |
| | 期末余额反映医院财政补助结转和结余资金数额 |

2. 会计处理

（1）期末，将本期财政项目补助收入结转入财政补助结转（余）时：

借：财政补助收入——项目支出

　　贷：财政补助结转（余）——财政补助结转——项目支出结转

将本期财政项目补助支出结转入财政补助结转（余）时：

借：财政补助结转（余）——财政补助结转——项目支出结转

　　贷：财政项目补助支出

（2）年末，将本年财政基本补助结转转入财政补助结转（余）时，按“财政补助收入——基本支出”明细科目本年发生额减去“医疗业务成本”、“管理费用”科目下“财政基本补助支出”备查簿中登记的本年发生额合计后的金额：

借：本期结余

　　贷：财政补助结转（余）——财政补助结转——基本支出结转

（3）年末，完成上述（1）、（2）结转后，应当对本科目下“财政补助结转——项目支出结转”明细科目下所属各明细项目的执行情况进行分析，按照有关规定将符合财政补助结余资金性质的对应项目的贷方余额转入本科目下“财政补助结余”明细科目。按照各项目结转金额：

借：财政补助结转（余）——财政补助结转——项目支出结转——××项目

　　贷：财政补助结转（余）——财政补助结余

（4）按规定向主管部门等上缴财政补助结转和结余资金、注销财政补助结转和结余额度等时，按实际上缴资金数额或注销的资金额度数额：

借：财政补助结转（余）

　　贷：财政应返还额度/零余额账户用款额度/银行存款

**实例操作**

【**例 6－12**】年末，将财政补助收入（项目支出）、财政项目补助支出结转，财会部门根据有关凭证，作如下会计分录：

借：财政补助收入——项目支出　　20 000 000

　　贷：财政补助结转（余）——财政补助结转——项目支出结转　　20 000 000

借：财政补助结转（余）——财政补助结转——项目支出结转　　22 580 000

　　贷：财政项目补助支出——项目支出　　22 580 000

【**例 6－13**】2013 年，财政部门拨付医院基本补助 40 000 000 元，年末，查阅“医疗业务成本”、“管理费用”科目下“财政基本补助支出”备查簿中登记的本年发生额合计为 36 000 000 元，本年“财政补助结转（余）——财政补助结转——基本支出结转”的发生额为 36 000 000 元，剩余 4 000 000 元，应转出本期结余。财会部门根据有关凭证，作如下会计分录：

借：本期结余　　4 000 000

　　贷：财政补助结转（余）——财政补助结转——基本支出结转　　4 000 000

实际工作中，财政基本支出补助收入主要用于离退休人员费用和政策性亏损补贴，不会有剩余。

**【例 6－14】** 年末，医院某财政授权支付项目补助结余 40 000 元，财会部门根据有关凭证，作会计分录如下：

借：财政补助结转（余）——财政补助结转——项目支出结转　　40 000

　　贷：财政补助结转（余）——财政补助结余　　40 000

**【例 6－15】** 承 **【例 6－14】**，次年按规定向主管部门上缴财政补助结余资金，财会部门根据有关凭证，作如下会计分录：

借：财政补助结转（余）——财政补助结余　　40 000

　　贷：零余额账户用款额度　　40 000

## 业务二　科教项目结转（余）的核算

### 相关知识

科教项目结转（余）是指医院尚未结项的非财政资助科研、教学项目累计所取得收入减去累计发生支出后的，留待下期按原用途继续使用的结余资金，以及医院已经结项但尚未解除限定的、非财政科教项目结余资金。包括科研结余资金、教学结余资金。

科教项目资金来源于科研管理部门、上级主管部门及其他单位，这里的"项目"，指医院从财政部门以外的部门或单位取得的、具有指定用途、项目完成后需要报送有关项目资金支出决算和使用效果书面报告的资金所对应的项目。这里的"累计发生支出"，指使用非财政科研、教学项目收入累计所发生的支出。

### 操作步骤

1. 设置会计科目

医院应当在净资产类科目中设置"科教项目结转（余）"总账科目，核算医院尚未结项的非财政资助科研、教学项目累计所取得收入减去累计发生支出后的，留待下期按原用途继续使用的结转资金，以及医院已经结项但尚未解除限定的非财政科教项目结余资金。在总账科目下设置"科研项目结转（余）"和"教学项目结（转）余"两个明细科目，并按具体项目进行明细核算。

"科教项目结转（余）"账户结构如下：

借　　　　科教项目结转(余)　　　　贷

| | |
|---|---|
| 登记科教项目支出结转数 | 登记科教项目收入结转数 |
| | 期末余额反映医院留待下期按原用途继续使用的非财政科研、教学项目结转资金数额以及尚未解除限定的非财政科研、教学项目结余资金数额 |

2. 会计处理

（1）期末，结转本期科教项目收入：

借：科教项目收入

　　贷：科教项目结转（余）

（2）期末，结转本期科教项目支出：

借：科教项目结转（余）

　　贷：科教项目支出

（3）科教项目结项后如有结余资金并解除限定可以转入事业基金的，按照结转金额：

借：科教项目结转（余）

　　贷：事业基金

**实例操作**

【例 6－16】月末，结转科教项目收入贷方余额 14 600 000 元，财会部门根据有关凭证，作如下会计分录：

借：科教项目收入　　　　14 600 000

　　贷：科教项目结转（余）——科研项目结转　　　　14 600 000

【例 6－17】月末，结转科教项目支出借方余额 2 993 800 元，财会部门根据有关凭证，作如下会计分录：

借：科教项目结转（余）——科研项目结转　　　　2 993 800

　　贷：科教项目支出　　　　2 993 800

【例 6－18】某项科研经费在该科研项目完成后仍有专项补助结余 20 000 元，按规定转入事业基金。财会部门根据有关凭证，作如下会计分录：

借：科教项目结转（余）　　　　20 000

　　贷：事业基金　　　　20 000

## 业务三　本期结余的核算

**相关知识**

本期结余是指医院本期除财政项目补助收支、科教项目收支以外的各项收入减去各项费用后的结余。年末，将本期结余进行分配就形成了医院的净资产。用公式表示：

本期结余 = 医疗收入 + 财政基本支出补助收入 - 医疗业务成本 - 管理费用 + 其他收入 - 其他支出

可用于分配结余 = 本期结余 - 财政基本补助结转

结余是医院的经营成果，是增加医院事业基金的资金来源。公立医院作为国家的公益性事业，是非营利性单位，但是并不等于医院没有盈利，盈利是医院实现可持续发展的前提，没有盈利，医院不可能实现良性发展。假如医院长期出现亏损，必将影响其正常的医疗活动，进而影响医院公益性的发挥。所以，在财政补偿不足的情况下，医院在保证社会效益的前提下，必须加强对财务收支的管理、控制和核算，必须注意医院的经济效益。

## 操作步骤

1. 设置会计科目

医院应当在净资产类科目中设置“本期结余”总账科目，核算医院本期除财政项目补助收支、科教项目收支以外的各项收入减去各项费用后的结余。该科目可不进行明细核算。

“本期结余”账户结构如下：

本期结余

| 借 | 贷 |
| --- | --- |
| 登记各项支出的转入数 | 登记各项收入的转入数 |
| 期末余额反映医院自年初至报告期末累计实现的业务亏损 | 期末余额反映医院自年初至报告期末累计实现的业务结余 |

年末结转后，本科日应无余额。

2. 会计处理

（1）期末，应将除财政项目补助收支、科教项目收支以外的其他各收入、费用类科目的本期发生额结转入本期结余。按照应结转的各收入类科目的本期发生额：

借：医疗收入

　　财政补助收入——基本支出

　　其他收入

　　贷：本期结余

同时，按照应结转的各费用类科目的本期发生额：

借：本期结余

　　贷：医疗业务成本

　　　　管理费用——其他支出

（2）年末，经过上述（1）结转后，首先，应将本年财政基本补助结转转入财政补助结转（余），按“财政补助收入——基本支出”明细科目本年发生额减去“医疗业务成本”、“管理费用”科目下“财政基本补助支出”备查簿中登记的本年发生额合计后的金额：

借：本期结余

　　贷：财政补助结转（余）——财政补助结转（基本支出结转）

其次，将扣除财政基本补助结转后本年实现的业务结余（或发生的业务亏损）结转入结余分配。如扣除财政基本补助结转后本科目为贷方余额（即为本年实现的业务结余）：

借：本期结余

　　贷：结余分配

如扣除财政基本补助结转后本科目为借方余额（即为本年发生的业务亏损）：

借：结余分配

　　贷：本期结余

**实例操作**

【例6－19】月末，将“医疗收入”、“财政补助收入——基本支出”、“其他收入”账户余额转入“本期结余”科目。财会部门根据有关凭证，作如下会计分录：

借：医疗收入　　30 000 000

　　财政补助收入——基本支出　　1 000 000

　　其他收入　　500 000

　　贷：本期结余　　31 500 000

【例6－20】月末，将“医疗业务成本”、“管理费用”、“其他支出”账户余额转入“本期结余”科目。财会部门根据有关凭证，作如下会计分录：

借：本期结余　　20 000 000

　　贷：医疗业务成本　　18 000 000

　　　　管理费用　　1 500 000

　　　　其他支出　　500 000

【例6－21】年末，查阅“医疗业务成本”、“管理费用”科目下“财政基本补助支出”备查簿中登记的本年发生额合计后的金额分别为16 000 000元和20 000 000元，财政补助收入中基本补助为40 000 000元。财会部门根据有关凭证，作如下会计分录：

借：本期结余　　4 000 000

　　贷：财政补助结转（余）——财政补助结转——基本支出结转　　4 000 000

【例6－22】年末，“本期结余”账户余额为贷方16 119 180元，已扣除财政补助中基本补助的结余。将“本期结余”账户余额转入“结余分配”科目。财会部门根据有关凭证，作如下会计分录：

借：本期结余　　16 119 180

　　贷：结余分配　　16 119 180

【例6－23】2013年12月31日，东方医院按照规定超过控制指标，应缴超标款20 000 000元，财会部门根据有关凭证，作如下会计分录：

借：本期结余　　20 000 000

　　贷：应缴款项　　20 000 000

**提　示**

由于直接减少本期结余，在收入费用总表中在“减：财政基本补助结转”后加一行“减：应缴款项”。

# 业务四　结余分配的核算

**相关知识**

医院的结余应按照规定进行分配，如实现结余的，可以按照国家有关规定提取事业基金和职工福利基金；如发生亏损的，应由事业基金弥补，不得进行其他分配；事业基金不足以弥补的，转入未弥补亏损。国家另有规定的，从其规定。

属于财政项目补助收支结余、科教项目收支结余结转下年继续使用。

医院应加强结余资金的管理，按照国家规定正确计算与分配结余。医院结余资金应按规定纳入单位预算，在编制年度预算和执行中需追加预算时，按照财政部门的规定安排使用。医院动用财政项目补助收支结余，应严格执行财政部门有关规定和报批程序。

**操作步骤**

1. 设置会计科目

医院应当在净资产类科目中设置“结余分配”总账科目，核算医院当年提取职工福利基金、未分配结余结转事业基金、用事业基金弥补亏损等的情况和结果。在总账科目下设置“事业基金弥补亏损”、“提取职工福利基金”、“转入事业基金”等明细科目，进行明细核算。

“结余分配”账户结构如下：

借　　　　　　　　结余分配　　　　　　　　贷

| | |
|---|---|
| 登记分配数 | 登记结转数和待分配结余 |
| 年末余额表示医院累计未弥补的亏损 | |

年末将未分配结余转入事业基金后，本科目一般应无余额。

2. 会计处理

(1) 年末，将本年扣除财政基本补助结转后实现的业务结余结转入结余分配时：

借：本期结余

　　贷：结余分配

将本年扣除财政基本补助结转后发生的业务亏损结转入结余分配时：

借：结余分配

　　贷：本期结余

(2) 经过上述 (1) 结转后，本科目为贷方余额的，可以按国家有关规定提取职工福利基金，剩余部分转入事业基金。提取职工福利基金时：

借：结余分配——提取职工福利基金

贷：专用基金

将提取职工福利基金后本科目的贷方余额转入事业基金时：

借：结余分配——转入事业基金

贷：事业基金

（3）经过上述（1）结转后，本科目为借方余额的，应由事业基金弥补，不得进行其他分配；事业基金不足以弥补的，为累计未弥补亏损。以事业基金弥补亏损时：

借：事业基金

贷：结余分配——事业基金弥补亏损

### 实例操作

【例 6－24】年末，本年扣除财政基本补助结转后实现的业务结余 16 119 180 元，结转至结余分配，财会部门根据有关凭证，作如下会计分录：

借：本期结余　　16 119 180

贷：结余分配　　16 119 180

【例 6－25】年末，“本期结余”账户贷方余额 16 119 180 元转入“结余分配”科目。按规定提取职工福利基金，提取比例为 40%，剩余部分转入事业基金。财会部门根据有关凭证，作如下会计分录：

借：结余分配——提取职工福利基金　　6 447 672

——转入事业基金　　9 671 508

贷：专用基金——职工福利基金　　6 447 672

事业基金　　9 671 508

【例 6－26】年末，某医院“本期结余”账户借方余额 500 000 元，出现亏损，将其转入“结余分配”科目。用事业基金弥补亏损。财会部门根据有关凭证，作会计分录如下：

将本期结余转入结余分配：

借：结余分配　　500 000

贷：本期结余　　500 000

用事业基金弥补亏损时：

借：事业基金　　500 000

贷：结余分配——事业基金弥补亏损　　500 000

【例 6－27】年末，假如医院“本期结余”账户借方余额 500 000 元，出现亏损，将其转入“结余分配”科目。该医院事业基金只能弥补 450 000 元。财会部门根据有关凭证，作如下会计分录：

将本期结余转入结余分配：

借：结余分配——事业基金弥补亏损　　500 000

贷：本期结余　　500 000

用事业基金弥补亏损时：

借：事业基金　　450 000

贷：结余分配——事业基金弥补亏损　　450 000

# 项目实训

## 一、单项选择

1. (　　) 是非限定用途的基金。

A. 待冲基金　　B. 财政补助结转 (余)

C. 科教项目结转 (余)　　D. 事业基金

2. 可以用于弥补亏损的净资产是 (　　)。

A. 待冲基金　　B. 其他专用基金

C. 科教项目结转 (余)　　D. 事业基金

3. 事业基金按规定用于弥补亏损的最高限额为 (　　)。

A. 事业基金扣除医院财政补助资金形成的固定资产、无形资产和开办费等资产净值

B. 事业基金扣除医院科教项目资金形成的固定资产、无形资产和开办费等资产净值

C. 事业基金扣除医院财政补助资金和科教项目资金形成的固定资产、无形资产和开办费等资产净值

D. 事业基金扣除医院非财政补助资金和科教项目资金形成的固定资产、无形资产和开办费等资产净值

4. 医院发生需要调整以前年度结余的事项，凡国家另有规定的，从其规定；没有规定的，应通过 (　　) 进行核算，并在会计报表附注中予以说明。

A. 待冲基金　　B. 专用基金

C. 本期结余　　D. 事业基金

5. 医院累计提取的医疗风险基金比例不应超过当年医疗收入的(　　)。

A. 1‰ ~3‰　　B. 2‰ ~4‰

C. 1% ~3%　　D. 2% ~4%

6. 医疗风险基金滚存结余不足以支付医疗事故赔偿额的，超支部分计入 (　　)。

A. 专用基金——医疗风险基金　　B. 医疗业务成本

C. 专用基金——其他专用基金　　D. 事业基金

7. 处置、盘亏财政补助、科教项目资金形成的固定资产、无形资产，以及财政补助、科教项目资金形成的库存物资发生盘亏、变质、毁损的，在冲销资产的同时要一并冲减 (　　)。

A. 事业基金　　B. 科教项目结转 (余)

C. 待冲基金　　D. 财政补助结转 (余)

8. 按规定向主管部门等上缴财政补助结转和结余资金、注销财政补助结转和结余额度等时，按实际上缴资金数额或注销的资金额度数额，借记“财政补助结转 (余)”科目，贷记 (　　) 科目。

A. 财政应返还额度　　B. 零余额账户用款额度

C. 银行存款　　D. 应缴款项

## 二、多项选择

1. 医院的基金包括（　　）。
A. 事业基金　　B. 专用基金
C. 待冲基金　　D. 财政补助结转（余）
2. 医院的净资产包括（　　）。
A. 事业基金　　B. 专用基金
C. 科教项目结转（余）　　D. 未弥补亏损
3. 事业基金的来源包括（　　）。
A. 从结余中提取　　B. 从医疗业务成本中提取
C. 财政拨入　　D. 专项资金结余转入
4. 专用基金主要包括（　　）。
A. 职工福利基金　　B. 医疗风险基金
C. 院长基金　　D. 其他专用基金
5. 关于科教项目结转（余）的核算内容，下列（　　）说法是正确的。
A. 医院尚未结项的非财政资助科研项目累计所取得收入减去累计发生支出后的，留待下期按原用途继续使用的结余资金
B. 医院尚未结项的非财政资助教学项目累计所取得收入减去累计发生支出后的，留待下期按原用途继续使用的结余资金
C. 医院已经结项但尚未解除限定的、非财政科教项目结余资金
D. 医院已经结项并解除限定的、非财政科教项目结余资金
6. 计算医疗结余的收入和费用项目包括（　　）。
A. 医疗收入　　B. 财政基本支出补助收入
C. 医疗业务成本　　D. 管理费用
7. 计算本期结余的项目有（　　）。
A. 医疗结余　　B. 其他收入
C. 财政基本补助结转　　D. 其他支出
8. "结余分配"总账科目下设（　　）明细科目。
A. 事业基金弥补亏损　　B. 提取职工福利基金
C. 转入事业基金　　D. 未分配结余

## 三、判断对错

1. 医院的结余只存在于医院业务活动过程中，年末按规定分配后形成基金。所以净资产包括基金和未弥补的亏损。（　　）
2. 医院可以占有和使用其经营的资产，所以对净资产拥有所有权。（　　）
3. 待冲基金是财政补助收入和科教项目收入形成的资本性支出净值。（　　）
4. 职工福利基金可以用于职工个人福利和集体福利。（　　）
5. 事业基金也可以用于各种职工福利性支出。（　　）
6. 事业基金滚存结余较多的情况下，应将一定的事业基金纳入医院年度预算，统筹安

排。 (    )

7. 对于职工福利基金和医疗风险基金滚存较多的医院，可以适当降低提取比例或者暂停提取。 (    )

8. 年末，“结余分配”账户一般无余额，如有余额一定在借方，反映医院未弥补的亏损。 (    )

## 四、业务操作

某医院发生下列业务，请作出会计分录。

1. 2013 年 12 月 31 日，医院某项科研经费在该科研项目完成后仍有专项结余 10 000 元，按规定转入事业基金。

2. 2013 年 12 月 31 日，医院医疗收入 1 165 000 000 元，按照医院财务制度规定，医院提取医疗风险基金，期末提取比例为 2‰。

3. 医院为医疗业务人员办理医疗风险保险，保险金额为 60 000 元，转账支付。

4. 医院用财政直接支付方式购买一台彩色超声诊断仪，价值3 500 000元，该设备已验收入库，并投入使用。

5. 医院承担国家科研项目，该课题组利用拨付的课题经费购买一批试剂，价值 80 000 元，款项已通过银行支付，试剂已经到货，并验收入库。

6. 接第 4 笔业务，如果该彩超使用年限为 5 年，提取本月折旧。

7. 接第 5 笔业务，检验科领用该试剂 20 000 元，用于课题实验。

8. 接第 5 笔业务，剩余试剂盘库时盘亏 200 元。

9. 年末，将财政补助收入（项目支出）30 000 000 元、财政项目补助支出 22 580 000 元按规定结转。

10. 2013 年，财政部门拨付医院基本补助 50 000 000 元，年末，查阅“医疗业务成本”、“管理费用”科目下“财政基本补助支出”备查簿中登记的本年发生额合计为 46 000 000 元，本年“财政补助结转（余）——财政补助结转——基本支出结转”的发生额为 46 000 000 元，剩余 4 000 000 元，应转出本期结余。

11. 年末，经查医院某财政授权支付项目补助结余 40 000 元，按规定转账。

12. 接第 11 笔业务，次年按规定向主管部门上缴财政补助结余资金，已办妥。

13. 月末，结转科教项目收入贷方余额 300 000 元，科教项目支出借方余额 1 995 000 元。

14. 某项科研经费在该科研项目完成后仍有专项补助结余 15 000 元，按规定转入事业基金。

15. 月末，有关收入、费用类账户发生额如下表，按规定转入本期结余。

| 账户名称 | 借方发生额 | 贷方发生额 |
|---|---|---|
| 医疗收入 | | 32 000 000 |
| 财政补助收入——基本支出 | | 1 000 000 |
| 其他收入 | | 300 000 |
| 医疗业务成本 | 17 000 00 | |
| 管理费用 | 1600 000 | |
| 其他支出 | 400 000 | |

16. 年末，“本期结余”账户余额为贷方 16 800 200 元，已扣除财政补助中基本补助的结余。将“本期结余”账户余额转入“结余分配”科目。

17. 年末，本年扣除财政基本补助结转后实现的业务结余 16 800 200 元，结转至结余分配账户。

18. 年末，可供分配的业务结余为 16 800 200 元。按规定提取职工福利基金，提取比例为 40%，剩余部分转入事业基金。

19. 某医院“本期结余”账户借方余额 600 000 元，出现亏损，将其转入“结余分配”科目；假如医院事业基金只能弥补 480 000 元，用事业基金补亏。

## 项目小结

<table>
<tr><th>项目名称</th><th>项目要素</th><th>模块要素</th><th>知识、技能</th></tr>
<tr><td rowspan="6">收入核算</td><td>学习目标</td><td rowspan="6">业务描述<br>相关知识<br>操作步骤<br>实例操作</td><td rowspan="6">知识归纳：<br>1. 相关概念：净资产、事业基金、专用基金、待冲基金、财政补助结转（余）、科教项目结转（余）<br>2. 净资产的内容：基金包括哪些内容<br>3. 净资产的分类<br>4. 净资产来源：事业基金的来源、专用基金的来源、待冲基金的来源<br>5. 基金的会计处理方法<br>6. 结余的形成及分配的会计处理方法<br>操作流程梳理：<br>1. 设置会计科目<br>2. 会计处理</td></tr>
<tr><td>项目描述</td></tr>
<tr><td>学习要点</td></tr>
<tr><td>基金的核算</td></tr>
<tr><td>结余的核算</td></tr>
<tr><td>项目实训</td></tr>
</table>

# 项目七
# 会计报表

## 学习目标

**知识目标：**

- 了解会计报表的概念及构成
- 熟悉会计报表的编制依据及要求
- 掌握会计报表的编制方法

**技能目标：**

- 能够正确编制医院会计报表

### 项目描述

王东在张会计的指导下学会了处理医院各类经济业务，张会计告诉王东可以出徒了，至于会计报表的编制，在会计电算化核算方式下，只要会计处理正确、记账凭证没有问题，只是按几个键就能顺利生成报表；不过作为一名优秀的医院会计人员，一定要懂得报表的编制原理，会编制会计报表。于是，王东开始了会计报表的学习，学习任务是：

1. 了解医院会计报表的构成，做好编制会计报表前的各项准备工作；
2. 了解资产负债表的概念、格式、结构以及编制依据，正确编制资产负债表；
3. 了解收入费用总表的概念、结构、格式，正确编制收入费用总表；
4. 了解医疗收入费用明细表的概念、结构和格式，正确编制医疗收入费用明细表；
5. 了解什么是现金流量、现金流量的分类，了解现金流量表的概念、作用及格式，正确编制现金流量表；
6. 了解财政补助收支情况表的概念及格式，正确编制财政补助收支情况表。

## 学习要点及流程

会计报表的学习内容及流程见图 7-1。

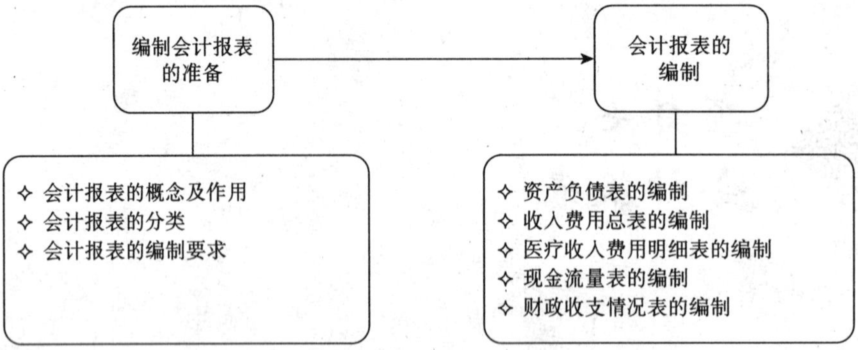


图 7-1　会计报表的学习内容及流程

# 模块一　编制会计报表的准备

### 任务描述

了解什么是会计报表、什么是财务报告，了解会计报表的作用及编制要求，做好编制会计报表的准备工作。

### 相关知识

#### 一、会计报表的概念

会计报表是财务报告的主干部分，是以会计凭证、会计账簿和其他会计资料为依据，按照规定的格式、内容和填报要求定期编制的，用以反映医院一定时期的财务状况和业务开展成果和现金流量的书面文件。医院会计报表的构成如表 7-1 所示。

表 7-1　　医院会计报表

| 编　号 | 会计报表名称 | 编制期 |
|---|---|---|
| 会医 01 表 | 资产负债表 | 月度、季度、年度 |
| 会医 02 表 | 收入费用总表 | 月度、季度、年度 |
| 会医 02 表附表 01 | 医疗收入费用明细表 | 月度、季度、年度 |
| 会医 03 表 | 现金流量表 | 年度 |
| 会医 04 表 | 财政补助收支情况表 | 年度 |

财务报告是指反映医院一定时期的财务状况和业务开展成果的总括性书面文件。医院财务报告同企业财务报告一样，也是主要由会计报表、会计报表附注和财务情况说明书三部分组成。

**想一想**

1. 什么是会计报表附注？
2. 什么是财务情况说明书？

## 二、财务报告的作用

医院编制财务报告是为满足会计信息使用者的需要，为其进行决策提供财务依据。对国家宏观经济调控、主管部门决策和加强内部管理有着非常重要的作用。会计报表是会计要素确认、计量结果的综合性描述，会计制度规定的会计要素确认、计量应采用的各项会计政策，被医院通过日常会计核算、编制财务报告得以应用和执行，能够反映医院管理层受托责任的履行情况。医院在业务开展过程中通过执行会计制度实现发展战略，需要通过一套完整的结构化的报表体系，科学地进行列报。上级行政管理部门等会计信息使用者通过全面阅读和综合分析财务报告，可以了解和掌握医院过去和当前的发展状况，预测医院的未来发展趋势，从而作出相关的决策。

## 三、会计报表的分类

会计报表可以根据需要，按照不同的标准进行分类。

### （一）按照会计报表所反映的经济内容不同分类

按照会计报表所反映的经济内容不同可分为：资产负债表、收入费用总表、医疗收入费用明细表、现金流量表、财政补助收支情况表。其中，医疗收入费用明细表是收入费用总表的附表，是收入费用总表的进一步细化。现金流量表是资产负债表和收入费用总表的补充，资产负债表、收入费用总表所提供的会计信息是现金流量表编制的基础。

### （二）按照会计报表的报送对象不同分类

按照会计报表的报送对象不同可分为对外会计报表和对内会计报表。

（1）对外会计报表。这类报表可用于医院内部管理，但更偏重于外部使用者的信息要求，如资产负债表、收入费用总表、医疗收入费用明细表、现金流量表、财政补助收支情况表。

（2）对内会计报表。这类报表不对外报送，主要用于内部管理需要，如医院各科室直接成本表、医院临床服务类科室全成本表、医院临床服务类科室全成本构成分析表。

### （三）按照会计报表编制的时间不同分类

（1）中期报表。中期报表是以短于一个完整会计年度的报告期间为基础编制的会计报表，又可分为半年度会计报表、季度会计报表和月度会计报表。中期会计报表可以使对医院绩效评价和监督管理更加及时，更有助于提示问题，寻求相应的应对措施，从而规范医院管理者的行为，以满足上级行政主管部门决策需求。中期报表的格式和内容应当与年度会计报表相一致。

（2）年度报表。年度报表又称决算报表，是年终编制的，全面反映医院财务状况、业务收支状况及成果和现金流量等方面的报表。

医院年度财务报告应按规定经过注册会计师审计。

## 四、会计报表的编制要求

### （一）保持会计制度和填报方法的一致性

为了保证各期会计报表的可比性，编制会计报表时，在会计计量和填报方法上，应保持前后会计期间的一致性，一经采用某种会计方法，不得随意变动。另外，要注意各种会计报表之间、各项目之间、本期报表与上期报表之间的勾稽关系。会计报表中的内容和核算方法如有变动，应在报表附注中予以说明。

### （二）编制及时和客观

会计信息要具有相关性和可靠性，达到真实、准确、有效地满足报表使用者获得有用的会计信息，以供决策需要。会计信息要对决策有用，就要具备两种质量：相关性和可靠性。相关性包括及时性，可靠性包含如实反映和内容完整。相关性越大，可靠性越高，对决策越有用。相关性要求提供的会计信息能够帮助报表使用者并影响其经济决策，可靠性要求资料有用，能如实地反映其所反映或理当反映的情况，供报表使用者作为依据。不能以估计、测算的数据作为其填报依据。

### （三）内容完整

编制会计报表时，要求能够将医院的财务状况和财务成果全面反映，使报表使用者不致产生误解和偏见。如报表规定项目内容不能全面反映医院的重大事项，可以利用附表、报表附注、文字说明等形式加以补充。

**【任务步骤】**编制会计报表前的工作准备

步骤 1. 本期所有经济业务须全部登记入账，不能为了赶编报表而提前结账。

步骤 2. 核对账簿记录，做到账证相符、账账相符、账实相符，发现不符应查明原因，加以更正。

步骤 3. 按规定清查财产物资和往来款项，确保账实相符。对盘盈、盘亏和毁损的情况应及时查明原因，按规定进行会计处理。

# 模块二　资产负债表的编制

**业务描述**

了解资产负债表的概念、格式、结构以及编制依据，正确编制资产负债表。

**相关知识**

## 一、资产负债表的概念及编制依据

资产负债表是反映医院某一会计期末或某一时点财务状况的静态会计报表。可以反映医院资产、负债和净资产的全貌。

资产负债表是根据“资产 = 负债 + 净资产”会计等式，依据一定标准的分类和一定的次序，把医院在一定时点的资产、负债和净资产项目予以适当排列，按照一定编制要求编制而成。具体反映医院所掌握的资源、承担的债务和净资产之间的关系，提供分析医院财务结构、偿债能力、物质基础、发展潜力等所必需的信息依据，是医院的主要会计报表。

**想一想**

1. 如何划分医院的流动资产和非流动资产？
2. 如何划分医院的流动负债和非流动负债？

## 二、资产负债表的结构和格式

### （一）资产负债表的结构

资产负债表的列报格式一般有报告式资产负债表和账户式资产负债表。医院资产负债表应采用账户式。

账户式资产负债表是左右结构。左边列示资产，一般按资产的流动性大小排列；右边列示负债和净资产，一般按要求清偿时间的先后顺序排列。账户式资产负债表中的资产各项目的合计等于负债和净资产各项目的合计，即资产负债表左方和右方平衡。

### （二）资产负债表的格式

医院资产负债表格式如表 7－2 所示。

**表 7－2　　资产负债表**

会医 01 表

编制单位：　　　　年　月　日　　　　单位：元

| 资产 | 期末余额 | 年初余额 | 负债和净资产 | 期末余额 | 年初余额 |
|---|---|---|---|---|---|
| 流动资产： | | | 流动负债： | | |
| 货币资金 | | | 短期借款 | | |
| 短期投资 | | | 应缴款项 | | |
| 财政应返还额度 | | | 应付票据 | | |
| 应收在院病人医疗款 | | | 应付账款 | | |
| 应收医疗款 | | | 预收医疗款 | | |
| 其他应收款 | | | 应付职工薪酬 | | |
| 减：坏账准备 | | | 应付福利费 | | |
| 预付账款 | | | 应付社会保障费 | | |
| 存货 | | | 应交税费 | | |
| 待摊费用 | | | 其他应付款 | | |
| 一年内到期的长期债权投资 | | | 预提费用 | | |
| 流动资产合计 | | | 一年内到期的长期负债 | | |

续表

| 资 产 | 期末余额 | 年初余额 | 负债和净资产 | 期末余额 | 年初余额 |
|---|---|---|---|---|---|
| 非流动资产： | | | 流动负债合计 | | |
| 长期投资 | | | 非流动负债： | | |
| 固定资产 | | | 长期借款 | | |
| 固定资产原价 | | | 长期应付款 | | |
| 减：累计折旧 | | | 非流动负债合计 | | |
| 在建工程 | | | 负债合计 | | |
| 固定资产清理 | | | 净资产： | | |
| 无形资产 | | | 事业基金 | | |
| 无形资产原价 | | | 专用基金 | | |
| 减：累计摊销 | | | 待冲基金 | | |
| 长期待摊费用 | | | 财政补助结转（余） | | |
| 待处理财产损溢 | | | 科教项目结转（余） | | |
| 非流动资产合计 | | | 本期结余 | | |
| | | | 未弥补亏损 | | |
| | | | 净资产合计 | | |
| 资产总计 | | | 负债和净资产总计 | | |

**想一想**

医院的资产负债表与企业的资产负债表有哪些异同点？

## 操作步骤

### 一、填列“年初余额”

根据上年年末资产负债表“期末余额”栏内数字填列“年初余额”栏内各项数字。

如果本年度资产负债表规定的各个项目的名称和内容同上年度不相一致，应对上年年末资产负债表各项目的名称和数字按照本年度的规定进行调整，填入本表“年初余额”栏内。

### 二、填列“期末余额”

**（一）根据有关总账账户的期末余额直接填列以下项目的“期末余额”**

（1）“短期投资”项目：反映医院期末持有的短期投资的成本金额。

本项目应当根据“短期投资”科目的期末余额填列。

（2）“财政应返还额度”项目：反映医院期末财政应返还额度的金额。

本项目应当根据“财政应返还额度”科目的期末余额填列。

（3）“应收在院病人医疗款”项目：反映医院期末应收在院病人医疗款的金额。

本项目应当根据“应收在院病人医疗款”科目的期末余额填列。

(4)“应收医疗款”项目：反映医院期末应收医疗款的账面余额。

本项目应当根据“应收医疗款”科目的期末余额填列。

(5)“其他应收款”项目：反映医院期末其他应收款的账面余额。

本项目应当根据“其他应收款”科目的期末余额填列。

(6)“预付账款”项目：反映医院预付给商品或者服务供应单位等的款项。

本项目应当根据“预付账款”科目的期末余额填列。

(7)“待摊费用”项目：反映医院已经支出，但应当由本期和以后各期分别负担的分摊期在1年以内（含1年）的各项费用。

本项目应当根据“待摊费用”科目的期末余额填列。

(8)“在建工程”项目：反映医院尚未完工交付使用的在建工程发生的实际成本。

本项目应当根据“在建工程”科目的期末余额填列。

(9)“长期待摊费用”项目：反映医院已经支出但应由本期和以后各期负担的分摊期限在1年以上（不含1年）的各项费用。

本项目应当根据“长期待摊费用”科目的期末余额填列。

(10)“短期借款”项目：反映医院向银行或其他金融机构等借入的、尚未偿还的期限在1年以下（含1年）的各种借款。

本项目应当根据“短期借款”科目的期末余额填列。

(11)“应缴款项”项目：反映医院按规定应缴入国库或应上缴行政主管部门的款项。

本项目应当根据“应缴款项”科目的期末余额填列。

(12)“应付票据”项目：反映医院期末应付票据的金额。

本项目应当根据“应付票据”科目的期末余额填列。

(13)“应付账款”科目：反映医院期末应付未付账款的金额。

本项目应当根据“应付账款”科目的期末余额填列。

(14)“预收医疗款”项目：反映医院向住院病人、门诊病人等预收的医疗款项。

本项目应当根据“预收医疗款”科目的期末余额填列。

(15)“应付职工薪酬”项目：反映医院按有关规定应付未付给职工的各种薪酬。

本项目应当根据“应付职工薪酬”科目的期末余额填列。

(16)“应付福利费”项目：反映医院按有关规定提取、尚未支付的职工福利费金额。

本项目应当根据“应付福利费”科目的期末余额填列。

(17)“应付社会保障费”项目：反映医院按有关规定应付未付给社会保障机构的各种社会保障费。

本项目应当根据“应付社会保障费”科目的期末余额填列。

(18)“应交税费”项目：反映医院应交未交的各种税费。

本项目应当根据“应交税费”科目的期末余额填列。

(19)“其他应付款”项目：反映医院期末其他应付款金额。

本项目应当根据“其他应付款”科目的期末余额填列。

(20)“预提费用”项目：反映医院预先提取的已经发生但尚未实际支付的各项费用。

本项目应当根据“预提费用”科目的期末余额填列。

（21）“事业基金”项目：反映医院拥有的非限定用途的净资产，主要包括滚存的结余资金和科教项目结余解除限定后转入的金额等。

本项目应当根据“事业基金”科目的期末余额填列。

（22）“专用基金”项目：反映医院按规定设置、提取的具有专门用途的净资产。

本项目应当根据“专用基金”科目的期末余额填列。

（23）“待冲基金”项目：反映医院使用财政补助、科教项目收入购建固定资产、无形资产或购买药品等物资所形成的，留待计提资产折旧、摊销或领用发出库存物资时予以冲减的基金。

本项目应当根据“待冲基金”科目的期末余额填列。

（24）“财政补助结转（余）”项目：反映医院历年滚存的财政补助结转和结余资金，包括基本支出结转、项目支出结转和项目支出结余。

本项目应当根据“财政补助结转（余）”科目的期末余额填列。

（25）“科教项目结转（余）”项目：反映医院尚未结项的非财政资助科研、教学项目累计所取得收入减去累计发生支出后的，留待下期按原用途继续使用的结转资金，以及医院已经结项但尚未解除限定的非财政科研、教学项目结余资金。

本项目应当根据“科教项目结转（余）”科目的期末余额填列。

**（二）根据有关总账账户余额之和填列以下项目的“期末余额”**

（1）“货币资金”项目：反映医院期末库存现金、银行存款、零余额账户用款额度以及其他货币资金的合计数。

本项目应当根据“库存现金”、“银行存款”、“零余额账户用款额度”、“其他货币资金”科目的期末余额合计填列。

（2）“存货”项目：反映医院在日常业务活动中持有已备出售给病人用于治疗，或者为了治疗出售仍处在加工（包括自制和委托外单位加工）过程中的，或者将在提供医疗服务或日常管理中耗用的药品、卫生材料、低值易耗品和其他材料。

本项目应当根据“库存物资”、“在加工物资”科目的期末余额合计填列。

**（三）根据有关总账账户余额之差填列以下项目的“期末余额”**

（1）“固定资产”项目：反映医院各项固定资产的净值（账面价值）。

本项目应当根据“固定资产”科目期末余额减去“累计折旧”科目期末余额后的金额填列。

本项目下，“固定资产原价”项目，反映医院各项固定资产的原价，根据“固定资产”科目期末余额填列；“累计折旧”项目，反映医院各项固定资产的累计折旧，根据“累计折旧”科目期末余额填列。

（2）“无形资产”项目：反映医院持有的各项无形资产的账面价值。

本项目应当根据“无形资产”科目期末余额减去“累计摊销”科目期末余额后的金额填列。

本项目下，“无形资产原价”项目，反映医院持有的各项无形资产的账面余额，根据“无形资产”科目期末余额填列；“累计摊销”项目，反映医院各项无形资产已计提的累计摊销，根据“累计摊销”科目期末余额填列。

**（四）根据有关总账账户余额及其所属明细账户余额分析填列以下项目的“期末余额”**

（1）“1年内到期的长期债权投资”项目：反映医院将在1年内（含1年）到期的长期债权投资。

本项目应当根据“长期投资——债权投资”明细科目的期末余额中将在1年内（含1年）到期的长期债权投资余额分析填列。

（2）“长期投资”项目：反映医院持有时间准备超过1年（不含1年）的各种股权性质的投资，以及在1年内（含1年）不能变现或不准备随时变现的债权性质的投资。

本项目应当根据“长期投资”科目期末余额减去其中将于1年内（含1年）到期的长期债权投资余额后的金额填列。

（3）“1年内到期的长期负债”项目：反映医院承担的将于1年内（含1年）偿还的长期负债。

本项目应当根据“长期借款”、“长期应付款”科目的期末余额中将在1年内（含1年）到期的金额分析填列。

（4）“长期借款”项目：反映医院向银行或其他金融机构借入的期限在1年以上（不含1年）的各种借款本息。

本项目应当根据“长期借款”科目的期末余额减去其中将于1年内（含1年）到期的长期借款余额后的金额填列。

（5）“长期应付款”项目：反映医院发生的偿还期限在1年以上（不含1年）的各种应付款项。

本项目应当根据“长期应付款”科目的期末余额减去其中将于1年内（含1年）到期的长期应付款余额后的金额填列。

**（五）填列特殊项目的“期末余额”**

（1）“坏账准备”项目：反映医院期末对应收医疗款和其他应收款提取的坏账准备。

本项目应当根据“坏账准备”科目的期末贷方余额填列；如果“坏账准备”科目期末为借方余额，则以“－”号填列。

（2）“固定资产清理”项目：反映医院因出售、报废、毁损等原因转入清理但尚未清理完毕的固定资产的账面价值，以及固定资产清理过程中所发生的清理费用和清理收入等各项金额的差额。

本项目应当根据“固定资产清理”科目的期末借方余额填列；如果“固定资产清理”科目期末为贷方余额，则以“－”号填列。

（3）“待处理财产损溢”项目：反映医院期末尚未处理的各种财产的净损失或净溢余。

本项目应当根据“待处理财产损溢”科目的期末借方余额填列；如果“待处理财产损溢”科目期末为贷方余额，则以“－”号填列。在编制年度资产负债表时，本项目金额一般应为“0”。

（4）“本期结余”项目：反映医院自年初至报告期末止除财政项目补助收支、科教项目收支以外的各项收入减去各项费用后的累计结余。

本项目应当根据“本期结余”科目的期末贷方余额填列；“本期结余”科目期末为借方余额时，以“－”号填列。在编制年度资产负债表时，本项目金额应为“0”。

（5）“未弥补亏损”项目：反映医院累计未弥补的亏损。

本项目应当根据“结余分配”科目的期末借方余额，以“－”号填列。

**（六）填列各小计项目**

（1）“流动资产合计”项目：按照“货币资金”、“短期投资”、“财政应返还额度”、

"应收在院病人医疗款"、"应收医疗款"、"其他应收款"、"预付账款"、"存货"、"待摊费用"、"1 年内到期的长期债权投资"项目金额的合计数减去"坏账准备"项目金额后的金额填列。

(2)"非流动资产合计"项目：按照"长期投资"、"固定资产"、"在建工程"、"固定资产清理"、"无形资产"、"长期待摊费用"、"待处理财产损溢"项目金额的合计数填列。

(3)"流动负债合计"项目：按照"短期借款"、"应缴款项"、"应付票据"、"应付账款"、"预收医疗款"、"应付职工薪酬"、"应付福利费"、"应付社会保障费"、"应交税费"、"其他应付款"、"预提费用"、"1 年内到期的长期负债"项目金额的合计数填列。

(4)"非流动负债合计"项目：按照"长期借款"、"长期应付款"项目金额的合计数填列。

(5)"负债合计"项目：按照"流动负债合计"、"非流动负债合计"项目金额的合计数填列。

(6)"净资产合计"项目：按照"事业基金"、"专用基金"、"待冲基金"、"财政补助结转（余）"、"科教项目结转（余）"、"本期结余"、"未弥补亏损"项目金额的合计数填列。

**（七）填列总计项目**

(1)"资产总计"项目：按照"流动资产合计"、"非流动资产合计"项目金额的合计数填列。

(2)"负债和净资产总计"项目：按照"负债合计"、"净资产合计"项目金额的合计数填列。

## 实践操作

某医院 2012 年 12 月 31 日资产负债表余额如下表，根据以下资料编制某医院 2013 年 12 月 31 日资产负债表。

**资产负债表**

会医 01 表

编制单位：某医院　　　　2012 年12 月31 日　　　　单位：元

| 资产 | 期末余额 | 年初余额 | 负债和净资产 | 期末余额 | 年初余额 |
|---|---|---|---|---|---|
| 流动资产： | | | 流动负债： | | |
| 货币资金 | 125 687 640 | | 短期借款 | 2 000 000 | |
| 短期投资 | 0 | | 应缴款项 | 0 | |
| 财政应返还额度 | 23 200 000 | | 应付票据 | 0 | |
| 应收在院病人医疗款 | 20 562 000 | | 应付账款 | 81 440 000 | |
| 应收医疗款 | 28 050 400 | | 预收医疗款 | 41 932 400 | |
| 其他应收款 | 24 200 000 | | 应付职工薪酬 | 15 360 000 | |
| 减：坏账准备 | 1 567 512 | | 应付福利费 | 500 000 | |
| 预付账款 | 2 760 000 | | 应付社会保障费 | 3 800 000 | |
| 存货 | 35 880 000 | | 应交税费 | 200 000 | |
| 待摊费用 | 0 | | 其他应付款 | 2 953 200 | |

续表

| 资产 | 期末余额 | 年初余额 | 负债和净资产 | 期末余额 | 年初余额 |
|---|---|---|---|---|---|
| 一年内到期的长期债权投资 | 0 | | 预提费用 | 100 000 | |
| 流动资产合计 | 258 772 528 | | 一年内到期的长期负债 | 0 | |
| 非流动资产： | | | 流动负债合计 | 148 285 600 | |
| 长期投资 | 1 000 000 | | 非流动负债： | | |
| 固定资产 | 755 278 000 | | 长期借款 | 2 000 000 | |
| 固定资产原价 | 1 058 878 000 | | 长期应付款 | 607 200 | |
| 减：累计折旧 | 303 600 000 | | 非流动负债合计 | 2 607 200 | |
| 在建工程 | 552 000 | | 负债合计 | 150 892 800 | |
| 固定资产清理 | 90 000 | | 净资产： | | |
| 无形资产 | 1 104 000 | | 事业基金 | 745 682 928 | |
| 无形资产原价 | 1 380 000 | | 专用基金 | 40 220 800 | |
| 减：累计摊销 | 276 000 | | 待冲基金 | 55 200 000 | |
| 长期待摊费用 | 0 | | 财政补助结转（余） | 23 200 000 | |
| 待处理财产损溢 | 0 | | 科教项目结转（余） | 1 600 000 | |
| 非流动资产合计 | 758 024 000 | | 本期结余 | 0 | |
| | | | 未弥补亏损 | 0 | |
| | | | 净资产合计 | 865 903 728 | |
| 资产总计 | 1 016 796 528 | | 负债和净资产总计 | 1 016 796 528 | |

**2013 年部分科目余额表**

| 资产 | 借方余额 | 负债和净资产 | 贷方余额 |
|---|---|---|---|
| 库存现金 | 31 050 | 坏账准备 | 2 035 452 |
| 银行存款 | 176 671 050 | 累计折旧 | 395 828 712 |
| 其他货币资金 | 19 320 | 累计摊销 | 690 400 |
| 财政应返还额度 | 24 580 000 | 应付账款 | 101 160 000 |
| 应收在院病人医疗款 | 24 204 540 | 预收医疗款 | 46 600 000 |
| 应收医疗款 | 33 432 400 | 应付职工薪酬 | 14 900 000 |
| 其他应收款 | 34 416 000 | 应付福利费 | 900 000 |
| 预付账款 | 5 796 000 | 应付社会保障费 | 3 800 000 |
| 库存物资 | 31 131 800 | 应交税费 | 240 000 |
| 在加工物资 | 193 200 | 其他应付款 | 2 526 718 |
| 长期投资 | 5 000 000 | 长期借款 | 10 500 000 |
| 固定资产 | 1 159 200 000 | 长期应付款 | 618 008 |
| 在建工程 | 966 000 | 事业基金 | 755 354 436 |
| 无形资产 | 1 932 000 | 专用基金 | 48 465 770 |
| 长期待摊费用 | 140 000 | 待冲基金 | 76 307 664 |
| | | 财政补助结转（余） | 24 620 000 |
| | | 科教项目结转（余） | 13 166 200 |

**资 产 负 债 表**

会医 01 表

编制单位：某医院　　2013 年 12 月 31 日　　单位：元

| 资 产 | 期末余额 | 年初余额 | 负债和净资产 | 期末余额 | 年初余额 |
|---|---|---|---|---|---|
| 流动资产： | | | 流动负债： | | |
| 货币资金 | | | 短期借款 | | |
| 短期投资 | | | 应缴款项 | | |
| 财政应返还额度 | | | 应付票据 | | |
| 应收在院病人医疗款 | | | 应付账款 | | |
| 应收医疗款 | | | 预收医疗款 | | |
| 其他应收款 | | | 应付职工薪酬 | | |
| 减：坏账准备 | | | 应付福利费 | | |
| 预付账款 | | | 应付社会保障费 | | |
| 存货 | | | 应交税费 | | |
| 待摊费用 | | | 其他应付款 | | |
| 一年内到期的长期债权投资 | | | 预提费用 | | |
| 流动资产合计 | | | 一年内到期的长期负债 | | |
| 非流动资产： | | | 流动负债合计 | | |
| 长期投资 | | | 非流动负债： | | |
| 固定资产 | | | 长期借款 | | |
| 固定资产原价 | | | 长期应付款 | | |
| 减：累计折旧 | | | 非流动负债合计 | | |
| 在建工程 | | | 负债合计 | | |
| 固定资产清理 | | | 净资产： | | |
| 无形资产 | | | 事业基金 | | |
| 无形资产原价 | | | 专用基金 | | |
| 减：累计摊销 | | | 待冲基金 | | |
| 长期待摊费用 | | | 财政补助结转（余） | | |
| 待处理财产损溢 | | | 科教项目结转（余） | | |
| 非流动资产合计 | | | 本期结余 | | |
| | | | 未弥补亏损 | | |
| | | | 净资产合计 | | |
| 资产总计 | | | 负债和净资产总计 | | |

## 模块三　收入费用总表的编制

### 业务描述

了解收入费用总表的概念、结构、格式，正确编制收入费用总表。

## 相关知识

### 一、收入费用总表的概念

收入费用总表是综合反映医院一定时期财务收支状况及财务成果的报表。

**想一想**

医院的收入费用总表与企业的利润表有什么不同?

### 二、收入费用总表的结构和格式

**(一) 收入费用总表的结构**

收入费用总表的结构是依据结余的计算及结余分配的顺序排列，既反映医院一定时期的财务成果，又反映财务成果的分配过程。通过收入费用总表，可以判断医院的业务开展成果，评价业绩，预测未来事业发展的趋势。

**(二) 收入费用总表的格式**

收入费用总表的格式一般有两种：单步式和多步式。单步式收入费用总表是将当期所有的收入列在一起，然后将所有的费用列在一起，两者相减得出当期结余。多步式收入费用总表是通过对当期的收入、费用、支出项目按性质加以归类，按结余形成的主要环节列示一些中间性结余指标，分五步计算当期结余。医院收入费用总表采用多步式。医院收入费用总表格式如表 7－3 所示。

表 7－3　收入费用总表

会医 02 表

编制单位：　　　　____年____月　　　　单位：元

| 项　目 | 本月数 | 本年累计数 |
|---|---|---|
| 一、医疗收入 | | |
| 加：财政基本补助收入 | | |
| 　减：医疗业务成本 | | |
| 　减：管理费用 | | |
| 二、医疗结余 | | |
| 加：其他收入 | | |
| 　减：其他支出 | | |
| 三、本期结余 | | |
| 　减：财政基本补助结转 | | |
| 四、结转入结余分配 | | |
| 　加：年初未弥补亏损 | | |
| 　加：事业基金弥补亏损 | | |
| 　减：提取职工福利基金 | | |

续表

| 项　目 | 本月数 | 本年累计数 |
| --- | --- | --- |
| 转入事业基金 | | |
| 年末未弥补亏损 | | |
| 五、本期财政项目补助结转（余）： | | |
| 财政项目补助收入 | | |
| 减：财政项目补助支出 | | |
| 六、本期科教项目结转（余）： | | |
| 科教项目收入 | | |
| 减：科教项目支出 | | |

实际工作中医院需要提供比较收入费用总表，以使报表使用者通过比较不同期间结余的实现情况，判断医院运营成果的未来发展趋势。所以，收入费用总表还将各项目再分为“本期金额”和“上期金额”两栏分别填列。

**想一想**

比较收入费用总表还应增加一栏什么数据？

## 操作步骤

### 一、填列“本月数”

“本月数”栏反映各收入、费用及结余项目的本月实际发生数。在编制年度收入费用总表时，应当将本栏改为“上年数”栏，反映各收入、费用及结余项目上一年度的实际发生数。如果本年度收入费用总表规定的各个项目的名称和内容同上年度不一致，应对上年度收入费用总表各项目的名称和数字按照本年度的规定进行调整，填入年度本表中的“上年数”栏。

**（一）根据有关总账账户发生额填列以下项目的“本月数”**

（1）“医疗业务成本”项目：反映医院本期开展医疗活动及其辅助活动发生的各项费用。

本项目应当根据“医疗业务成本”科目的发生额填列。

（2）“其他支出”项目：反映医院本期发生的，无法归属到医疗业务成本、财政项目补助支出、科教项目支出、管理费用中的支出总额。

本项目应当根据“其他支出”科目的发生额填列。

（3）“财政项目补助收入”项目：反映医院本期取得的财政项目补助收入。

本项目应当根据“财政补助收入——项目支出”科目的本期发生额填列。

（4）“财政项目补助支出”项目：反映医院本期发生的财政项目补助支出。

本项目应当根据“财政项目补助支出”科目的本期发生额填列。

（5）“科教项目收入”项目：反映医院本期取得的非财政科教项目收入。

本项目应当根据“科教项目收入”科目的本期发生额填列。

（6）“科教项目支出”项目：反映医院本期发生的非财政科教项目支出。

本项目应当根据“科教项目支出”科目的本期发生额填列。

**（二）根据有关总账账户借、贷方发生额之差填列以下项目的“本月数”**

（1）“医疗收入”项目：反映医院本期开展医疗服务活动取得的收入，包括门诊收入和住院收入。

本项目应当根据“医疗收入”科目的贷方发生额减去借方发生额后的金额填列。

（2）“管理费用”项目：反映医院本期行政及后勤管理部门为组织、管理医疗、科研、教学业务活动所发生的各项费用，包括医院行政及后勤管理部门发生的人员经费、公用经费、资产折旧（摊销）费等费用，以及医院统一负担的离退休人员经费、坏账损失、银行借款利息支出、银行手续费支出、汇兑损益、聘请中介机构费、印花税、房产税、车船使用税等。

本项目应当根据“管理费用”科目的借方发生额减去贷方发生额后的金额填列。

（3）“其他收入”项目：反映医院本期除医疗收入、财政补助收入、科教项目收入以外的其他收入总额。

本项目应当根据“其他收入”科目的贷方发生额减去借方发生额后的金额填列。

**（三）根据有关总账账户所属的明细账户发生额填列以下项目的“本月数”**

“财政基本补助收入”项目：反映医院本期按部门预算隶属关系从同级财政部门取得的基本支出补助。

本项目应当根据“财政补助收入——基本支出”明细科目的发生额填列。

**（四）填列特殊项目的“本月数”**

“财政基本补助结转”、“结转入结余分配”、“年初未弥补亏损”、“事业基金弥补亏损”、“提取职工福利基金”、“转入事业基金”、“年末未弥补亏损”7个项目，只有在编制年度收入费用总表时才填列。在编制年度收入费用总表时，该7个项目的内容及“本年累计数”栏的填列方法如下：

（1）“财政基本补助结转”项目：反映医院本年财政基本补助收入减去财政基本补助支出后，留待下年继续使用的结转资金数额。

本项目可以根据“财政补助收入——基本支出”明细科目本年发生额减去“医疗业务成本”、“管理费用”科目下“财政基本补助支出”备查簿中登记的本年发生额合计后的金额填列。

（2）“结转入结余分配”项目：反映医院当年本期结余减去财政基本补助结转金额后，结转入结余分配的金额。

本项目可以根据“本期结余”项目金额减去“财政基本补助结转”项目金额后的金额填列；如为负数，以“-”号填列。

（3）“年初未弥补亏损”项目：反映医院截至本年初累计未弥补的亏损。

本项目应当根据“结余分配”科目的本年初借方余额，以“-”号填列。

（4）“事业基金弥补亏损”项目：反映医院本年以事业基金弥补亏损的数额。

本项目应当根据“结余分配——事业基金弥补亏损”明细科目的本年贷方发生额填列。

（5）“提取职工福利基金”项目：反映医院本年提取职工福利基金的数额。

本项目应当根据“结余分配——提取职工福利基金”明细科目的本年借方发生额填列。

（6）“转入事业基金”项目：反映医院本年转入事业基金的未分配结余数额。

本项目应当根据“结余分配——转入事业基金”明细科目的本年借方发生额填列。

（7）“年末未弥补亏损”项目：反映医院截至本年末止累计未弥补的亏损。

本项目可以根据“结余分配”科目的本年末借方余额，以“-”号填列。

**（五）计算填列以下项目的“本月数”**

（1）“医疗结余”项目：反映医院本期医疗收入加上财政基本补助收入，再减去医疗业务成本、管理费用后的结余数额。

本项目应根据“医疗收入”项目金额加上“财政基本补助收入”项目金额，再减去“医疗业务成本”项目金额、“管理费用”项目金额后的金额填列；如为负数，以“-”号填列。

（2）“本期结余”项目：反映医院本期医疗结余加上其他收入，再减去其他支出后的结余数额。

本项目可以根据“医疗结余”项目金额加上“其他收入”项目金额，再减去“其他支出”项目金额后的金额填列；如为负数，以“-”号填列。

（3）“本期财政项目补助结转（余）”项目：反映医院本期取得的财政项目补助收入减去本期发生的财政项目补助支出后的数额。

本项目应当根据“财政补助收入——项目支出”明细科目本期发生额减去“财政项目补助支出”科目的本期发生额后的金额填列。

（4）“本期科教项目结转（余）”项目：反映医院本期取得的非财政科教项目收入减去本期发生的非财政科教项目支出后的数额。

本项目应当根据“科教项目收入”科目本期发生额减去“科教项目支出”科目本期发生额后的金额填列。

## 二、填列“本年累计数”

“本年累计数”栏反映各项目自年初起至报告期末止的累计实际发生数。应根据前一个月“收入费用总表”中的“本年累计数”与本月“收入费用总表”中的“本月数”相加后的金额填列。

## 实践操作

某医院2013年收入费用类科目发生额如表7-4，按下表数据，编制某医院2013年收入费用总表（见表7-5）。

表7-4

| 科目名称 | 借方发生额 | 贷方发生额 |
|---|---|---|
| 医疗收入——门诊收入——挂号 | | 2 607 206 |
| 医疗收入——门诊收入——诊察 | | 517 820 |
| 医疗收入——门诊收入——检查 | | 25 702 003 |
| 医疗收入——门诊收入——化验 | | 33 378 778 |

续表

| 科目名称 | 借方发生额 | 贷方发生额 |
|---|---|---|
| 医疗收入——门诊收入——治疗 | | 16 910 630 |
| 医疗收入——门诊收入——手术 | | 32 336 602 |
| 医疗收入——门诊收入——卫生材料 | | 69 662 400 |
| 医疗收入——门诊收入——药品收入——西药 | | 118 963 949 |
| 医疗收入——门诊收入——药品收入——中成药 | | 28 255 599 |
| 医疗收入——门诊收入——药品收入——中草药 | | 912 522 |
| 医疗收入——门诊收入——药事服务费 | | 16 767 000 |
| 医疗收入——门诊收入——其他 | | 796 646 |
| 医疗收入——住院收入——床位 | | 23 410 541 |
| 医疗收入——住院收入——诊察 | | 3 639 226 |
| 医疗收入——住院收入——检查 | | 37 369 958 |
| 医疗收入——住院收入——化验 | | 35 903 405 |
| 医疗收入——住院收入——治疗 | | 70 448 890 |
| 医疗收入——住院收入——手术 | | 55 077 235 |
| 医疗收入——住院收入——护理 | | 3 856 493 |
| 医疗收入——住院收入——卫生材料 | | 135 792 000 |
| 医疗收入——住院收入——药品收入——西药 | | 152 423 804 |
| 医疗收入——住院收入——药品收入——中成药 | | 4 546 316 |
| 医疗收入——住院收入——药品收入——中草药 | | 1 509 720 |
| 医疗收入——住院收入——药事服务费 | | 19 601 608 |
| 医疗收入——住院收入——其他 | | 3 259 008 |
| 财政补助收入——基本支出 | | 40 000 000 |
| 财政补助收入——项目支出——医疗卫生项目 1 | | 16 000 000 |
| 财政补助收入——项目支出——科技项目 1 | | 3 000 000 |
| 财政补助收入——项目支出——教育项目 1 | | 1 000 000 |
| 科教项目收入 | | 14 000 000 |
| 其他收入 | | 59 064 000 |
| 医疗业务成本——人员经费（临床服务成本） | 83 215 192 | |
| 医疗业务成本——卫生材料费（临床服务成本） | 152 643 788 | |
| 医疗业务成本——药品费（临床服务成本） | 225 937 464 | |
| 医疗业务成本——固定资产折旧费（临床服务成本） | 36 173 114 | |
| 医疗业务成本——无形资产摊销费（临床服务成本） | — | |
| 医疗业务成本——提取医疗风险基金（临床服务成本） | 1 797 298 | |
| 医疗业务成本——其他费用（临床服务成本） | 90 200 | |
| 医疗业务成本——人员经费（医疗技术成本） | 54 627 304 | |
| 医疗业务成本——卫生材料费（医疗技术成本） | 99 219 458 | |

续表

| 科目名称 | 借方发生额 | 贷方发生额 |
|---|---|---|
| 医疗业务成本——药品费（医疗技术成本） | 31 621 318 | |
| 医疗业务成本——固定资产折旧费（医疗技术成本） | 34 017 000 | |
| 医疗业务成本——无形资产摊销费（医疗技术成本） | 138 000 | |
| 医疗业务成本——提取医疗风险基金（医疗技术成本） | — | |
| 医疗业务成本——其他费用（医疗技术成本） | 89 194 | |
| 医疗业务成本——人员经费（医疗辅助成本） | 24 546 060 | |
| 医疗业务成本——卫生材料费（医疗辅助成本） | 1 597 128 | |
| 医疗业务成本——药品费（医疗辅助成本） | — | |
| 医疗业务成本——固定资产折旧费（医疗辅助成本） | 15 028 200 | |
| 医疗业务成本——无形资产摊销费（医疗辅助成本） | 200 000 | |
| 医疗业务成本——提取医疗风险基金（医疗辅助成本） | — | |
| 医疗业务成本——其他费用（医疗辅助成本） | 2 032 662 | |
| 财政项目补助支出——基本支出 | 36 000 000 | |
| 财政项目补助支出——项目支出——医疗卫生项目 | 21 920 000 | |
| 财政项目补助支出——项目支出——科学技术项目 | 580 000 | |
| 财政项目补助支出——项目支出——教育项目 | 80 000 | |
| 科教项目支出 | 2 973 800 | |
| 管理费用——人员经费 | 39 826 800 | |
| 管理费用——卫生材料费 | — | |
| 管理费用——药品费 | — | |
| 管理费用——固定资产折旧费 | 7 010 398 | |
| 管理费用——无形资产摊销费 | 76 400 | |
| 管理费用——提取医疗风险基金 | — | |
| 管理费用——其他费用 | 94 664 402 | |
| 其他支出 | 58 042 800 | |

**表 7－5　　收入费用总表**

会医 02 表

编制单位：某医院　　2013 年 12 月　　单位：元

| 项　目 | 本月数（略） | 本年累计数 |
|---|---|---|
| 一、医疗收入 | | |
| 加：财政基本补助收入 | | |
| 　　减：医疗业务成本 | | |
| 　　减：管理费用 | | |
| 二、医疗结余 | | |
| 加：其他收入 | | |
| 　　减：其他支出 | | |

续表

| 项　目 | 本月数（略） | 本年累计数 |
|---|---|---|
| 三、本期结余 | | |
| 减：财政基本补助结转 | | |
| 四、结转入结余分配 | | |
| 加：年初未弥补亏损 | | |
| 加：事业基金弥补亏损 | | |
| 减：提取职工福利基金 | | |
| 转入事业基金 | | |
| 年末未弥补亏损 | | |
| 五、本期财政项目补助结转（余）： | | |
| 财政项目补助收入 | | |
| 减：财政项目补助支出 | | |
| 六、本期科教项目结转（余）： | | |
| 科教项目收入 | | |
| 减：科教项目支出 | | |

# 模块四　医疗收入费用明细表的编制

## 业务描述

了解医疗收入费用明细表的概念、结构和格式，正确编制医疗收入费用明细表。

## 相关知识

### 一、医疗收入费用明细表的概念

医疗收入费用明细表是收入费用总表的附表，是详细反映医院在一定会计期间的各类医疗收入和各类医疗业务成本的会计报表。

**想一想**

医疗收入费用明细表与企业的利润分配表有哪些异同点？

### 二、医疗收入费用明细表的结构和格式

#### （一）医疗收入费用明细表的结构

医疗收入费用明细表采用左右结构。左边列示医疗收入明细项目，按医疗收入形成来源分门诊收入、住院收入及其包含的项目内容列示；右边列示医疗业务成本明细项目，按性质

和功能两种方式列示。需要注意的是，表中医疗收入和医疗业务成本不完全对应。

**（二）医疗收入费用明细表的格式**

医疗收入费用明细表的格式如表7-6所示。

**表7-6　　医疗收入费用明细表**

会医02表附表01

编制单位：　　　　＿＿年＿＿月　　　　单位：元

| 项目 | 本月数 | 本年累计数 | 项目 | 本月数 | 本年累计数 |
|---|---|---|---|---|---|
| 医疗收入 | | | 医疗成本 | | |
| 1. 门诊收入 | | | （一）按性质分类 | | |
| 其中：挂号收入 | | | 1. 人员经费 | | |
| 诊察收入 | | | 2. 卫生材料费 | | |
| 检查收入 | | | 3. 药品费 | | |
| 化验收入 | | | 4. 固定资产折旧费 | | |
| 治疗收入 | | | 5. 无形资产摊销费 | | |
| 手术收入 | | | 6. 提取医疗风险基金 | | |
| 卫生材料收入 | | | 7. 其他费用 | | |
| 药品收入 | | | （二）按功能分类 | | |
| 其中：西药收入 | | | 1. 医疗业务成本 | | |
| 中草药收入 | | | 其中：临床服务成本 | | |
| 中成药收入 | | | 医疗技术成本 | | |
| 药事服务费收入 | | | 医疗辅助成本 | | |
| 其他门诊收入 | | | 2. 管理费用 | | |
| 2. 住院收入 | | | | | |
| 其中：床位收入 | | | | | |
| 诊察收入 | | | | | |
| 检查收入 | | | | | |
| 化验收入 | | | | | |
| 治疗收入 | | | | | |
| 手术收入 | | | | | |
| 护理收入 | | | | | |
| 卫生材料收入 | | | | | |
| 药品收入 | | | | | |
| 其中：西药收入 | | | | | |
| 中草药收入 | | | | | |
| 中成药收入 | | | | | |
| 药事服务费收入 | | | | | |
| 其他住院收入 | | | | | |

## 操作步骤

### 一、填列“本月数”

“本月数”栏反映医疗收入、医疗成本及其所属明细项目的本月实际发生数；在编制年度医疗收入费用明细表时，应当将本栏改为“上年数”栏，反映医疗收入、医疗成本及其所属明细项目上一年度的实际发生数。如果本年度医疗收入费用明细表规定的各个项目的名称和内容同上年度不一致，应对上年度医疗收入费用明细表各项目的名称和数字按照本年度的规定进行调整，填入本年度表中的“上年数”栏。

（1）填列“医疗收入”项目及其所属“门诊收入”、“住院收入”项目。

根据“医疗收入”科目及其所属“门诊收入”、“住院收入”明细科目的本期贷方发生额减去借方发生额后的金额填列。

（2）填列“门诊收入”项目所属各明细项目。

“门诊收入”项目所属各明细项目的填列金额应按以下公式计算确定：

本期“门诊收入”项目下某具体收入项目（如“挂号收入”）的填列金额 = “医疗收入——门诊收入”一级明细科目本期贷方发生额减去借方发生额后的金额 × 该一级明细科目所属该具体收入类二级明细科目本期发生额占该一级明细科目所属全部收入类二级明细科目本期发生额总额的比例。

（3）填列“住院收入”项目所属各明细项目。

“住院收入”项目所属各明细项目的填列金额应按以下公式计算确定：

本期“住院收入”项目下某具体收入项目（如“床位收入”）的填列金额 = “医疗收入——住院收入”一级明细科目本期贷方发生额减去借方发生额后的金额 × 该一级明细科目所属该具体收入类二级明细科目本期发生额占该一级明细科目所属全部收入类二级明细科目本期发生额总额的比例。

（4）填列“医疗成本”项目。

根据“医疗业务成本”科目和“管理费用”科目本期发生额合计填列。

（5）填列“按性质分类”下各明细项目。

根据“医疗业务成本”和“管理费用”科目各所属对应一级明细科目本期发生额合计填列。

（6）填列“按功能分类”下各明细项目。

根据“医疗业务成本”科目及其所属明细科目、“管理费用”科目的本期发生额分析填列。其中：“临床服务成本”指医院临床服务类科室发生的直接成本合计数；“医疗技术成本”指医院医疗技术类科室发生的直接成本合计数；“医疗辅助成本”指医院医疗辅助类科室发生的直接成本合计数。

### 二、填列“本年累计数”

“本年累计数”栏反映各项目自年初起至报告期末止的累计实际发生数。应根据前一个月“医疗收入费用明细表”中的“本年累计数”与本月“医疗收入费用明细表”中的“本月数”相加后的金额填列。

## 实践操作

根据模块三中的数据资料编制医疗收入费用明细表（见表7－7）。

**表7－7　　医疗收入费用明细表**

会医02表附表01

编制单位：某医院　　2013年12月　　单位：元

| 项　目 | 本月数（略） | 本年累计数 | 项　目 | 本月数（略） | 本年累计数 |
|---|---|---|---|---|---|
| 医疗收入 | | | 医疗成本 | | |
| 1. 门诊收入 | | | （一）按性质分类 | | |
| 其中：挂号收入 | | | 1. 人员经费 | | |
| 诊察收入 | | | 2. 卫生材料费 | | |
| 检查收入 | | | 3. 药品费 | | |
| 化验收入 | | | 4. 固定资产折旧费 | | |
| 治疗收入 | | | 5. 无形资产摊销费 | | |
| 手术收入 | | | 6. 提取医疗风险基金 | | |
| 卫生材料收入 | | | 7. 其他费用 | | |
| 药品收入 | | | （二）按功能分类 | | |
| 其中：西药收入 | | | 1. 医疗业务成本 | | |
| 中草药收入 | | | 其中：临床服务成本 | | |
| 中成药收入 | | | 医疗技术成本 | | |
| 药事服务费收入 | | | 医疗辅助成本 | | |
| 其他门诊收入 | | | 2. 管理费用 | | |
| 2. 住院收入 | | | | | |
| 其中：床位收入 | | | | | |
| 诊察收入 | | | | | |
| 检查收入 | | | | | |
| 化验收入 | | | | | |
| 治疗收入 | | | | | |
| 手术收入 | | | | | |
| 护理收入 | | | | | |
| 卫生材料收入 | | | | | |
| 药品收入 | | | | | |
| 其中：西药收入 | | | | | |
| 中草药收入 | | | | | |
| 中成药收入 | | | | | |
| 药事服务费收入 | | | | | |
| 其他住院收入 | | | | | |

# 模块五 现金流量表的编制

## 业务描述

了解什么是现金流量，现金流量的分类，了解现金流量表的概念、作用及格式，正确编制现金流量表。

## 相关知识

### 一、现金流量的概念及分类

#### （一）现金流量的概念

现金流量表中的“现金”包括“库存现金”、“银行存款”、“零余额账户用款额度”和“其他货币资金”。

> **想一想**
>
> 这里的现金是广义的现金还是狭义的现金？

现金流量是指现金的流入和流出。医院的现金流量产生于不同的来源，也有不同的用途。如可通过提供医疗服务收回现金，通过向银行借款收到现金等；购买卫生材料、固定资产需要支付现金，职工工资也需要用现金进行支付等。现金净流量是指现金流入与流出的差额，可能是正数，也可能是负数。如果是正数，则为净流入；如果是负数，则为净流出。一般来说，现金流入大于流出反映医院现金流量的积极现象和趋势。现金流量信息能够表明医院经营状况是否良好、资金是否紧缺、医院偿付能力大小，从而为上级行政主管部门、债权人、医院管理者等提供非常有用的信息。需要注意的是，医院现金形式的转换不会产生现金的流入和流出，如医院从银行提取现金，是医院现金存放形式的转换，并未流出医院，不构成现金流量。

> **想一想**
>
> 实际工作中，单位更看重现金流量还是利润？

#### （二）现金流量的分类

根据医院业务活动的性质和现金流量的来源，将医院一定期间产生的现金流量分为三类，即业务活动产生的现金流量、投资活动产生的现金流量和筹资活动产生的现金流量。

1. 业务活动产生的现金流量

业务活动是指医院投资活动和筹资活动以外的所有交易和事项。业务活动的范围很广，它包括了除投资活动和筹资活动以外的所有交易和事项。对于医院而言，业务活动主要包括：提供医疗服务、购买药品、购买卫生材料、接受劳务、支付税费等。

一般来说，业务活动产生的现金流入项目主要有：开展医疗服务活动收到的现金、财政基本支出补助收到的现金、财政非资本性项目补助收到的现金、从事科教项目活动收到的除财政补助以外的现金、收到的其他与业务活动有关的现金；业务活动产生的现金流出项目主要有：发生人员经费支付的现金、购买药品支付的现金、购买卫生材料支付的现金、使用财政非资本性项目补助支付的现金、使用科教项目收入支付的现金、支付的其他与业务活动有关的现金。

**想一想**

《医院会计制度》规定医院业务活动现金流量的编制应采用直接法。

1. 什么是直接法？
2. 什么是间接法？
3. 两种方法中哪一种更简便？

2. 投资活动产生的现金流量

投资活动是医院长期资产的购建和对外投资及其处置活动。其中，长期资产是指固定资产、无形资产、在建工程、其他资产等持有期限在1年以上或一个营业周期以上的资产。

一般来说，投资活动产生的现金流入项目主要有：收回投资所收到的现金，取得投资收益所收到的现金，处置固定资产、无形资产收回的现金净额，收到的其他与投资活动有关的现金；投资活动产生的现金流出项目主要有：购建固定资产、无形资产支付的现金，对外投资支付的现金，上缴处置固定资产、无形资产收回现金净额支付的现金，支付的其他与投资活动有关的现金。

3. 筹资活动产生的现金流量

筹资活动是指导致医院资本及债务规模和构成发生变化的活动。其中，债务是指对外举债，包括向银行借款以及偿还债务等。应付账款、应付票据等商业应付款等属于业务活动，不属于筹资活动。

一般来说，筹资活动产生的现金流入项目主要有：取得财政资本性项目补助收到的现金、借款收到的现金、收到的其他与筹资活动有关的现金。筹资活动产生的现金流出项目主要有：偿还借款支付的现金、偿付利息支付的现金、支付的其他与筹资活动有关的现金。

**想一想**

企业的现金流量分为哪几部分？

## 二、现金流量表的概念

现金流量表，是反映医院一定会计期间现金流入和流出的动态报表。

现金流量表以现金为基础，划分业务活动、投资活动和筹资活动，按照收付实现制原则编制，将权责发生制下的结余信息调整为收付实现制下的现金流量信息。医院应当在年末编制会计报表时编报现金流量表。

实际工作中，医院应当根据编制现金流量表的需要，做好有关现金账簿、有关辅助账簿的设置等会计基础工作。

**想一想**

企业的现金流量表是按年编报吗?

## 三、现金流量表的作用

编制现金流量表的目的，是为会计报表使用者提供医院一定会计期间内现金流入和流出的信息，以便于会计报表使用者了解和评价医院获取现金的能力，并据以预测医院未来现金流量。现金流量表的作用主要体现在以下几个方面：一是有助于评价医院支付能力、偿债能力和周转能力；二是有助于预测医院未来现金流量；三是有助于分析医院收益质量及影响现金净流量的因素，掌握医院业务活动、投资活动和筹资活动的现金流量，可以从现金流量的角度了解结余的质量，为分析和判断医院的财务前景提供信息。

## 四、现金流量表的格式

现金流量表采用报告式，分类反映业务活动产生的现金流量、投资活动产生的现金流量和筹资活动产生的现金流量，最后汇总反映医院年末现金净增加额。

医院现金流量表的格式如表 7－8 所示。

表 7－8　　现金流量表

会医 03 表

编制单位：　　______年度　　单位：元

| 项　目 | 行次 | 金　额 |
|---|---|---|
| 一、业务活动产生的现金流量： | | |
| 开展医疗服务活动收到的现金 | | |
| 财政基本支出补助收到的现金 | | |
| 财政非资本性项目补助收到的现金 | | |
| 从事科教项目活动收到的除财政补助以外的现金 | | |
| 收到的其他与业务活动有关的现金 | | |
| 现金流入小计 | | |
| 发生人员经费支付的现金 | | |
| 购买药品支付的现金 | | |
| 购买卫生材料支付的现金 | | |
| 使用财政非资本性项目补助支付的现金 | | |
| 使用科教项目收入支付的现金 | | |
| 支付的其他与业务活动有关的现金 | | |
| 现金流出小计 | | |
| 业务活动产生的现金流量净额 | | |

续表

| 项　目 | 行次 | 金　额 |
| --- | --- | --- |
| 二、投资活动产生的现金流量： | | |
| 收回投资所收到的现金 | | |
| 取得投资收益所收到的现金 | | |
| 处置固定资产、无形资产收回的现金净额 | | |
| 收到的其他与投资活动有关的现金 | | |
| 现金流入小计 | | |
| 购建固定资产、无形资产支付的现金 | | |
| 对外投资支付的现金 | | |
| 上缴处置固定资产、无形资产收回现金净额支付的现金 | | |
| 支付的其他与投资活动有关的现金 | | |
| 现金流出小计 | | |
| 投资活动产生的现金流量净额 | | |
| 三、筹资活动产生的现金流量： | | |
| 取得财政资本性项目补助收到的现金 | | |
| 借款收到的现金 | | |
| 收到的其他与筹资活动有关的现金 | | |
| 现金流入小计 | | |
| 偿还借款支付的现金 | | |
| 偿付利息支付的现金 | | |
| 支付的其他与筹资活动有关的现金 | | |
| 现金流出小计 | | |
| 筹资活动产生的现金流量净额 | | |
| 四、汇率变动对现金的影响额 | | |
| 五、现金净增加额 | | |

**相关链接**

### 现金流量表工作底稿法和T型账户法

一、工作底稿法

采用工作底稿法编制现金流量表就是以工作底稿为手段，以收入费用总表和资产负债表数据为基础，对每一项目进行分析并编制调整分录，从而编制出现金流量表。

在直接法下，整个工作底稿纵向分成三段，第一段是资产负债表项目，其中又分为借方项目和贷方项目两部分；第二段是收入费用总表项目；第三段是现金流量表项目。工作底稿共同项分为五栏，在资产负债表部分，第一栏是项目栏，填列资产负债表各项目名称；第二栏是期初数，用来填列资产负债表项目的期初数；第三栏是调整分录的借方；第四栏是调整分录的贷方；第五栏是期末数，用来填列资产负债表各项目的期末数。在收入费用总表和现金流量表部分，第一栏也是项目栏，用来填列收入费用总表和现金流量表项目名称；第二栏空置不填；第三、第四栏分别是调整分录的借方和贷方；第五栏是本期数，收入费用总表部分这一栏数字应和本期收入费用总表数字核对相符，现金流量表部分这一栏的数字可直接用来编制正式的现金流量表。

采用工作底稿法编制现金流量表的程序是：

第一步，将资产负债表的期初数和期末数过入工作底稿的期初数栏和期末数栏；

第二步，对当期业务进行分析并编制调整分录。调整分录大体有这样几类：第一类涉及收入费用总表中的收入、成本和费用项目，以及资产负债表中的资产、负债和净资产项目，通过调整，将权责发生制下的收入费用转换为现金基础；第二类是涉及资产负债表和现金流量表中的投资、筹资项目，反映投资和筹资活动的现金流量；第三类是涉及收入费用总表和现金流量表中的投资和筹资项目，目的是将收入费用总表中有关投资和筹资方面的收入和费用列入到现金流量表投资、筹资现金流量中去。此外，还有一些调整分录并不涉及现金收支，只是为了核对资产负债表项目的期末期初变动。

在调整分录中，有关现金的事项，并不直接借记或贷记现金，而是分别记入“业务活动产生的现金流量”、“投资活动产生的现金流量”、“筹资活动产生的现金流量”的有关项目，借记表明现金流入，贷记表明现金流出。

第三步，将调整分录过入工作底稿中的相应部分。

第四步，核对调整分录，借贷合计应当相等，资产负债表项目期初数加减调整分录中的借贷金额以后，应当等于期末数。

第五步，根据工作底稿中的现金流量表项目部分编制正式的现金流量表。

二、T型账户法

采用T型账户法编制现金流量表，是以T型账户为手段，以资产负债表和收入费用总表数据为基础，对每一项目进行分析并编制调整分录，从而编制现金流量表。T型账户法的程序是：

第一步，为所有的非现金项目（包括资产负债表项目和收入费用总表项目）分别开设T型账户，并将各自的期末期初变动数过入各相关账户。如果项目的期末数大于期初数，则将差额过入和项目余额相同的方向；反之，过入相反的方向。

第二步，开设一个大的“现金”T型账户，每边分为业务活动、投资活动和筹资活动三个部分，左边记现金流入，右边记现金流出。与其他账户一样，过入期末期初变动数。

第三步，以收入费用总表项目为基础，结合资产负债表分析每一个非现金项目的增减变动，并据此编制调整分录。

第四步，将调整分录过入各T型账户，并进行核对，该账户借贷相抵后的余额与原先过入的期末期初变动数应当一致。

第五步，根据大的“现金”T型账户编制正式的现金流量表。

**操作步骤**

## 一、填列“业务活动产生的现金流量”的各项目

### （一）根据有关科目的记录分析填列以下项目

（1）“开展医疗服务活动收到的现金”项目：反映医院开展医疗活动取得的现金净额。

本项目可以根据“库存现金”、“银行存款”、“应收在院病人医疗款”、“应收医疗款”、“预收医疗款”、“医疗收入”等科目的记录分析填列。

（2）“财政基本支出补助收到的现金”项目：反映医院接受财政基本支出补助取得的现金。

本项目可以根据“零余额账户用款额度”、“财政补助收入”等科目及其所属明细科目的记录分析填列。

（3）“财政非资本性项目补助收到的现金”项目：反映医院接受财政除用于购建固定资产、无形资产以外的项目补助取得的现金。

本项目可以根据“银行存款”、“零余额账户用款额度”、“财政补助收入”等科目及其所属明细科目的记录分析填列。

（4）“从事科教项目活动收到的除财政补助以外的现金”项目：反映医院从事科研、教学项目活动取得的除财政补助以外的现金。

本项目可以根据“库存现金”、“银行存款”、“科教项目收入”等科目的记录分析填列。

（5）“收到的其他与业务活动有关的现金”项目：反映医院收到的除以上项目之外的与业务活动有关的现金。

本项目可以根据“库存现金”、“银行存款”、“其他应收款”、“其他收入”等科目的记录分析填列。

（6）“发生人员经费支付的现金”项目：反映医院为开展各项业务活动发生人员经费支付的现金。

本项目可以根据“库存现金”、“银行存款”、“医疗业务成本”、“管理费用”、“应付职工薪酬”、“应付福利费”、“应付社会保障费”等科目的记录分析填列。

（7）“购买药品支付的现金”项目：反映医院购买药品而支付的现金。

本项目可以根据“库存现金”、“银行存款”、“应付账款”、“应付票据”、“预付账款”、“医疗业务成本”、“库存物资”等科目的记录分析填列。

（8）“购买卫生材料支付的现金”项目：反映医院购买卫生材料支付的现金。

本项目可以根据“库存现金”、“银行存款”、“应付账款”、“应付票据”、“预付账款”、“医疗业务成本”、“库存物资”等科目的记录分析填列。

（9）“使用财政非资本性项目补助支付的现金”项目：反映医院使用除用于购建固定资产、无形资产外的财政项目补助资金发生支出所支付的现金。

本项目可以根据“银行存款”、“零余额账户用款额度”、“财政项目补助支出”等科目的记录分析填列。

（10）“使用科教项目收入支付的现金”项目：反映医院使用非财政科研、教学项目收入支付的现金；不包括使用非财政科教项目收入购建固定资产、无形资产所支付的现金。

使用非财政科教项目收入购建固定资产、无形资产所支付的现金，在“购建固定资产、无形资产支付的现金”项目反映。本项目可以根据“库存现金”、“银行存款”、“科教项目支出”等科目的记录分析填列。

(11)“支付的其他与业务活动有关的现金”项目：反映医院除上述项目之外支付的与业务活动有关的现金。

本项目可以根据“库存现金”、“银行存款”、“其他应付款”、“管理费用”、“其他支出”等科目的记录分析填列。

**(二)填列“业务活动产生的现金流量净额”项目**

按照“业务活动产生的现金流量”项下“现金流入小计”项目金额减去“现金流出小计”项目金额后的金额填列；如为负数，以“-”号填列。

## 二、填列“投资活动产生的现金流量”的各项目

**(一)根据有关科目的记录分析填列以下项目**

(1)“收回投资所收到的现金”项目：反映医院出售、转让或者到期收回长期投资而收到的现金；不包括长期投资收回的利润、利息，以及收回的非现金资产。

本项目可以根据“库存现金”、“银行存款”、“长期投资”等科目的记录分析填列。

(2)“取得投资收益所收到的现金”项目，反映医院因对外投资而从被投资单位分回利润收到的现金以及取得的现金利息。

本项目可以根据“库存现金”、“银行存款”、“其他应收款”、“其他收入——投资收益”等科目的记录分析填列。

(3)“处置固定资产、无形资产收回的现金净额”项目：反映医院处置固定资产和无形资产所取得的现金，减去为处置这些资产而支付的有关费用之后的净额。由于自然灾害所造成的固定资产等长期资产损失而收到的保险赔款收入，也在本项目反映。

本项目可以根据“库存现金”、“银行存款”、“固定资产清理”等科目的记录分析填列。

(4)“收到的其他与投资活动有关的现金”项目：反映医院除上述项目之外收到的与投资活动有关的现金。其他现金流入如果金额较大的，应当单列项目反映。

本项目可以根据“库存现金”、“银行存款”等有关科目的记录分析填列。

(5)“购建固定资产、无形资产支付的现金”项目：反映医院购买和建造固定资产，取得无形资产所支付的现金；不包括为购建固定资产而发生的借款利息资本化的部分、融资租入固定资产支付的租赁费。借款利息和融资租入固定资产支付的租赁费，在筹资活动产生的现金流量中反映。

本项目可以根据“库存现金”、“银行存款”、“固定资产”、“无形资产”、“在建工程”等科目的记录分析填列。

(6)“对外投资支付的现金”项目：反映医院进行对外投资所支付的现金，包括取得长期股权投资和长期债权投资所支付的现金，以及支付的佣金、手续费等附加费用。

本项目可以根据“库存现金”、“银行存款”、“长期投资”等科目的记录分析填列。

(7)“上缴处置固定资产、无形资产收回现金净额支付的现金”项目，反映医院将处置固定资产、无形资产所收回的现金净额予以上缴所支付的现金。

本项目可以根据“库存现金”、“银行存款”、“应缴款项”等科目的记录分析填列。

(8)“支付的其他与投资活动有关的现金”项目：反映医院除上述项目之外支付的与投资活动有关的现金。如果其他现金流出金额较大的，应当单列项目反映。

本项目可以根据“库存现金”、“银行存款”等有关科目的记录分析填列。

**（二）填列“投资活动产生的现金流量净额”项目**

按照“投资活动产生的现金流量”项下“现金流入小计”项目金额减去“现金流出小计”项目金额后的金额填列；如为负数，以“－”号填列。

## 三、填列“筹资活动产生的现金流量”的各项目

**（一）根据有关科目的记录分析填列以下项目**

(1)“取得财政资本性项目补助收到的现金”项目：反映医院接受用于购建固定资产、无形资产的财政项目补助取得的现金。

本项目可以根据“银行存款”、“零余额账户用款额度”、“财政补助收入”等科目及其所属明细科目的记录分析填列。

(2)“借款收到的现金”项目：反映医院举借各种短期、长期借款所收到的现金。

本项目可以根据“库存现金”、“银行存款”、“短期借款”、“长期借款”等科目的记录分析填列。

(3)“收到的其他与筹资活动有关的现金”项目：反映医院除上述项目之外收到的与筹资活动有关的现金。如果其他现金流入金额较大的，应当单列项目反映。

本项目可以根据“库存现金”、“银行存款”等有关科目的记录分析填列。

(4)“偿还借款支付的现金”项目：反映医院偿还债务本金所支付的现金。

本项目可以根据“库存现金”、“银行存款”、“短期借款”、“长期借款”等科目的记录分析填列。

(5)“偿付利息支付的现金”项目：反映医院实际支付的借款利息等。

本项目可以根据“库存现金”、“银行存款”、“长期借款”、“管理费用”、“预提费用”等科目的记录分析填列。

(6)“支付的其他与筹资活动有关的现金”项目：反映医院除上述项目之外支付的与筹资活动有关的现金，如融资租入固定资产所支付的租赁费。

本项目可以根据“库存现金”、“银行存款”、“长期应付款”等有关科目的记录分析填列。

**（二）填列“筹资活动产生的现金流量净额”项目**

按照“筹资活动产生的现金流量”项下“现金流入小计”项目金额减去“现金流出小计”项目金额后的金额填列；如为负数，以“－”号填列。

## 四、填列“汇率变动对现金的影响额”项目

本项目反映医院外币现金流量折算为人民币时，所采用的现金流量发生日的汇率或期初汇率折算的人民币金额与本表“现金净增加额”中外币现金净增加额按期末汇率折算的人民币金额之间的差额。

## 五、填列“现金净增加额”项目

本项目反映医院本年度现金变动的金额。

本项目应当根据“业务活动产生的现金流量净额”、“投资活动产生的现金流量净额”、“筹资活动产生的现金流量净额”和“汇率变动对现金的影响额”项目的金额合计填列。

## 实践操作

根据所给资料编制某医院2013年度的现金流量表。

某医院2013年相关科目余额表见模块三中的相关数据。其他资料如表7－9所示：

（1）财政项目补助收入、支出、结余情况表：

**表7－9　　财政项目补助收入、支出、结余情况表**

单位：元

| 项目类别 | 项目名称 | 上年结转 | | 本期收入 | | 本期支出 | | 结转下年 | 结余 |
|---|---|---|---|---|---|---|---|---|---|
| | | 总额 | 其中：用于长期资产 | 总额 | 其中：用于长期资产 | 总额 | 其中：用于长期资产 | | |
| 基本支出 | | 1 000 | 0 | 4 000 | 0 | 3 600 | 0 | 1 400 | |
| 医疗卫生项目 | 外科设备购置 | 0 | 0 | 1 400 | 1 400 | 1 000 | 1 000 | 400 | |
| | 停车场建设 | 220 | 220 | 200 | 200 | 196 | 196 | 224 | |
| | 实验室改造 | 1 000 | 900 | 0 | 0 | 996 | 996 | 0 | 4 |
| | 小计 | 1 220 | 1 120 | 1 600 | 1 600 | 2 192 | 2 192 | 624 | 4 |
| 科学技术项目 | 课题1 | 100 | 50 | 0 | 0 | 20 | 4 | 80 | |
| | 课题2 | 0 | 0 | 120 | 20 | 4 | 0 | 116 | |
| | 课题3 | 0 | 0 | 40 | 12 | 8 | 2 | 32 | |
| | 课题4 | 0 | 0 | 140 | 28 | 26 | 6 | 114 | |
| | 小计 | 100 | 50 | 300 | 60 | 58 | 12 | 342 | |
| 教育项目 | 重点学科人才培养 | 0 | 0 | 100 | 50 | 8 | 4 | 92 | |
| 项目支出合计 | | 1 320 | 1 170 | 2 000 | 1 710 | 2 258 | 2 208 | 1 058 | 4 |
| 财政合计 | | 2 320 | 1 170 | 6 000 | 1 710 | 5 858 | 2 208 | 2 458 | 4 |

（2）其他收入中资产处置收入2 000元，投资收益利息收入70万元。

（3）存货期初余额3 588万元，其中药品期初1 800万元，卫生材料期初1 588万元，其他200万元。存货期末余额3 132.5万元，其中药品期末1 475.7万元，卫生材料期末1 576.8万元，其他80万元。

（4）应付账款年初余额8 144万元，其中药品期初4 000万元，卫生材料期初3 544万元，其他600万元。应付账款年末余额10 116万元，其中药品期末3 800万元，卫生材料5 716万元，其他600万元。

（5）预付账款年初余额以及本年的预付账款发生额均不是药品或卫生材料预付款。

（6）本年核销的坏账损失为12 000元。

根据如上资料分析现金流量表项目如下：

开展医疗服务活动收到的现金＝医疗收入＋应收在院病人医药费（期初－期末）＋应收

医疗款(期初－期末)－当期核销的坏账准备－预收医疗款(期初－期末)＝889 280 420（元）

发生人员经费支付的现金＝人员费用部分＋应付职工薪酬(期初－期末)＋应付福利费(期初－期末)＋应付社会保障费(期初－期末)＝202 275 356（元）

其他项目略。

编制现金流量表，见表7－10。

**表7－10** **现金流量表**

会医03表

编制单位：某医院　　2013年度　　单位：元

| 项　目 | 行次 | 金　额 |
|---|---|---|
| 一、业务活动产生的现金流量： | | |
| 开展医疗服务活动收到的现金 | | |
| 财政基本支出补助收到的现金 | | |
| 财政非资本性项目补助收到的现金 | | |
| 从事科教项目活动收到的除财政补助以外的现金 | | |
| 收到的其他与业务活动有关的现金 | | |
| 现金流入小计 | | |
| 发生人员经费支付的现金 | | |
| 购买药品支付的现金 | | |
| 购买卫生材料支付的现金 | | |
| 使用财政非资本性项目补助支付的现金 | | |
| 使用科教项目收入支付的现金 | | |
| 支付的其他与业务活动有关的现金 | | |
| 现金流出小计 | | |
| 业务活动产生的现金流量净额 | | |
| 二、投资活动产生的现金流量： | | |
| 收回投资所收到的现金 | | |
| 取得投资收益所收到的现金 | | |
| 处置固定资产、无形资产收回的现金净额 | | |
| 收到的其他与投资活动有关的现金 | | |
| 现金流入小计 | | |
| 购建固定资产、无形资产支付的现金 | | |
| 对外投资支付的现金 | | |
| 上缴处置固定资产、无形资产收回现金净额支付的现金 | | |
| 支付的其他与投资活动有关的现金 | | |
| 现金流出小计 | | |
| 投资活动产生的现金流量净额 | | |
| 三、筹资活动产生的现金流量： | | |
| 取得财政资本性项目补助收到的现金 | | |
| 借款收到的现金 | | |
| 收到的其他与筹资活动有关的现金 | | |
| 现金流入小计 | | |
| 偿还借款支付的现金 | | |
| 偿付利息支付的现金 | | |
| 支付的其他与筹资活动有关的现金 | | |
| 现金流出小计 | | |
| 筹资活动产生的现金流量净额 | | |
| 四、汇率变动对现金的影响额 | | |
| 五、现金净增加额 | | |

# 模块六　财政补助收支情况表的编制

## 业务描述

了解财政补助收支情况表的概念及格式，正确编制财政补助收支情况表。

## 相关知识

### 一、财政补助收支情况表的概念

财政补助收支情况表是反映医院某一年度内财政补助收支及其结转、结余情况的报表。

**想一想**

1. 为什么要编制财政补助收支情况表？
2. “财政补助收支情况表”与企业的“股东权益变动情况表”有何异同？

### 二、财政补助收支情况表的格式

财政补助收支情况表由上年结转、本年财政补助收入、本年财政补助支出、财政补助上缴和结转下年五部分组成。它们之间的关系用公式表示为：

上年结转+本年财政补助收入-本年财政补助支出-财政补助上缴=结转下年

由于该表涉及的大部分为专项资金，因此需要就单个项目分别按上述公式结转，并在报表中分别按基本支出、医疗卫生、科学技术和教育四大类列报。

医院需要提供比较财政补助收支情况表，以使报表使用者比较不同期间财政补助的取得、支出和结余情况。所以，财政补助收支情况表还对各项目再分为“本年数”和“上年数”两栏分别填列。财政补助收支情况表的格式如表7-11所示。

表7-11　　财政补助收支情况表

会医04表

编制单位：　　____年度　　单位：元

| 项　目 | 结转本年数 | — |
|---|---|---|
| 一、上年结转 | | — |
| （一）财政补助结转 | | — |
| 1. 基本支出结转 | | — |
| 2. 项目支出结转 | | — |
| 其中：医疗卫生项目 | | — |
| 科学技术项目 | | — |

续表

| 项　目 | 结转本年数 | — |
| --- | --- | --- |
| 教育项目 | | — |
| （二）财政补助结余 | | — |
| 项　目 | 本年数 | 上年数 |
| 二、本年财政补助收入 | | |
| （一）基本支出 | | |
| （二）项目支出 | | |
| 其中：医疗卫生项目 | | |
| 科学技术项目 | | |
| 教育项目 | | |
| 三、本年财政补助支出 | | |
| （一）基本支出 | | |
| （二）项目支出 | | |
| 其中：医疗卫生项目 | | |
| 科学技术项目 | | |
| 教育项目 | | |
| 四、财政补助上缴 | | |
| （一）财政补助结转上缴 | | |
| （二）财政补助结余上缴 | | |
| 项　目 | 结转下年数 | — |
| 五、结转下年 | | — |
| （一）财政补助结转 | | — |
| 1. 基本支出结转 | | — |
| 2. 项目支出结转 | | — |
| 其中：医疗卫生项目 | | — |
| 科学技术项目 | | — |
| 教育项目 | | — |
| （二）财政补助结余 | | — |

**想一想**

财政补助收支情况表是按年编报吗？

**操作步骤**

## 一、填列“上年结转”各项目

“上年结转”项目及其所属各明细项目的“结转本年数”栏，反映医院上一年度结转至本年度使用的财政补助结转和结余资金数额。

该栏各项目应根据上年度“财政补助收支情况表”中“结转下年”项目及其所属各明细项目的“结转下年数”栏的数字填列。

## 二、填列“本年财政补助收入”各项目

### （一）填列“本年财政补助收入”项目及其所属各明细项目的“本年数”

该栏反映医院本年度确认的财政补助收入总额、基本支出补助总额、项目支出补助及所属各明细项目支出补助总额。

该栏各项目应当根据“财政补助收入”科目及其所属明细科目的本年发生额填列。

### （二）填列“本年财政补助收入”项目及其所属各明细项目的“上年数”

该栏反映医院上一年度确认的财政补助收入总额、基本支出补助总额、项目支出补助及所属各明细项目支出补助总额。

该栏各项目应当根据上一年度“财政补助收支情况表”中“本年财政补助收入”项目及其所属各明细项目的“本年数”栏的数字填列。

## 三、填列“本年财政补助支出”各项目

### （一）填列“本年财政补助支出”项目及其所属各明细项目的“本年数”

该栏反映医院本年度发生的财政补助支出总额、财政补助基本支出总额、财政补助项目支出及其所属各明细项目支出总额。

1. 填列“基本支出”项目

该栏应当根据“医疗业务成本”、“管理费用”科目下“财政基本补助支出”备查簿登记的本年发生额合计填列。

2. 填列“项目支出”及其所属各明细项目

该栏应当根据“财政项目补助支出”科目及其所属明细科目的本年发生额填列。

3. 填列“本年财政补助支出”项目

该栏应根据该项目所属“基本支出”和“项目支出”两个项目金额的合计数填列。

### （二）填列“本年财政补助支出”项目及其所属各明细项目的“上年数”

该栏反映医院上一年度发生的财政补助支出总额、财政补助基本支出总额、财政补助项目支出及其所属各明细项目支出总额。

该栏各项目应当根据上一年度“财政补助收支情况表”中“本年财政补助支出”项目及其所属各明细项目的“本年数”栏的数字填列。

## 四、填列“财政补助上缴”各项目

### （一）填列“财政补助上缴”各项目的“本年数”

1. 填列“财政补助结转上缴”项目的“本年数”

该栏反映医院本年度按规定上缴的财政补助结转金额。

该项目应根据“财政补助结转（余）——财政补助结转”明细科目的借方发生额分析填列。

2. “财政补助结余上缴”项目的“本年数”

该栏反映医院本年度按规定上缴的财政补助结余金额。

该项目应根据“财政补助结转（余）——财政补助结余”明细科目的借方发生额填列。

3. 填列“财政补助上缴”项目的“本年数”

该栏反映医院本年度按规定上缴的财政补助结转和结余金额。

该项目应根据该项目所属“财政补助结转上缴”和“财政补助结余上缴”两个项目金额的合计数填列。

**（二）填列“财政补助上缴”项目的“上年数”**

1. 填列“财政补助结转上缴”项目的“上年数”

该栏反映医院上一年度按规定上缴的财政补助结转金额。

该项目应当根据上一年度“财政补助收支情况表”中“财政补助结转上缴”项目的“本年数”栏的数字填列。

2. 填列“财政补助结余上缴”项目的“上年数”

该栏反映医院上一年度按规定上缴的财政补助结余金额。

该项目应当根据上一年度“财政补助收支情况表”中“财政补助结余上缴”项目的“本年数”栏的数字填列。

3. 填列“财政补助上缴”项目的“上年数”

该栏反映医院上一年度按规定上缴的财政补助结转和结余金额。

该项目应根据上一年度“财政补助收支情况表”中“财政补助上缴”项目的“本年数”栏的数字填列。

## 五、填列“结转下年”各项目

（1）填列“财政补助结转”项目：反映医院结转至下一年度使用的财政补助结转资金。该项目应当根据“财政补助结转（余）——财政补助结转”明细科目的年末余额填列。

（2）填列“基本支出结转”项目：反映医院结转至下一年度使用的基本支出财政补助。该项目应当根据“财政补助结转（余）——财政补助结转（基本支出结转）”明细科目的年末余额填列。

（3）填列“项目支出结转”项目：反映医院结转至下一年度使用的财政补助项目结转资金。该项目应当根据“财政补助结转（余）——财政补助结转（项目支出结转）”明细科目的年末余额填列。该项目所属各明细项目，应当根据“财政补助结转（余）——财政补助结转（项目支出结转）”明细科目所属明细科目的年末余额分析填列。

（4）填列“财政补助结余”项目：反映医院结转至下一年度使用的财政补助项目结余资金。该项目应当根据“财政补助结转（余）——财政补助结余”科目的年末余额填列。

（5）填列“结转下年”项目：反映医院结转至下一年度使用的财政补助结转和结余资金数额。该项目应当根据该项目所属“财政补助结转”和“财政补助结余”两个项目金额的合计数填列。

**实践操作**

根据模块二、模块三、模块四中的数据资料，编制某医院财政补助收支情况表见表7－12。

表 7-12 财政补助收支情况表

会医 04 表

编制单位： ____年度 单位：元

| 项　目 | 结转本年数 | — |
| --- | --- | --- |
| 一、上年结转 | | — |
| （一）财政补助结转 | | — |
| 1. 基本支出结转 | | — |
| 2. 项目支出结转 | | — |
| 其中：医疗卫生项目 | | — |
| 科学技术项目 | | — |
| 教育项目 | | — |
| （二）财政补助结余 | | — |
| 项　目 | 本年数 | 上年数 |
| 二、本年财政补助收入 | | |
| （一）基本支出 | | |
| （二）项目支出 | | |
| 其中：医疗卫生项目 | | |
| 科学技术项目 | | |
| 教育项目 | | |
| 三、本年财政补助支出 | | |
| （一）基本支出 | | |
| （二）项目支出 | | |
| 其中：医疗卫生项目 | | |
| 科学技术项目 | | |
| 教育项目 | | |
| 四、财政补助上缴 | | |
| （一）财政补助结转上缴 | | |
| （二）财政补助结余上缴 | | |
| 项　目 | 结转下年数 | — |
| 五、结转下年 | | — |
| （一）财政补助结转 | | — |
| 1. 基本支出结转 | | — |
| 2. 项目支出结转 | | — |
| 其中：医疗卫生项目 | | — |
| 科学技术项目 | | — |
| 教育项目 | | — |
| （二）财政补助结余 | | — |

# 项目实训

## 一、单项选择

1. 下列（　　）不属于会计报表附注的内容。
A. 遵循事业单位会计准则、医院会计制度的声明
B. 会计报表中列示的重要项目的进一步说明
C. 单位基本情况的描述
D. 有助于理解和分析会计报表需要说明的其他事项
2. 资产负债表中的资产和负债项目是按其（　　）排序的。
A. 重要性　　B. 流动性
C. 会计科目编号　　D. 比重大小
3. 医院收入费用总表是采用（　　）格式。
A. 报告式　　B. 账户式
C. 单步式　　D. 多步式
4. 医院资产负债表是采用（　　）格式。
A. 报告式　　B. 账户式
C. 单步式　　D. 多步式
5. 在编制年度资产负债表时，下列项目的填列方法不正确的是（　　）。
A. “货币资金”项目根据“库存现金”、“银行存款”、“零余额账户用款额度”、“其他货币资金”科目的期末余额合计填列
B. “坏账准备”项目根据“坏账准备”科目的期末贷方余额填列；如果“坏账准备”科目期末为借方余额，则以“-”号填列
C. “存货”项目根据“库存物资”、“在加工物资”科目的期末余额合计填列
D. “待处理财产损溢”项目根据“待处理财产损溢”科目的期末借方余额填列；如果“待处理财产损溢”科目期末为贷方余额，则以“-”号填列
6. 下列（　　）报表数为静态报表。
A. 资产负债表　　B. 财政补助收支情况表
C. 收入费用总表　　D. 现金流量表
7. 应付账款、应付票据等商业应付款等属于（　　）。
A. 筹资活动　　B. 投资活动
C. 业务活动　　D. 其他活动
8. 购置固定资产属于（　　）。
A. 筹资活动　　B. 投资活动
C. 业务活动　　D. 其他活动

## 二、多项选择

1. 医院财务报告包括（　　　）。

A. 会计报表　　B. 会计报表附注

C. 财务情况说明书　　D. 财务收支计划

2. 月末、季度末和年末都要编制的会计报表有（　　）。

A. 资产负债表　　B. 财政补助收支情况表

C. 收入费用总表　　D. 医疗收入费用明细表

3. 会计报表附注至少应当包括（　　）内容。

A. 遵循事业单位会计准则、医院会计制度的声明

B. 会计报表中列示的重要项目的主要构成

C. 会计报表中列示的重要项目的增减变动情况

D. 有助于理解和分析会计报表需要说明的其他事项

4. 财务情况说明书主要说明医院的（　　）。

A. 业务开展情况　　B. 预算执行情况

C. 财务收支状况　　D. 成本控制情况

5. 中期报表包括（　　）。

A. 月报　　B. 季报

C. 旬报　　D. 半年报

6. 在编制年度资产负债表时，下列项目的填列方法正确的是（　　）。

A. "货币资金"项目根据"库存现金"、"银行存款"、"零余额账户用款额度"、"其他货币资金"科目的期末余额合计填列

B. "坏账准备"项目根据"坏账准备"科目的期末贷方余额填列；如果"坏账准备"科目期末为借方余额，则以"-"号填列

C. "存货"项目根据"库存物资"、"在加工物资"科目的期末余额合计填列

D. "待处理财产损溢"项目根据"待处理财产损溢"科目的期末借方余额填列；如果"待处理财产损溢"科目期末为贷方余额，则以"-"号填列

7. 根据医院业务活动的性质和现金流量的来源，将医院一定期间产生的现金流量分为（　　）。

A. 业务活动产生的现金流量　　B. 投资活动产生的现金流量

C. 筹资活动产生的现金流量　　D. 基本建设过程产生的现金流量

8. 财政补助收支情况表由（　　）部分组成。

A. 上年结转　　B. 结转下年

C. 本年财政补助收入　　D. 本年财政补助支出

## 三、判断对错

1. 会计报表附注是对会计报表的编制基础、编制原则和方法及主要项目等所做的解释。（　　）

2. 现金流量表是资产负债表和收入费用总表的补充，资产负债表、收入费用总表所提供的会计信息是现金流量表编制的基础。（　　）

3. 医院年度财务报告应经注册会计师审计。（　　）

4. 为了保证各期会计报表的可比性，编制会计报表时，在会计计量和填报方法上，应

保持前后会计期间的一致性，一经采用某种会计方法，不得随意变动。（　）

5. 在编制年度资产负债表时，“待处理财产损溢”项目金额一般应为“0”。（　）

6. 资产负债表的编制根据是“资产＝负债＋净资产”会计等式。（　）

7. 医疗收入费用明细表中的医疗收入和医疗业务成本是完全对应的。（　）

## 项目小结

| 项目名称 | 项目要素 | 模块要素 | 知识、技能 |
|---|---|---|---|
| 会计报表 | 学习目标<br>项目描述<br>学习要点及流程<br>编制会计报表的准备<br>资产负债表的编制<br>收入费用总的编制<br>医疗收入费用明细表的编制<br>现金流量表的编制<br>财政收支情况表的编制<br>项目实训 | 业务描述<br>相关知识<br>操作步骤<br>实践操作 | 知识归纳：<br>1. 相关概念：财务报告、会计报表、资产负债表、收入费用总表、医疗收入费用明细表、现金流量、现金流量表、财政补助收支情况表<br>2. 会计报表的作用<br>3. 会计报表的结构及格式<br>4. 会计报表的编制依据及编制要求<br>5. 会计报表的编制方法<br>操作流程梳理：<br>1. 按规定依次填列会计报表各项目的数据<br>2. 根据所给资料编制会计报表 |

# 项目八
# 财务分析

## 学习目标

**知识目标：**

- 了解财务分析的概念
- 了解财务分析报告的概念
- 熟悉财务分析的种类
- 熟悉财务分析报告的种类
- 掌握财务分析的方法

**技能目标：**

- 会分析医院的各项财务指标
- 会撰写财务分析报告

**项目描述**

王东学完会计报表感觉轻松了许多，业务学习终于可以告一段落了，能够独立上岗了。张会计很满意王东的学习成果，也很欣赏其努力、勤奋的工作精神，跟王东讲述了自身的工作心得：处理经济业务、编制会计报表只是会计工作的一部分，工作结果也只是一堆数据而已，如何将这些财务数据变成领导的决策依据，还必须做深入、细致的财务分析，通过分析找出问题，提出解决问题的措施和建议，向领导提供翔实的财务分析报告，这是会计工作的高层次需要。做好财务分析仅仅会处理经济业务是不够的，还应注意观察、搜集医院在运营过程中的各类数据信息、行业信息，需要经过长时间的知识和实践的积累。只要你肯努力、善于思考，总有一天你会做好财务分析，撰写出高质量、有应用价值的财务分析报告。

## 学习要点及流程

财务分析的学习内容及流程见图 8－1。

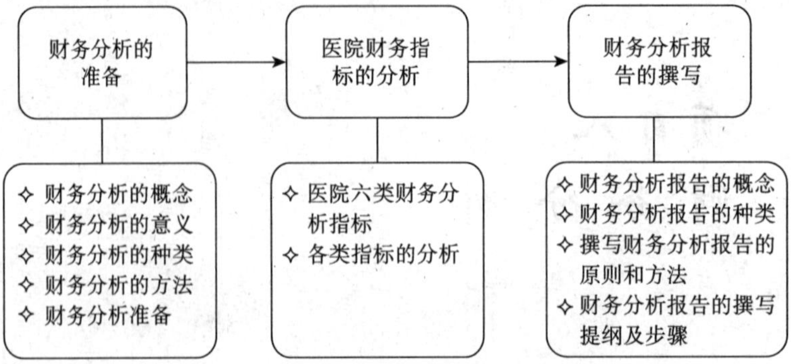


图 8－1　财务分析的学习内容及流程

# 模块一　财务分析的准备

## 任务描述

了解什么是财务分析、财务分析的意义和种类，如何选择财务分析方法，做好财务分析的准备。

## 相关知识

### 一、财务分析的意义及种类

财务分析是以医院财务报告等会计资料为基础，采用一定的技术和方法，对医院的财务状况和经营成果进行评价和剖析的一项财务活动，以反映医院在运营过程中的利弊得失、财务状况及发展趋势。

#### （一）财务分析的意义

医院进行财务分析主要有两方面的意义。

1. 财务分析是核算工作的继续和发展，是会计工作的重要组成部分

医院会计按照会计制度的规定，根据日常核算资料，对账簿记载进行定期的总结，编制财务报告，并不等于整个会计核算工作的终结。财务报告主要是一个综合数字反映，它只能在医院会计制度所规定的框架内提供信息，不能从现象深入到本质，从中找出经验教训，因而也就不能圆满地发挥会计信息的作用，达到“过程控制”和“观念总结”的目的。因此，必须对财务报告数据进一步进行分析、评价，使它成为使用者对经济决策更有用的信息，以克服会计报表信息的局限性。所以财务分析把会计工作推向一个十分重要的高级阶段，是会

计核算的继续和发展。

2. 财务分析为医院改进管理工作和优化经济决策提供重要的财务信息

管理的重点在运营，运营的重点在决策，决策的依据靠信息。财务分析以医院财务报告反映的财务指标为主要依据，为改进医院的管理工作和优化经济决策提供重要的财务信息。它可以通过占有的信息资料，掌握情况，对比分析，帮助医院管理者查找经营过程中的利弊，了解并掌握医院的财务状况及其发展趋势，进而将重要的财务信息应用到医院财务管理工作和经济决策过程中去。

总之，认真做好财务分析工作，对于加强预算管理，控制成本水平，挖掘增收节支的潜力，实现医院的战略目标，不断提高医院经济管理工作的科学性，全面提高医疗服务质量和经济效益，以及为编好下期预算、制定未来发展计划提供可靠资料，具有重大意义。

### （二）财务分析的种类

财务分析的种类，又称财务分析的形式。

1. 简要分析

简要分析是指只就会计所提供的信息资料进行分析。如将几种主要指标与预算和上年同期等有关资料进行比较，大体说明这一会计期间内预算管理的基本情况。这种分析要求做到简明扼要，迅速及时，一般用于月份报表的分析。

2. 全面分析

全面分析是指对医院事业计划、预算执行结果进行全面、系统的分析。在分析中除了利用会计核算资料外，平时要深入科室，搞好调研，掌握必要的统计数据和情况，把会计核算中的经济指标与医院实际业务结合起来，进行详细、系统的综合分析。分析重点要突出，必要时要重点剖析问题，从主客观上查明原因，以利改进工作。这种分析一般用于季度、年度报表的分析。

3. 专题分析和典型分析

专题分析就是对医院某一专题进行分析，其要求是重点突出，针对性、时间性强，用以补充全面分析的不足。典型分析是对医院内部某一部门、某一典型事例，结合医院对科室班组采取的经济管理形式，采用“解剖麻雀”的办法进行深入分析，通过典型分析可以推广和交流经验，提高经济管理水平。

4. 定期分析

定期分析是指在一定会计期间（月、季、半年或年）终了，对医院事业计划、模块、单位预算执行情况所进行的分析。定期分析在内容和时期上可以进行比较，以分析变化的趋势和规律。定期分析建立在日常分析的基础上，才能做到符合或接近客观实际。因此，定期分析与日常分析相结合，才能充分发挥分析的作用。定期分析的要求和分析内容，与全面分析基本相同。

5. 不定期分析

不定期分析是指为解决或研究某一特定问题而进行的一种临时性分析，即没有固定时期的分析，如结合某项工作或模块进行的临时分析。这种分析针对性较强，要求做到分析及时，并抓住典型事例，以便推动工作。如对在“双增双节”中的增产节约、增收节支的分析等。

## 二、财务分析的方法

### （一）比较分析法

比较分析法是将两个或两个以上相关指标（可比指标）进行对比，测算出相互之间的差异，从中进行分析、比较，找出产生差异的主要原因的一种分析方法。比较分析法简单易行，是财务分析中普遍和经常使用的基本方法。在实际工作中，主要比较分析以下三个方面。

(1) 比计划。即本期实际执行与本期计划进行比较。

(2) 比前期。即本期实际执行与历史同期进行比较。

(3) 比先进。即本期实际执行与同类先进单位进行比较。

### (二) 因素分析法

因素分析法是依据分析指标与其影响因素之间的关系，从数量上来确定几种相互联系的因素对分析对象影响程度的一种分析方法。采用因素分析法可以取得各项制约因素变动对综合指标影响程度的数据，有助于了解原因，分清责任，客观评价医院的经营情况；同时，也可以通过因素分析，找出问题之所在，抓住主要矛盾，有的放矢解决问题。但采用因素分析法必须注意其替代的顺序性、连环性和计算结果的假设性。

### (三) 指标分析法

指标分析法是采用重要的财务指标，从不同的角度、简明扼要地反映医院财务状况的一种分析方法。采用这种方法，计算指标固然重要，而更为重要的是合理、科学地解释这些指标，解释指标背后的实质含义。

## 任务步骤

### 财务分析的准备

步骤 1. 明确分析目的

如何进行财务分析，首先要取决于分析的目的是什么。清楚了分析的目的，下一步的工作才有方向性，所进行的财务分析才有针对性。

步骤 2. 收集所需要的资料

一般来讲，财务报告是财务分析的主要资料来源，另外，根据不同的分析目的，也要收集其他资料。如本单位历年的经营状况、人员构成、行业政策等。

步骤 3. 选择分析的方法

分析方法服从分析目的，应当根据不同的分析目的，采用不同的分析方法。

# 模块二 医院财务指标的分析

## 任务描述

了解医院财务分析的主要指标，分析医院的预算管理、结余和风险管理、资产运营能力、成本管理、收支结构和发展趋势。

**相关知识**

医院财务分析的指标主要有六类，包括预算管理指标、结余和风险管理指标、资产运营能力指标、成本管理指标、收支结构指标和发展趋势指标。具体指标如表 8－1 所示。

表 8－1　　医院财务分析参考指标

| 指标名称 | 计算公式 | 反映内容 |
| --- | --- | --- |
| 一、预算管理指标 | | |
| （一）预算执行率 | 预算收入执行率＝本期实际收入总额/本期预算收入总额×100%<br>预算支出执行率＝本期实际支出总额/本期预算支出总额×100% | 预算执行率反映医院预算管理水平。 |
| （二）财政专项拨款执行率 | 财政专项拨款执行率＝本期财政项目补助实际支出/本期财政项目支出补助收入×100% | 财政专项拨款执行率反映医院财政项目补助支出执行进度。 |
| 二、结余和风险管理指标 | | |
| （一）业务收支结余率 | 业务收支结余率＝业务收支结余/（医疗收入＋财政基本支出补助收入＋其他收入）×100% | 业务收支结余率反映医院除来源于财政项目收支和科教项目收支之外的收支结余水平，能够体现医院财务状况、医院医疗支出的节约程度以及医院管理水平。 |
| （二）资产负债率 | 资产负债率＝负债总额/资产总额×100% | 资产负债率反映医院的资产中借债筹资的比重。 |
| （三）流动比率 | 流动比率＝流动资产/流动负债×100% | 流动比率反映医院的短期偿债能力。 |
| 三、资产运营指标 | | |
| （一）总资产周转率 | 总资产周转率＝（医疗收入＋其他收入）/平均总资产 | 总资产周转率反映医院运营能力。周转次数越多，表明运营能力越强；反之，说明医院的运营能力较差。 |
| （二）应收账款周转天数 | 应收账款周转天数＝平均应收账款余额×365/医疗收入 | 应收账款周转天数反映医院应收账款流动速度。 |
| （三）存货周转率 | 存货周转率＝医疗支出中的药品、卫生材料和其他材料支出/平均存货 | 存货周转率反映医院向病人提供的药品、卫生材料、其他材料等的流动速度以及存货资金占用是否合理。 |
| 四、成本管理指标 | | |
| （一）每门诊人次收入、每门诊人次支出及门诊收入成本率 | 每门诊人次收入＝门诊收入/门诊人次<br>每门诊人次支出＝门诊支出/门诊人次<br>门诊收入成本率＝每门诊人次支出/每门诊人次收入×100% | 门诊收入成本率反映医院每门诊收入耗费的成本水平。 |

续表

| 指标名称 | 计算公式 | 反映内容 |
|---|---|---|
| （二）每住院人次收入、每住院人次支出及住院收入成本率 | 每住院人次收入 = 住院收入/出院人次<br>每住院人次支出 = 住院支出/出院人次<br>住院收入成本率 = 每住院人次支出/每住院人次收入 ×100% | 住院收入成本率反映医院每住院病人收入耗费的成本水平。 |
| （三）百元收入药品、卫生材料消耗 | 百元收入药品、卫生材料消耗 = 药品、卫生材料消耗/（医疗收入 + 其他收入）×100% | 百元收入药品、卫生材料消耗反映医院的药品、卫生材料消耗程度，以及医院药品、卫生材料的管理水平。 |
| 五、收支结构指标 | | |
| （一）人员经费支出比率 | 人员经费支出比率 = 人员经费/（医疗支出 + 管理费用 + 其他支出）×100% | 人员经费支出比率反映医院人员配备的合理性和薪酬水平高低。 |
| （二）公用经费支出比率 | 公用经费支出比率 = 公用经费/（医疗支出 + 管理费用 + 其他支出）×100% | 公用经费支出比率反映医院对人员的商品和服务支出的投入情况。 |
| （三）管理费用率 | 管理费用率 = 管理费用/（医疗支出 + 管理费用 + 其他支出）×100% | 管理费用率反映医院管理效率。 |
| （四）药品、卫生材料支出率 | 药品、卫生材料支出率 =（药品支出 + 卫生材料支出）/（医疗支出 + 管理费用 + 其他支出）×100% | 药品、卫生材料支出率反映医院药品、卫生材料在医疗业务活动中的耗费。 |
| （五）药品收入占医疗收入比重 | 药品收入占医疗收入比重 = 药品收入/医疗收入 ×100% | 药品收入占医疗收入比重反映医院药品收入占医疗收入的比重。 |
| 六、发展能力指标 | | |
| （一）总资产增长率 | 总资产增长率 =（期末总资产 - 期初总资产）/期初总资产 ×100% | 总资产增长率从资产总量方面反映医院的发展能力。 |
| （二）净资产增长率 | 净资产增长率 =（期末净资产 - 期初净资产）/期初净资产 ×100% | 净资产增长率反映医院净资产的增值情况和发展潜力。 |
| （三）固定资产净值率 | 固定资产净值率 = 固定资产净值/固定资产原值 ×100% | 固定资产净值率反映医院固定资产的新旧程度。 |

## 任务步骤

### 医院财务指标分析

#### 一、分析预算管理

**（一）明确分析目的**

通过预算收入执行率、预算支出执行率、财政专项拨款执行率等指标分析医院的预算执行情况。

（二）搜集、整理数据资料

医院的预算资料和财务报告。

（三）选择分析方法

以比较分析法为主，如果指标差异较大，进一步采用因素分析法。

（四）进行分析计算

（1）预算收入执行率＝本期实际收入总额/本期预算收入总额×100%。

（2）预算支出执行率＝本期实际支出总额/本期预算支出总额×100%。

（3）财政专项拨款执行率＝本期财政项目补助实际支出/本期财政项目支出补助收入×100%。

通过计算分析，评价医院财政项目补助支出执行进度和医院预算管理水平。

## 二、分析结余和风险管理

（一）明确分析目的

通过业务收支结余率、资产负债率、流动比率等指标分析医院财务状况、医院医疗支出的节约程度、偿债能力。

（二）搜集、整理数据资料

以医院的财务报告为主要资料，搜集同级别、类型医院的资料。

（三）选择分析方法

以比较分析法为主，如果指标差异较大，进一步采用因素分析法。

（四）进行分析计算

（1）业务收支结余率＝业务收支结余/（医疗收入＋财政基本支出补助收入＋其他收入）×100%。

（2）资产负债率＝负债总额/资产总额×100%。

（3）流动比率＝流动资产/流动负债×100%。

通过计算分析，评价医院获得经济效益和抵抗财务风险的能力。

## 三、分析资产运营

（一）明确分析目的

通过总资产周转率、应收账款周转天数、存货周转率等指标分析医院运营能力、应收账款流动速度、存货（主要包括药品、卫生材料、其他材料）的流动速度以及存货资金占用是否合理。

（二）搜集、整理数据资料

以医院的财务报告为主要资料，搜集同级别、类型医院的资料。

（三）选择分析方法

以比较分析法为主，如果指标差异较大，进一步采用因素分析法。

（四）进行分析计算

（1）总资产周转率＝（医疗收入＋其他收入）/平均总资产。

（2）应收账款周转天数＝平均应收账款余额×365/医疗收入。

(3) 存货周转率=医疗支出中的药品、卫生材料和其他材料支出/平均存货。

通过分析计算，评价医院的资产管理效率。

## 四、分析成本管理

### (一) 明确分析目的

通过门诊收入成本率、住院收入成本率、百元收入药品、卫生材料消耗等指标，分析医院每门诊收入耗费的成本水平、每住院病人收入耗费的成本水平、百元收入药品、卫生材料消耗，反映医院的药品、卫生材料消耗程度，以及医院药品、卫生材料的管理水平。

### (二) 搜集、整理数据资料

以医院的财务报告为主要资料，搜集同级别、类型医院的资料。

### (三) 选择分析方法

以比较分析法为主，如果指标差异较大，进一步采用因素分析法。

### (四) 进行分析计算

(1) 每门诊人次收入=门诊收入/门诊人次。

(2) 每门诊人次支出=门诊支出/门诊人次。

(3) 门诊收入成本率=每门诊人次支出/每门诊人次收入×100%。

(4) 每住院人次收入=住院收入/出院人次。

(5) 每住院人次支出=住院支出/出院人次。

(6) 住院收入成本率=每住院人次支出/每住院人次收入×100%。

通过计算分析，评价医院提供医疗服务过程中的成本管理水平。

## 五、分析收支结构

### (一) 明确分析目的

通过人员经费支出比率、公用经费支出比率、管理费用率、药品、卫生材料支出率、药品收入占医疗收入比重等指标，分析：

(1) 人员经费支出比率反映医院人员配备的合理性和薪酬水平高低。

(2) 公用经费支出比率反映医院对人员的商品和服务支出的投入情况。

(3) 管理费用率反映医院管理效率。

(4) 药品、卫生材料支出率反映医院药品、卫生材料在医疗业务活动中的耗费情况。

(5) 药品收入占医疗收入比重反映医院药品收入占医疗收入的比重。

### (二) 搜集、整理数据资料

以医院的财务报告为主要资料，搜集同级别、类型医院的资料。

### (三) 选择分析方法

以比较分析法为主，如果指标差异较大，进一步采用因素分析法。

### (四) 进行分析计算

(1) 人员经费支出比率=人员经费/(医疗支出+管理费用+其他支出)×100%。

(2) 公用经费支出比率=公用经费/(医疗支出+管理费用+其他支出)×100%。

(3) 管理费用率=管理费用/(医疗支出+管理费用+其他支出)×100%。

(4) 药品、卫生材料支出率=(药品支出+卫生材料支出)/(医疗支出+管理费用+

其他支出）×100%。

(5) 药品收入占医疗收入比重＝药品收入/医疗收入×100%。

通过计算分析，评价医院重要的收支项目的结构比是否合理，从而认识局部与整体的关系，发现存在问题的收支项目，揭示进一步分析的方向。

## 六、分析发展能力

### (一) 明确分析目的

通过总资产增长率、净资产增长率、固定资产净值率等指标，分析医院的发展能力、净资产的增值情况和发展潜力、固定资产的新旧程度。

### (二) 搜集、整理数据资料

以医院的财务报告为主要资料，搜集同级别、类型医院的资料。

### (三) 选择分析方法

以比较分析法为主，如果指标差异较大，进一步采用因素分析法。

### (四) 进行分析计算

(1) 总资产增长率＝（期末总资产－期初总资产）/期初总资产×100%。

(2) 净资产增长率＝（期末净资产－期初净资产）/期初净资产×100%。

(3) 固定资产净值率＝固定资产净值/固定资产原值×100%。

通过计算分析，评价医院的资产及净资产的发展潜力及固定资产的新旧程度。

**实践操作**

根据项目七中的财务报告资料，计算分析该医院的结余和风险管理指标、资产运营能力指标、成本管理指标、收支结构指标和发展趋势指标。

# 模块三　财务分析报告的撰写

**任务描述**

了解财务分析报告的概念和种类，把握撰写财务分析报告的原则和方法，撰写财务分析报告。

**相关知识**

## 一、财务分析报告的概念

财务分析报告是在分析各项财务指标完成情况的基础上，结合医院的实际情况和所掌握的其他资料和信息，概括、提炼、编写的具有说明性和结论性的书面材料，是各类经济活动数字分析的继续，是对财务分析的总结和结论。

通过财务分析报告，将大量分散的经济现象进行归类、综合，以简练的文字、明确的观点反映和说明整个经济活动的情况，并作出分析结论，提出改进的建议，对加强医院经济管理、指导财务活动、提高管理水平具有重要的意义。

## 二、财务分析报告的种类

财务分析报告一般可分为综合分析报告和专题分析报告。

### （一）综合分析报告

综合分析报告是指以资金活动的全过程或相互联系的经济现象为其分析对象，依据翔实的数据信息资料以文字叙述与分析表格相结合的方式，系统地说明整个经济活动情况的一种书面文件。

### （二）专题分析报告

专题分析报告是指对经济活动中的某一特定问题或某项重大经济决策进行专题分析的书面文件。它的特点表现为一事一议，重点突出，短小精悍，说理性强。

## 三、财务分析报告的撰写原则和方法

要写好财务分析报告，必须在全面了解情况、充分掌握资料的基础上，运用数据管理的知识综合分析、科学总结。

### （一）撰写原则

1. 尊重客观规律，坚持实事求是

在撰写分析报告时，要尊重客观规律，观察问题、反映问题、分析问题，必须以事实为依据，用真实数据说话，切忌脱离实际，主观臆断。

2. 深入实际，实践为重

撰写会计分析报告，实际上就是对整个财务活动情况从感性认识上升到理性认识的过程。认识是一个不断深化的过程，它来源于实践，又为实践所检验。分析报告中提出的问题，以及解决问题的意见、办法、方案是否正确，还要通过下一步的实践来检验，使认识不断地提高和完善。

### （二）撰写方法

在写作技术上，要求做到文笔生动，层次分明，布局紧凑，重点突出，说理性强，推理判断符合逻辑。在写作方法上，要求做到观点与材料统一，数据与情况统一，说理与结论统一，不能就指标论指标、就业务论业务，应该是透过指标看效果，通过业务看管理，高度关注表外事项，系统归纳、凝练，从而挖掘财务数据背后的实质。在分析内容上，要求做到能准确地反映情况，全面、正确地展开分析研究，及时地总结经验和肯定成绩，深刻地揭示问题的实质，并提出切实可行的改进意见和措施，避免泛泛的、一般的现象罗列和材料的堆砌或者只有观点而没有材料的空洞之词。

财务分析报告从形式到内容是多种多样的，以上所谈的诸方面仅是就一般情况而言。在具体撰写分析报告时，还要根据医院的不同情况和具体条件，从实际出发，因地、因时、因事制宜，将情况、形式、内容和方法有机结合起来，使会计分析报告真正起到解决问题、推动工作、提高医院会计管理水平之目的。

## 撰写提纲及步骤

### 一、撰写综合分析报告

**（一）计划完成情况的分析**

（1）在对报告期各项指标计划完成情况进行分析的基础上，综合评价各项指标的实际完成情况和完成程度，肯定计划执行过程的成绩。

（2）揭示工作中的差距，分析差距成因。

（3）针对计划完成情况和工作差距及成因，提出改进意见和措施，为下期编制计划和开展工作提供依据。

**（二）与历史有关资料对比分析**

（1）将报告期的各项指标与本单位历史先进指标进行对比分析，综合评价报告期各项指标的完成情况，肯定报告期已取得的成绩。

（2）找出报告期各项业务的发展进度和业务成果，未达到历史先进水平的差距，分析造成差距的原因，总结经验教训。

（3）针对存在的问题提出改进措施，并探索经济活动在整个历史发展过程中的规律，预测经济活动发展趋势。

**（三）与同类型医院有关资料对比分析**

（1）将报告期各项指标与同类型医院相应的指标进行对比分析，反映实际指标与同类型医院的有关指标相比所居的名次，说明本医院各项指标在同类型医院中的水平。

（2）重点分析与同类型医院的先进指标相比所存在的差距，以及形成差距的原因。

（3）针对管理中所存在的问题提出改进的措施和建议。

**（四）说明和解释**

报告要对分析过程、所采用的分析方法、分析资料和分析方法的局限性作出说明；对分析依据作出解释。

### 二、撰写专题分析报告

在专题分析报告中，应力求做到三个结合：数据与情况相结合、分析与判断相结合、说理性与生动性相结合。

**（一）提出分析的问题**

要客观地提出问题的发生过程及影响后果，数据要真实、可靠。

**（二）分析问题成因**

针对问题运用各种不同的分析方法，从历史到现状展开分析，然后根据分析结果指出问题症结所在。

**（三）解决问题**

揭示问题的实质，寻求解决问题的最优途径和最佳方案。

**（四）说明和解释**

报告要对分析过程、所采用的分析方法、分析资料和分析方法的局限性作出说明；对分析依据作出解释。

## 实例操作

根据项目七中的财务报告资料和本项目中模块二医院财务指标分析的资料，撰写某医院的财务分析综合报告。

## 项目实训

### 一、单项选择

1. 只就会计所提供的信息资料进行分析是（　　）。

A. 全面分析　　B. 典型分析

C. 定期分析　　D. 不定期分析

2. 在一定会计期间终了，对医院事业计划、模块、单位预算执行情况所进行的分析是（　　）。

A. 全面分析　　B. 典型分析

C. 定期分析　　D. 不定期分析

3. 对医院内部某一部门、某一典型事例，结合医院对科室班组采取的经济管理形式，采用“解剖麻雀”的办法进行深入分析属于（　　）。

A. 专题分析　　B. 典型分析

C. 定期分析　　D. 不定期分析

4. 下列（　　）不是反映医院抵抗财务风险能力的指标。

A. 业务收支结余率　　B. 资产负债率

C. 流动比率　　D. 速动比率

5. 进行财务分析，首先要（　　）。

A. 明确分析目的　　B. 收集所需要的资料

C. 选择分析的方法　　D. 进行分析计算

6. 常用的财务分析的基本方法是（　　）。

A. 因素分析法　　B. 连环替代法

C. 比较分析法　　D. 指标分析法

### 二、多项选择

1. 财务分析的种类包括（　　　）。

A. 全面分析　　B. 专题分析

C. 定期分析　　D. 不定期分析

2. 下列选项中（　　　）分析针对性较强。

A. 典型分析　　B. 专题分析

C. 定期分析　　D. 不定期分析

3. 医院成本管理指标包括（　　　）。

A. 每门诊人次收入　　B. 每住院人次收入

C. 门诊收入成本率　　D. 住院收入成本率

4. 医院收支结构指标包括（　　）。

A. 人员经费支出比率　　B. 公用经费支出比率

C. 管理费用率　　D. 药品、卫生材料支出率

5. 医院发展能力指标包括（　　）。

A. 资产负债率　　B. 总资产增长率

C. 净资产增长率　　D. 固定资产净值率

6. 比较分析法主要包括（　　）。

A. 比计划　　B. 比历史

C. 比前期　　D. 比先进

7. 综合分析报告应包括（　　）。

A. 计划完成情况的分析

B. 与历史有关资料对比分析

C. 与同类型医院有关资料对比分析

D. 改进建议及措施

## 三、判断对错

1. 财务分析为医院改进管理工作和优化经济决策提供重要的财务信息。（　　）

2. 总资产增长率从资产总量方面反映医院的发展能力。（　　）

3. 存货周转率指标中的平均存货是指医院期初和期末存货的平均值。（　　）

4. 1 年日历数（360 天）与存货周转率的比值为存货周转天数。（　　）

5. 流动比率不是反映偿债能力的指标。（　　）

6. 采用因素分析法，其因素的替代顺序不会影响分析结果。（　　）

## 四、实践操作

选择一家医院，搜集该医院 10 月、11 月、12 月的会计报表及相关资料，运用指标分析法对该医院 12 月份的预算管理、结余和风险管理、资产运营能力、成本管理、收支结构和发展趋势进行分析，撰写不少于 3 000 字的综合分析报告。

步骤 1. 分组：每班分三个小组，实行组长负责制。

步骤 2. 布置任务：1 组负责搜集一家综合医院的报表资料，2 组负责搜集一家中医医院的报表资料，3 组负责搜集妇幼保健医院的报表资料；各组长负责所属组员的任务分工。

步骤 3. 整理资料。

步骤 4. 计算分析指标。

步骤 5. 撰写财务分析报告。

## 项目小结

| 项目名称 | 项目要素 | 模块要素 | 知识、技能 |
|---|---|---|---|
| 财务分析报告 | 学习目标<br>项目描述<br>学习要点及流程<br>财务分析的准备<br>医院财务指标的分析<br>财务分析报告的撰写<br>项目实训 | 任务描述<br>相关知识<br>实践认知<br>课外实践 | 知识归纳：<br>1. 相关概念：财务分析、比较分析法、因素分析法、财务分析报告<br>2. 财务分析的种类<br>3. 医院常用财务分析指标<br>4. 财务分析的方法<br>技能操作流程梳理：<br>1. 财务分析步骤<br>2. 撰写提纲及步骤 |

# 附录一

## 行政事业单位内部控制规范（试行）

财会［2012］21号

### 第一章 总 则

**第一条** 为了进一步提高行政事业单位内部管理水平，规范内部控制，加强廉政风险防控机制建设，根据《中华人民共和国会计法》、《中华人民共和国预算法》等法律法规和相关规定，制定本规范。

**第二条** 本规范适用于各级党的机关、人大机关、行政机关、政协机关、审判机关、检察机关、各民主党派机关、人民团体和事业单位（以下统称单位）经济活动的内部控制。

**第三条** 本规范所称内部控制，是指单位为实现控制目标，通过制定制度、实施措施和执行程序，对经济活动的风险进行防范和管控。

**第四条** 单位内部控制的目标主要包括：合理保证单位经济活动合法合规、资产安全和使用有效、财务信息真实完整，有效防范舞弊和预防腐败，提高公共服务的效率和效果。

**第五条** 单位建立与实施内部控制，应当遵循下列原则：

（一）全面性原则。内部控制应当贯穿单位经济活动的决策、执行和监督全过程，实现对经济活动的全面控制。

（二）重要性原则。在全面控制的基础上，内部控制应当关注单位重要经济活动和经济活动的重大风险。

（三）制衡性原则。内部控制应当在单位内部的部门管理、职责分工、业务流程等方面形成相互制约和相互监督。

（四）适应性原则。内部控制应当符合国家有关规定和单位的实际情况，并随着外部环境的变化、单位经济活动的调整和管理要求的提高，不断修订和完善。

**第六条** 单位负责人对本单位内部控制的建立健全和有效实施负责。

**第七条** 单位应当根据本规范建立适合本单位实际情况的内部控制体系，并组织实施。具体工作包括梳理单位各类经济活动的业务流程，明确业务环节，系统分析经济活动风险，确定风险点，选择风险应对策略，在此基础上根据国家有关规定建立健全单位各项内部管理制度并督促相关工作人员认真执行。

### 第二章 风险评估和控制方法

**第八条** 单位应当建立经济活动风险定期评估机制，对经济活动存在的风险进行全面、系统和客观评估。

经济活动风险评估至少每年进行一次；外部环境、经济活动或管理要求等发生重大变化的，应及时对经济活动风险进行重估。

**第九条** 单位开展经济活动风险评估应当成立风险评估工作小组，单位领导担任组长。

经济活动风险评估结果应当形成书面报告并及时提交单位领导班子，作为完善内部控制的依据。

**第十条** 单位进行单位层面的风险评估时，应当重点关注以下方面：

（一）内部控制工作的组织情况。包括是否确定内部控制职能部门或牵头部门；是否建立单位各部门在内部控制中的沟通协调和联动机制。

（二）内部控制机制的建设情况。包括经济活动的决策、执行、监督是否实现有效分离；权责是否对等；是否建立健全议事决策机制、岗位责任制、内部监督等机制。

（三）内部管理制度的完善情况。包括内部管理制度是否健全；执行是否有效。

（四）内部控制关键岗位工作人员的管理情况。包括是否建立工作人员的培训、评价、轮岗等机制；工作人员是否具备相应的资格和能力。

（五）财务信息的编报情况。包括是否按照国家统一的会计制度对经济业务事项进行账务处理；是否按照国家统一的会计制度编制财务会计报告。

（六）其他情况。

**第十一条** 单位进行经济活动业务层面的风险评估时，应当重点关注以下方面：

（一）预算管理情况。包括在预算编制过程中单位内部各部门间沟通协调是否充分，预算编制与资产配置是否相结合、与具体工作是否相对应；是否按照批复的额度和开支范围执行预算，进度是否合理，是否存在无预算、超预算支出等问题；决算编报是否真实、完整、准确、及时。

（二）收支管理情况。包括收入是否实现归口管理，是否按照规定及时向财会部门提供收入的有关凭据，是否按照规定保管和使用印章和票据等；发生支出事项时是否按照规定审核各类凭据的真实性、合法性，是否存在使用虚假票据套取资金的情形。

（三）政府采购管理情况。包括是否按照预算和计划组织政府采购业务；是否按照规定组织政府采购活动和执行验收程序；是否按照规定保存政府采购业务相关档案。

（四）资产管理情况。包括是否实现资产归口管理并明确使用责任；是否定期对资产进行清查盘点，对账实不符的情况及时进行处理；是否按照规定处置资产。

（五）建设项目管理情况。包括是否按照概算投资；是否严格履行审核审批程序；是否建立有效的招投标控制机制；是否存在截留、挤占、挪用、套取建设项目资金的情形；是否按照规定保存建设项目相关档案并及时办理移交手续。

（六）合同管理情况。包括是否实现合同归口管理；是否明确应签订合同的经济活动范围和条件；是否有效监控合同履行情况，是否建立合同纠纷协调机制。

（七）其他情况。

**第十二条** 单位内部控制的控制方法一般包括：

（一）不相容岗位相互分离。合理设置内部控制关键岗位，明确划分职责权限，实施相应的分离措施，形成相互制约、相互监督的工作机制。

（二）内部授权审批控制。明确各岗位办理业务和事项的权限范围、审批程序和相关责任，建立重大事项集体决策和会签制度。相关工作人员应当在授权范围内行使职权、办理业务。

（三）归口管理。根据本单位实际情况，按照权责对等的原则，采取成立联合工作小组并确定牵头部门或牵头人员等方式，对有关经济活动实行统一管理。

（四）预算控制。强化对经济活动的预算约束，使预算管理贯穿于单位经济活动的全过程。

（五）财产保护控制。建立资产日常管理制度和定期清查机制，采取资产记录、实物保管、定期盘点、账实核对等措施，确保资产安全完整。

（六）会计控制。建立健全本单位财会管理制度，加强会计机构建设，提高会计人员业务水平，强化会计人员岗位责任制，规范会计基础工作，加强会计档案管理，明确会计凭证、会计账簿和财务会计报告处理程序。

（七）单据控制。要求单位根据国家有关规定和单位的经济活动业务流程，在内部管理制度中明确界定各项经济活动所涉及的表单和票据，要求相关工作人员按照规定填制、审核、归档、保管单据。

（八）信息内部公开。建立健全经济活动相关信息内部公开制度，根据国家有关规定和单位的实际情况，确定信息内部公开的内容、范围、方式和程序。

## 第三章　单位层面内部控制

**第十三条**　单位应当单独设置内部控制职能部门或者确定内部控制牵头部门，负责组织协调内部控制工作。同时，应当充分发挥财会、内部审计、纪检监察、政府采购、基建、资产管理等部门或岗位在内部控制中的作用。

**第十四条**　单位经济活动的决策、执行和监督应当相互分离。单位应当建立健全集体研究、专家论证和技术咨询相结合的议事决策机制。

重大经济事项的内部决策，应当由单位领导班子集体研究决定。重大经济事项的认定标准应当根据有关规定和本单位实际情况确定，一经确定，不得随意变更。

**第十五条**　单位应当建立健全内部控制关键岗位责任制，明确岗位职责及分工，确保不相容岗位相互分离、相互制约和相互监督。单位应当实行内部控制关键岗位工作人员的轮岗制度，明确轮岗周期。不具备轮岗条件的单位应当采取专项审计等控制措施。

内部控制关键岗位主要包括预算业务管理、收支业务管理、政府采购业务管理、资产管理、建设项目管理、合同管理以及内部监督等经济活动的关键岗位。

**第十六条**　内部控制关键岗位工作人员应当具备与其工作岗位相适应的资格和能力。

单位应当加强内部控制关键岗位工作人员业务培训和职业道德教育，不断提升其业务水平和综合素质。

**第十七条**　单位应当根据《中华人民共和国会计法》的规定建立会计机构，配备具有相应资格和能力的会计人员。单位应当根据实际发生的经济业务事项按照国家统一的会计制度及时进行账务处理、编制财务会计报告，确保财务信息真实、完整。

**第十八条**　单位应当充分运用现代科学技术手段加强内部控制。对信息系统建设实施归口管理，将经济活动及其内部控制流程嵌入单位信息系统中，减少或消除人为操纵因素，保护信息安全。

## 第四章 业务层面内部控制

### 第一节 预算业务控制

**第十九条** 单位应当建立健全预算编制、审批、执行、决算与评价等预算内部管理制度。

单位应当合理设置岗位，明确相关岗位的职责权限，确保预算编制、审批、执行、评价等不相容岗位相互分离。

**第二十条** 单位的预算编制应当做到程序规范、方法科学、编制及时、内容完整、项目细化、数据准确。

（一）单位应当正确把握预算编制有关政策，确保预算编制相关人员及时全面掌握相关规定。

（二）单位应当建立内部预算编制、预算执行、资产管理、基建管理、人事管理等部门或岗位的沟通协调机制，按照规定进行项目评审，确保预算编制部门及时取得和有效运用与预算编制相关的信息，根据工作计划细化预算编制，提高预算编制的科学性。

**第二十一条** 单位应当根据内设部门的职责和分工，对按照法定程序批复的预算在单位内部进行指标分解、审批下达，规范内部预算追加调整程序，发挥预算对经济活动的管控作用。

**第二十二条** 单位应当根据批复的预算安排各项收支，确保预算严格有效执行。

单位应当建立预算执行分析机制。定期通报各部门预算执行情况，召开预算执行分析会议，研究解决预算执行中存在的问题，提出改进措施，提高预算执行的有效性。

**第二十三条** 单位应当加强决算管理，确保决算真实、完整、准确、及时，加强决算分析工作，强化决算分析结果运用，建立健全单位预算与决算相互反映、相互促进的机制。

**第二十四条** 单位应当加强预算绩效管理，建立“预算编制有目标、预算执行有监控、预算完成有评价、评价结果有反馈、反馈结果有应用”的全过程预算绩效管理机制。

### 第二节 收入业务控制

**第二十五条** 单位应当建立健全收入内部管理制度。

单位应当合理设置岗位，明确相关岗位的职责权限，确保收款、会计核算等不相容岗位相互分离。

**第二十六条** 单位的各项收入应当由财会部门归口管理并进行会计核算，严禁设立账外账。

业务部门应当在涉及收入的合同协议签订后及时将合同等有关材料提交财会部门作为账务处理依据，确保各项收入应收尽收，及时入账。财会部门应当定期检查收入金额是否与合同约定相符；对应收未收项目应当查明情况，明确责任主体，落实催收责任。

**第二十七条** 有政府非税收入收缴职能的单位，应当按照规定项目和标准征收政府非税收入，按照规定开具财政票据，做到收缴分离、票款一致，并及时、足额上缴国库或财政专户，不得以任何形式截留、挪用或者私分。

**第二十八条** 单位应当建立健全票据管理制度。财政票据、发票等各类票据的申领、启用、核销、销毁均应履行规定手续。单位应当按照规定设置票据专管员，建立票据台账，做好票据的保管和序时登记工作。票据应当按照顺序号使用，不得拆本使用，做好废旧票据管理。负责保管票据的人员要配置单独的保险柜等保管设备，并做到人走柜锁。

单位不得违反规定转让、出借、代开、买卖财政票据、发票等票据，不得擅自扩大票据适用范围。

**第二十九条** 单位应当建立健全支出内部管理制度，确定单位经济活动的各项支出标准，明确支出报销流程，按照规定办理支出事项。单位应当合理设置岗位，明确相关岗位的职责权限，确保支出申请和内部审批、付款审批和付款执行、业务经办和会计核算等不相容岗位相互分离。

**第三十条** 单位应当按照支出业务的类型，明确内部审批、审核、支付、核算和归档等支出各关键岗位的职责权限。实行国库集中支付的，应当严格按照财政国库管理制度有关规定执行。

（一）加强支出审批控制。明确支出的内部审批权限、程序、责任和相关控制措施。审批人应当在授权范围内审批，不得越权审批。

（二）加强支出审核控制。全面审核各类单据。重点审核单据来源是否合法，内容是否真实、完整，使用是否准确，是否符合预算，审批手续是否齐全。

支出凭证应当附反映支出明细内容的原始单据，并由经办人员签字或盖章，超出规定标准的支出事项应由经办人员说明原因并附审批依据，确保与经济业务事项相符。

（三）加强支付控制。明确报销业务流程，按照规定办理资金支付手续。签发的支付凭证应当进行登记。使用公务卡结算的，应当按照公务卡使用和管理有关规定办理业务。

（四）加强支出的核算和归档控制。由财会部门根据支出凭证及时准确登记账簿；与支出业务相关的合同等材料应当提交财会部门作为账务处理的依据。

**第三十一条** 根据国家规定可以举借债务的单位应当建立健全债务内部管理制度，明确债务管理岗位的职责权限，不得由一人办理债务业务的全过程。大额债务的举借和偿还属于重大经济事项，应当进行充分论证，并由单位领导班子集体研究决定。

单位应当做好债务的会计核算和档案保管工作。加强债务的对账和检查控制，定期与债权人核对债务余额，进行债务清理，防范和控制财务风险。

### 第三节 政府采购业务控制

**第三十二条** 单位应当建立健全政府采购预算与计划管理、政府采购活动管理、验收管理等政府采购内部管理制度。

**第三十三条** 单位应当明确相关岗位的职责权限，确保政府采购需求制定与内部审批、招标文件准备与复核、合同签订与验收、验收与保管等不相容岗位相互分离。

**第三十四条** 单位应当加强对政府采购业务预算与计划的管理。建立预算编制、政府采购和资产管理等部门或岗位之间的沟通协调机制。根据本单位实际需求和相关标准编制政府采购预算，按照已批复的预算安排政府采购计划。

**第三十五条** 单位应当加强对政府采购活动的管理。对政府采购活动实施归口管理，在政府采购活动中建立政府采购、资产管理、财会、内部审计、纪检监察等部门或岗位相互协调、相互制约的机制。

单位应当加强对政府采购申请的内部审核，按照规定选择政府采购方式、发布政府采购信息。对政府采购进口产品、变更政府采购方式等事项应当加强内部审核，严格履行审批手续。

**第三十六条** 单位应当加强对政府采购项目验收的管理。根据规定的验收制度和政府采购文件，由指定部门或专人对所购物品的品种、规格、数量、质量和其他相关内容进行验收，并出具验收证明。

**第三十七条** 单位应当加强对政府采购业务质疑投诉答复的管理。指定牵头部门负责、相关部门参加，按照国家有关规定做好政府采购业务质疑投诉答复工作。

**第三十八条** 单位应当加强对政府采购业务的记录控制。妥善保管政府采购预算与计划、各类批复文件、招标文件、投标文件、评标文件、合同文本、验收证明等政府采购业务相关资料。定期对政府采购业务信息进行分类统计，并在内部进行通报。

**第三十九条** 单位应当加强对涉密政府采购项目安全保密的管理。对于涉密政府采购项目，单位应当与相关供应商或采购中介机构签订保密协议或者在合同中设定保密条款。

## 第四节 资产控制

**第四十条** 单位应当对资产实行分类管理，建立健全资产内部管理制度。

单位应当合理设置岗位，明确相关岗位的职责权限，确保资产安全和有效使用。

**第四十一条** 单位应当建立健全货币资金管理岗位责任制，合理设置岗位，不得由一人办理货币资金业务的全过程，确保不相容岗位相互分离。

（一）出纳不得兼管稽核、会计档案保管和收入、支出、债权、债务账目的登记工作。

（二）严禁一人保管收付款项所需的全部印章。财务专用章应当由专人保管，个人名章应当由本人或其授权人员保管。负责保管印章的人员要配置单独的保管设备，并做到人走柜锁。

（三）按照规定应当由有关负责人签字或盖章的，应当严格履行签字或盖章手续。

**第四十二条** 单位应当加强对银行账户的管理，严格按照规定的审批权限和程序开立、变更和撤销银行账户。

**第四十三条** 单位应当加强货币资金的核查控制。指定不办理货币资金业务的会计人员定期和不定期抽查盘点库存现金，核对银行存款余额，抽查银行对账单、银行日记账及银行存款余额调节表，核对是否账实相符、账账相符。对调节不符、可能存在重大问题的未达账项应当及时查明原因，并按照相关规定处理。

**第四十四条** 单位应当加强对实物资产和无形资产的管理，明确相关部门和岗位的职责权限，强化对配置、使用和处置等关键环节的管控。

（一）对资产实施归口管理。明确资产使用和保管责任人，落实资产使用人在资产管理中的责任。贵重资产、危险资产、有保密等特殊要求的资产，应当指定专人保管、专人使用，并规定严格的接触限制条件和审批程序。

（二）按照国有资产管理相关规定，明确资产的调剂、租借、对外投资、处置的程序、审批权限和责任。

（三）建立资产台账，加强资产的实物管理。单位应当定期清查盘点资产，确保账实相符。财会、资产管理、资产使用等部门或岗位应当定期对账，发现不符的，应当及时查明原因，并按照相关规定处理。

（四）建立资产信息管理系统，做好资产的统计、报告、分析工作，实现对资产的动态管理。

**第四十五条** 单位应当根据国家有关规定加强对对外投资的管理。

（一）合理设置岗位，明确相关岗位的职责权限，确保对外投资的可行性研究与评估、对外投资决策与执行、对外投资处置的审批与执行等不相容岗位相互分离。

（二）单位对外投资，应当由单位领导班子集体研究决定。

（三）加强对投资项目的追踪管理，及时、全面、准确地记录对外投资的价值变动和投资收益情况。

（四）建立责任追究制度。对在对外投资中出现重大决策失误、未履行集体决策程序和不按规定执行对外投资业务的部门及人员，应当追究相应的责任。

## 第五节 建设项目控制

**第四十六条** 单位应当建立健全建设项目内部管理制度。

单位应当合理设置岗位，明确内部相关部门和岗位的职责权限，确保项目建议和可行性研究与项目决策、概预算编制与审核、项目实施与价款支付、竣工决算与竣工审计等不相容岗位相互分离。

**第四十七条** 单位应当建立与建设项目相关的议事决策机制，严禁任何个人单独决策或者擅自改变集体决策意见。决策过程及各方面意见应当形成书面文件，与相关资料一同妥善归档保管。

**第四十八条** 单位应当建立与建设项目相关的审核机制。项目建议书、可行性研究报告、概预算、竣工决算报告等应当由单位内部的规划、技术、财会、法律等相关工作人员或者根据国家有关规定委托具有相应资质的中介机构进行审核，出具评审意见。

**第四十九条** 单位应当依据国家有关规定组织建设项目招标工作，并接受有关部门的监督。

单位应当采取签订保密协议、限制接触等必要措施，确保标底编制、评标等工作在严格保密的情况下进行。

**第五十条** 单位应当按照审批单位下达的投资计划和预算对建设项目资金实行专款专用，严禁截留、挪用和超批复内容使用资金。财会部门应当加强与建设项目承建单位的沟通，准确掌握建设进度，加强价款支付审核，按照规定办理价款结算。实行国库集中支付的建设项目，单位应当按照财政国库管理制度相关规定支付资金。

**第五十一条** 单位应当加强对建设项目档案的管理。做好相关文件、材料的收集、整理、归档和保管工作。

**第五十二条** 经批准的投资概算是工程投资的最高限额，如有调整，应当按照国家有关规定报经批准。

单位建设项目工程洽商和设计变更应当按照有关规定履行相应的审批程序。

**第五十三条** 建设项目竣工后，单位应当按照规定的时限及时办理竣工决算，组织竣工决算审计，并根据批复的竣工决算和有关规定办理建设项目档案和资产移交等工作。

建设项目已实际投入使用但超时限未办理竣工决算的，单位应当根据对建设项目的实际投资暂估入账，转作相关资产管理。

### 第六节　合同控制

**第五十四条**　单位应当建立健全合同内部管理制度。

单位应当合理设置岗位，明确合同的授权审批和签署权限，妥善保管和使用合同专用章，严禁未经授权擅自以单位名义对外签订合同，严禁违规签订担保、投资和借贷合同。

单位应当对合同实施归口管理，建立财会部门与合同归口管理部门的沟通协调机制，实现合同管理与预算管理、收支管理相结合。

**第五十五条**　单位应当加强对合同订立的管理，明确合同订立的范围和条件。对于影响重大、涉及较高专业技术或法律关系复杂的合同，应当组织法律、技术、财会等工作人员参与谈判，必要时可聘请外部专家参与相关工作。谈判过程中的重要事项和参与谈判人员的主要意见，应当予以记录并妥善保管。

**第五十六条**　单位应当对合同履行情况实施有效监控。合同履行过程中，因对方或单位自身原因导致可能无法按时履行的，应当及时采取应对措施。

单位应当建立合同履行监督审查制度。对合同履行中签订补充合同，或变更、解除合同等应当按照国家有关规定进行审查。

**第五十七条**　财会部门应当根据合同履行情况办理价款结算和进行账务处理。未按照合同条款履约的，财会部门应当在付款之前向单位有关负责人报告。

**第五十八条**　合同归口管理部门应当加强对合同登记的管理，定期对合同进行统计、分类和归档，详细登记合同的订立、履行和变更情况，实行对合同的全过程管理。与单位经济活动相关的合同应当同时提交财会部门作为账务处理的依据。

单位应当加强合同信息安全保密工作，未经批准，不得以任何形式泄露合同订立与履行过程中涉及的国家秘密、工作秘密或商业秘密。

**第五十九条**　单位应当加强对合同纠纷的管理。合同发生纠纷的，单位应当在规定时效内与对方协商谈判。合同纠纷协商一致的，双方应当签订书面协议；合同纠纷经协商无法解决的，经办人员应向单位有关负责人报告，并根据合同约定选择仲裁或诉讼方式解决。

## 第五章　评价与监督

**第六十条**　单位应当建立健全内部监督制度，明确各相关部门或岗位在内部监督中的职责权限，规定内部监督的程序和要求，对内部控制建立与实施情况进行内部监督检查和自我评价。

内部监督应当与内部控制的建立和实施保持相对独立。

**第六十一条**　内部审计部门或岗位应当定期或不定期检查单位内部管理制度和机制的建立与执行情况，以及内部控制关键岗位及人员的设置情况等，及时发现内部控制存在的问题并提出改进建议。

**第六十二条**　单位应当根据本单位实际情况确定内部监督检查的方法、范围和频率。

**第六十三条**　单位负责人应当指定专门部门或专人负责对单位内部控制的有效性进行评价并出具单位内部控制自我评价报告。

**第六十四条**　国务院财政部门及其派出机构和县级以上地方各级人民政府财政部门应当

对单位内部控制的建立和实施情况进行监督检查，有针对性地提出检查意见和建议，并督促单位进行整改。

国务院审计机关及其派出机构和县级以上地方各级人民政府审计机关对单位进行审计时，应当调查了解单位内部控制建立和实施的有效性，揭示相关内部控制的缺陷，有针对性地提出审计处理意见和建议，并督促单位进行整改。

## 第六章　附　　则

**第六十五条**　本规范自 2014 年 1 月 1 日起施行。

# 附录二

## 医院财务制度

财社［2010］306号

### 第一章 总 则

**第一条** 为了适应社会主义市场经济和医疗卫生事业发展的需要，加强医院财务管理和监督，规范医院财务行为，提高资金使用效益，根据国家有关法律法规、《事业单位财务规则》（财政部令第8号）以及国家关于深化医药卫生体制改革的相关规定，结合医院特点制定本制度。

**第二条** 本制度适用于中华人民共和国境内各级各类独立核算的公立医院（以下简称医院），包括综合医院、中医院、专科医院、门诊部（所）、疗养院等，不包括城市社区卫生服务中心（站）、乡镇卫生院等基层医疗卫生机构。

**第三条** 医院是公益性事业单位，不以营利为目的。

**第四条** 医院财务管理的基本原则是：执行国家有关法律、法规和财务规章制度；坚持厉行节约、勤俭办事业的方针；正确处理社会效益和经济效益的关系，正确处理国家、单位和个人之间的利益关系，保持医院的公益性。

**第五条** 医院财务管理的主要任务是：科学合理编制预算，真实反映财务状况；依法组织收入，努力节约支出；健全财务管理制度，完善内部控制机制；加强经济管理，实行成本核算，强化成本控制，实施绩效考评，提高资金使用效益；加强国有资产管理，合理配置和有效利用国有资产，维护国有资产权益；加强经济活动的财务控制和监督，防范财务风险。

**第六条** 医院应设立专门的财务机构，按国家有关规定配备专职人员，会计人员须持证上岗。

三级医院须设置总会计师，其他医院可根据实际情况参照设置。

**第七条** 医院实行“统一领导、集中管理”的财务管理体制。医院的财务活动在医院负责人及总会计师领导下，由医院财务部门集中管理。

### 第二章 单位预算管理

**第八条** 预算是指医院按照国家有关规定，根据事业发展计划和目标编制的年度财务收支计划。

医院预算由收入预算和支出预算组成。医院所有收支应全部纳入预算管理。

**第九条** 国家对医院实行“核定收支、定项补助、超支不补、结余按规定使用”的预算管理办法。地方可结合本地实际，对有条件的医院开展“核定收支、以收抵支、超收上缴、差额补助、奖惩分明”等多种管理办法的试点。

定项补助的具体项目和标准，由同级财政部门会同主管部门（或举办单位），根据政府卫生投入政策的有关规定确定。

**第十条** 医院要实行全面预算管理，建立健全预算管理制度，包括预算编制、审批、执行、调整、决算、分析和考核等制度。

**第十一条** 医院应按照国家有关预算编制的规定，对以前年度预算执行情况进行全面分析，根据年度事业发展计划以及预算年度收入的增减因素，测算编制收入预算；根据业务活动需要和可能，编制支出预算，包括基本支出预算和项目支出预算。编制收支预算必须坚持以收定支、收支平衡、统筹兼顾、保证重点的原则。不得编制赤字预算。

**第十二条** 医院预算应经医院决策机构审议通过后上报主管部门（或举办单位）。

主管部门（或举办单位）根据行业发展规划，对医院预算的合法性、真实性、完整性、科学性、稳妥性等进行认真审核，汇总并综合平衡。

财政部门根据宏观经济政策和预算管理的有关要求，对主管部门（或举办单位）申报的医院预算按照规定程序进行审核批复。

**第十三条** 医院要严格执行批复的预算。经批复的医院预算是控制医院日常业务、经济活动的依据和衡量其合理性的标准，医院要严格执行，并将预算逐级分解，落实到具体的责任单位或责任人。医院在预算执行过程中应定期将执行情况与预算进行对比分析，及时发现偏差、查找原因，采取必要措施，保证预算整体目标的顺利完成。

**第十四条** 医院应按照规定调整预算。财政部门核定的财政补助等资金预算及其他项目预算执行中一般不予调整。当事业发展计划有较大调整，或者根据国家有关政策需要增加或减少支出、对预算执行影响较大时，医院应当按照规定程序提出调整预算建议，经主管部门（或举办单位）审核后报财政部门按规定程序调整预算。

收入预算调整后，相应调增或调减支出预算。

**第十五条** 年度终了，医院应按照财政部门决算编制要求，真实、完整、准确、及时编制决算。

医院年度决算由主管部门（或举办单位）汇总报财政部门审核批复。对财政部门批复调整的事项，医院应及时调整相关数据。

**第十六条** 医院要加强预算执行结果的分析和考核，并将预算执行结果、成本控制目标实现情况和业务工作效率等一并作为内部业务综合考核的重要内容。逐步建立与年终评比、内部收入分配挂钩机制。

主管部门（或举办单位）应会同财政部门制定绩效考核办法，对医院预算执行、成本控制以及业务工作等情况进行综合考核评价，并将结果作为对医院决策和管理层进行综合考核、实行奖惩的重要依据。

## 第三章 收入管理

**第十七条** 收入是指医院开展医疗服务及其他活动依法取得的非偿还性资金。

**第十八条** 收入包括：医疗收入、财政补助收入、科教项目收入和其他收入。

（一）医疗收入，即医院开展医疗服务活动取得的收入，包括门诊收入和住院收入。

1. 门诊收入是指为门诊病人提供医疗服务所取得的收入，包括挂号收入、诊察收入、检查收入、化验收入、治疗收入、手术收入、卫生材料收入、药品收入、药事服务费收入、其他门诊收入等。

2. 住院收入是指为住院病人提供医疗服务所取得的收入，包括床位收入、诊察收入、检查收入、化验收入、治疗收入、手术收入、护理收入、卫生材料收入、药品收入、药事服务费收入、其他住院收入等。

（二）财政补助收入，即医院按部门预算隶属关系从同级财政部门取得的各类财政补助收入，包括基本支出补助收入和项目支出补助收入。基本支出补助收入是指由财政部门拨入的符合国家规定的离退休人员经费、政策性亏损补贴等经常性补助收入，项目支出补助收入是指由财政部门拨入的主要用于基本建设和设备购置、重点学科发展、承担政府指定公共卫生任务等的专项补助收入。

（三）科教项目收入，即医院取得的除财政补助收入外专门用于科研、教学项目的补助收入。

（四）其他收入，即医院开展医疗业务、科教项目之外的活动所取得的收入，包括培训收入、租金收入、食堂收入、投资收益、财产物资盘盈收入、捐赠收入、确实无法支付的应付款项等。

**第十九条** 医疗收入在医疗服务发生时依据政府确定的付费方式和付费标准确认。

**第二十条** 医院要严格执行国家物价政策，建立健全各项收费管理制度。

医院门诊、住院收费必须按照有关规定使用国务院或省（自治区、直辖市）财政部门统一监制的收费票据，并切实加强管理，严禁使用虚假票据。

医疗收入原则上当日发生当日入账，并及时结算。严禁隐瞒、截留、挤占和挪用。现金收入不得坐支。

## 第四章 支出管理

**第二十一条** 支出是指医院在开展医疗服务及其他活动过程中发生的资产、资金耗费和损失。

**第二十二条** 支出包括医疗支出、财政项目补助支出、科教项目支出、管理费用和其他支出。

（一）医疗支出，即医院在开展医疗服务及其辅助活动过程中发生的支出，包括人员经费、耗用的药品及卫生材料支出、计提的固定资产折旧、无形资产摊销、提取医疗风险基金和其他费用，不包括财政补助收入和科教项目收入形成的固定资产折旧和无形资产摊销。

其中，人员经费包括基本工资、绩效工资（津贴补贴、奖金）、社会保障缴费、住房公积金等。其他费用包括办公费、印刷费、水费、电费、邮电费、取暖费、物业管理费、差旅费、会议费、培训费等。

（二）财政项目补助支出，即医院利用财政补助收入安排的项目支出。实际发生额全部计入当期支出。其中，用于购建固定资产、无形资产等发生的支出，应同时计入净资产，按规定分期结转。

（三）科教项目支出，即医院利用科教项目收入开展科研、教学活动发生的支出。用于购建固定资产、无形资产等发生的支出，应同时计入净资产，按规定分期结转。

（四）管理费用，即医院行政及后勤管理部门为组织、管理医疗和科研、教学业务活动所发生的各项费用，包括医院行政及后勤管理部门发生的人员经费、耗用的材料成本、计提的固定资产折旧、无形资产费用，以及医院统一管理的离退休经费、坏账损失、印花税、房产税、车船使用税、利息支出和其他公用经费，不包括计入科教项目、基本建设项目支出的管理费用。

（五）其他支出，即医院上述项目以外的支出，包括出租固定资产的折旧及维修费、食堂支出、罚没支出、捐赠支出、财产物资盘亏和毁损损失等。

基本建设项目支出按国家有关规定执行。

**第二十三条** 医院从财政部门或主管部门（或举办单位）取得的有指定用途的项目资金应当按照要求定期向财政部门、主管部门（或举办单位）报送项目资金使用情况；项目完成后应报送项目资金支出决算和使用效果的书面报告，接受财政部门、主管部门（或举办单位）的检查验收。

**第二十四条** 医院的支出应当严格执行国家有关财务规章制度规定的开支范围及开支标准；国家有关财务规章制度没有统一规定的，由医院规定。医院的规定违反法律和国家政策的，主管部门（或举办单位）和财政部门应当责令改正。

医院应严格控制人员经费和管理费用。各省（自治区、直辖市）要按有关规定并结合管理要求制定具体的工资总额和管理费用支出比率等控制指标。

**第二十五条** 医院应当严格执行政府采购和国家关于药品采购的有关规定。

## 第五章 成本管理

**第二十六条** 成本管理是指医院通过成本核算和分析，提出成本控制措施，降低医疗成本的活动。

**第二十七条** 成本管理的目的是全面、真实、准确反映医院成本信息，强化成本意识，降低医疗成本，提高医院绩效，增强医院在医疗市场中的竞争力。

**第二十八条** 成本核算是指医院将其业务活动中所发生的各种耗费按照核算对象进行归集和分配，计算出总成本和单位成本的过程。

成本核算应遵循合法性、可靠性、相关性、分期核算、权责发生制、按实际成本计价、收支配比、一致性、重要性等原则。

**第二十九条** 根据核算对象的不同，成本核算可分为科室成本核算、医疗服务项目成本核算、病种成本核算、床日和诊次成本核算。成本核算一般应以科室、诊次和床日为核算对象，三级医院及其他有条件的医院还应以医疗服务项目、病种等为核算对象进行成本核算。

在以上述核算对象为基础进行成本核算的同时，开展医疗全成本核算的地方或医院，应将财政项目补助支出所形成的固定资产折旧、无形资产摊销纳入成本核算范围；开展医院全成本核算的地方或医院，还应在医疗成本核算的基础上，将科教项目支出形成的固定资产折旧、无形资产摊销纳入成本核算范围。

**第三十条** 科室成本核算是指将医院业务活动中所发生的各种耗费以科室为核算对象进行归集和分配，计算出科室成本的过程。

（一）科室区分为以下类别

临床服务类、医疗技术类、医疗辅助类和行政后勤类等。临床服务类指直接为病人提供医疗服务，并能体现最终医疗结果、完整反映医疗成本的科室；医疗技术类指为临床服务类科室及病人提供医疗技术服务的科室；医疗辅助类科室是服务于临床服务类和医疗技术类科室，为其提供动力、生产、加工等辅助服务的科室；行政后勤类指除临床服务、医疗技术和医疗辅助科室之外的从事院内外行政后勤业务工作的科室。

（二）科室成本的归集

通过健全的组织机构，按照规范的统计要求及报送程序，将支出直接或分配归属到耗用科室，形成各类科室的成本。成本按照计入方法分为直接成本和间接成本。

直接成本是指科室为开展医疗服务活动而发生的能够直接计入或采用一定方法计算后直接计入的各种支出。间接成本是指为开展医疗服务活动而发生的不能直接计入、需要按照一定原则和标准分配计入的各项支出。

（三）科室成本的分摊

各类科室成本应本着相关性、成本效益关系及重要性等原则，按照分项逐级分步结转的方法进行分摊，最终将所有成本转移到临床服务类科室。

先将行政后勤类科室的管理费用向临床服务类、医疗技术类和医疗辅助类科室分摊，分摊参数可采用人员比例、内部服务量、工作量等。

再将医疗辅助类科室成本向临床服务类和医疗技术类科室分摊，分摊参数可采用人员比例、内部服务量、工作量等。

最后将医疗技术类科室成本向临床服务类科室分摊，分摊参数可采用工作量、业务收入、收入、占用资产、面积等，分摊后形成门诊、住院临床服务类科室的成本。

**第三十一条** 医疗服务项目成本核算是以各科室开展的医疗服务项目为对象，归集和分配各项支出，计算出各项目单位成本的过程。核算办法是将临床服务类、医疗技术类和医疗辅助类科室的医疗成本向其提供的医疗服务项目进行归集和分摊，分摊参数可采用各项目收入比、工作量等。

**第三十二条** 病种成本核算是以病种为核算对象，按一定流程和方法归集相关费用计算病种成本的过程。核算办法是将为治疗某一病种所耗费的医疗项目成本、药品成本及单独收费材料成本进行叠加。

**第三十三条** 诊次和床日成本核算是以诊次、床日为核算对象，将科室成本进一步分摊到门急诊人次、住院床日中，计算出诊次成本、床日成本。

**第三十四条** 为了正确反映医院正常业务活动的成本和管理水平，在进行医院成本核算时，凡属下列业务所发生的支出，一般不应计入成本范围。

（一）不属于医院成本核算范围的其他核算主体及其经济活动所发生的支出。

（二）为购置和建造固定资产、购入无形资产和其他资产的资本性支出。

（三）对外投资的支出。

（四）各种罚款、赞助和捐赠支出。

（五）有经费来源的科研、教学等项目支出。

（六）在各类基金中列支的费用。

（七）国家规定的不得列入成本的其他支出。

**第三十五条** 医院应根据成本核算结果，对照目标成本或标准成本，采取趋势分析、结构分析、量本利分析等方法及时分析实际成本变动情况及原因，把握成本变动规律，提高成本效率。

**第三十六条** 医院应在保证医疗服务质量的前提下，利用各种管理方法和措施，按照预定的成本定额、成本计划和成本费用开支标准，对成本形成过程中的耗费进行控制。

医院应建立健全成本定额管理制度、费用审核制度等，采取有效措施纠正、限制不必要的成本费用支出差异，控制成本费用支出。

## 第六章 收支结余管理

**第三十七条** 收支结余是指医院收入与支出相抵后的余额。包括：业务收支结余、财政项目补助收支结转（余）、科教项目收支结转（余）。当期各类收支结余计算公式如下：

业务收支结余＝医疗收支结余＋其他收入－其他支出

其中：医疗收支结余＝医疗收入＋财政基本支出补助收入－医疗支出－管理费用

财政项目补助收支结转（余）＝财政项目支出补助收入－财政项目补助支出

科教项目收支结转（余）＝科教项目收入－科教项目支出

**第三十八条** 业务收支结余应于期末扣除按规定结转下年继续使用的资金后，结转至结余分配，为正数的，可以按照国家有关规定提取专用基金，转入事业基金；为负数的，应由事业基金弥补，不得进行其他分配，事业基金不足以弥补的，转入未弥补亏损。实行收入上缴的地区要根据本地实际，制定具体的业务收支结余率、次均费用等控制指标。超过规定控制指标的部分应上缴财政，由同级财政部门会同主管部门统筹专项用于卫生事业发展和绩效考核奖励。

财政项目补助收支结转（余）、科教项目收支结转（余）结转下年继续使用。

国家另有规定的，从其规定。

**第三十九条** 医院应加强结余资金的管理，按照国家规定正确计算与分配结余。医院结余资金应按规定纳入单位预算，在编制年度预算和执行中需追加预算时，按照财政部门的规定安排使用。医院动用财政项目补助收支结转（余），应严格执行财政部门有关规定和报批程序。

## 第七章 流动资产管理

**第四十条** 流动资产是指可以在一年内（含一年）变现或者耗用的资产。医院的流动资产包括货币资金、应收款项、预付款项、存货等。

**第四十一条** 货币资金包括现金、银行存款、零余额账户用款额度等。医院应当严格遵守国家有关规定，建立健全货币资金管理制度。

**第四十二条** 应收及预付款项是指医院在开展业务活动和其他活动过程中形成的各项债权，包括应收医疗款、预付账款、财政应返还资金和其他应收款等。

医院对应收及预付款项要加强管理，定期分析、及时清理。

年度终了，医院可采用余额百分比法、账龄分析法、个别认定法等方法计提坏账准备。累计计提的坏账准备不应超过年末应收医疗款和其他应收款科目余额的2%－4%。计提坏账准备的具体办法由省（自治区、直辖市）财政、主管部门确定。

对账龄超过三年，确认无法收回的应收医疗款和其他应收款可作为坏账损失处理。坏账损失经过清查，按照国有资产管理的有关规定报批后，在坏账准备中冲销。收回已经核销的坏账，增加坏账准备。

**第四十三条** 存货是指医院为开展医疗服务及其他活动而储存的低值易耗品、卫生材料、药品、其他材料等物资。

购入的物资按实际购入价计价，自制的物资按制造过程中的实际支出计价，盘盈的物资按同类品种价格计价。

存货要按照“计划采购、定额定量供应”的办法进行管理。合理确定储备定额，定期进行盘点，年终必须进行全面盘点清查，保证账实相符。对于盘盈、盘亏、变质、毁损等情况，应当及时查明原因，根据管理权限报经批准后及时进行处理。

低值易耗品实物管理采取“定量配置、以旧换新”等管理办法。物资管理部门要建立辅助明细账，对各类物资进行数量、金额管理，反映低值易耗品分布、使用以及消耗情况。低值易耗品领用实行一次性摊销，个别价值较高或领用报废相对集中的可采用五五摊销法。低值易耗品报废收回的残余价值，按照国有资产管理有关规定处理。

医院要建立健全自制药品、材料管理制度，按类别、品种进行成本核算。自制药品、材料按成本价入库。

## 第八章 固定资产管理

**第四十四条** 固定资产是指单位价值在 1 000 元及以上（其中：专业设备单位价值在 1 500 元及以上），使用期限在一年以上（不含一年），并在使用过程中基本保持原有物质形态的资产。单位价值虽未达到规定标准，但耐用时间在一年以上（不含一年）的大批同类物资，应作为固定资产管理。

医院固定资产分四类：房屋及建筑物、专业设备、一般设备、其他固定资产。

图书参照固定资产管理办法，加强实物管理，不计提折旧。

**第四十五条** 固定资产按实际成本计量。

（一）外购的固定资产，按照实际支付的购买价款、相关税费、使固定资产达到预定可使用状态前所发生的可归属于该项资产的运输费、装卸费、安装费和专业人员服务费等相关支出作为成本。

以一笔款项购入多项没有单独标价的固定资产，按照同类或类似资产价格的比例对购置成本进行分配，分别确定各项固定资产的成本。

（二）自行建造的固定资产，按照国家有关规定计算成本。

（三）融资租入的固定资产，按照租赁协议或者合同确定的价款、运输费、运输保险费、安装调试费等作为成本。

（四）无偿取得（如无偿调入或接受捐赠）的固定资产，其成本比照同类资产的市场价格或有关凭据注明的金额加上相关税费确定。

大型医疗设备等固定资产的购建和租赁，要符合区域卫生规划，经过科学论证，并按国家有关规定报经主管部门会同有关部门批准。

**第四十六条** 在建工程是指医院已经发生必要支出，但按规定尚未达到交付使用状态的建设工程。

医院除按本制度执行外，还应按国家有关规定单独建账、单独核算，严格控制工程成本，做好工程概、预算管理，工程完工后应尽快办理工程结算和竣工财务决算，并及时办理资产交付使用手续。

**第四十七条** 医院原则上应当根据固定资产性质，在预计使用年限内，采用平均年限法或工作量法计提折旧。计提固定资产折旧不考虑残值。计提折旧的具体办法由各省（自治区、直辖市）主管部门会同财政部门规定或审批。当月增加的固定资产，当月不提折旧，从下月起计提折旧；当月减少的固定资产，当月仍计提折旧，从下月起不提折旧；已提足折旧仍继续使用的固定资产，不再计提折旧。

**第四十八条** 为增加固定资产的使用效能或延长其使用寿命而发生的改建、扩建或大型修缮等后续支出，应当记入固定资产及其他相关资产；为维护固定资产的正常使用而发生的修理费等后续支出，应当计入当期支出。大型修缮确认标准由各省（自治区、直辖市）财政部门会同主管部门（或举办单位）根据当地实际情况确定。

**第四十九条** 医院应设置专门管理机构或专人，使用单位应指定人员对固定资产实施管理，并建立健全各项管理制度。

建立健全三账一卡制度，即：财务部门负责总账和一级明细分类账，固定资产管理部门负责二级明细分类账，使用部门负责建卡（台账）。

大型医疗设备实行责任制，指定专人管理，制定操作规程，建立设备技术档案和使用情况报告制度。

医院应当提高资产使用效率，建立资产共享、共用制度。

**第五十条** 医院应当对固定资产定期进行实地盘点。对盘盈、盘亏的固定资产，应当及时查明原因，并根据规定的管理权限，报经批准后及时进行处理。

固定资产管理部门要对固定资产采取电子信息化管理，定期与财务部门核对，做到账账相符、账卡相符、账实相符。

**第五十一条** 医院出售、转让、报废固定资产或者发生固定资产毁损时，应当按照国有资产管理规定处理。

## 第九章 无形资产及开办费管理

**第五十二条** 无形资产是指不具有实物形态而能为医院提供某种权利的资产。包括专利权、著作权、版权、土地使用权、非专利技术、商誉、医院购入的不构成相关硬件不可缺少组成部分的应用软件及其他财产权利等。

购入的无形资产，按照实际支付的价款计价；自行开发并依法申请取得的无形资产，按依法取得时发生的注册费、聘请律师费等支出计价；接受捐赠的无形资产，按捐赠方提供的资料或同类无形资产估价计价；商誉除合作外，不得作价入账。

无形资产从取得当月起，在法律规定的有效使用期内平均摊入管理费用，法律没有规定使用年限的按照合同或单位申请书的受益年限摊销，法律和合同或单位申请书都没有规定使用年限的，按照不少于十年的期限摊销。

转让无形资产应当按照国有资产管理规定处理。

**第五十三条** 开办费是指医院筹建期间发生的费用，包括筹建期间人员工资、办公费、培训费、差旅费、印刷费以及不计入固定资产和无形资产购建成本的其他支出。

开办费在医院开业时计入管理费用。

## 第十章 对外投资管理

**第五十四条** 对外投资是指医院以货币资金购买国家债券或以实物、无形资产等开展的投资活动。

对外投资按照投资回收期的长短分为长期投资和短期投资。投资回收期一年以上（不含一年）的为长期投资。

**第五十五条** 医院应在保证正常运转和事业发展的前提下严格控制对外投资，投资范围仅限于医疗服务相关领域。医院不得使用财政拨款、财政拨款结余对外投资，不得从事股票、期货、基金、企业债券等投资。

投资必须经过充分的可行性论证，并报主管部门（或举办单位）和财政部门批准。

**第五十六条** 医院投资应按照国家有关规定进行资产评估，并按评估确定的价格作为投资成本。

医院认购的国家债券，按实际支付的金额作价。

**第五十七条** 医院应遵循投资回报、风险控制和跟踪管理等原则，对投资效益、收益与分配等情况进行监督管理，确保国有资产的保值增值。

## 第十一章 负债管理

**第五十八条** 负债是指医院所承担的能以货币计量，需要以资产或者劳务偿还的债务。包括流动负债和非流动负债。

流动负债是指偿还期在一年以内（含一年）的短期借款、应付票据、应付账款、预收医疗款、预提费用、应付职工薪酬和应付社会保障费等。

非流动负债是指偿还期在一年以上（不含一年）的长期借款、长期应付款等。

**第五十九条** 医院应加强病人预交金管理。预交金额度应根据病人病情和治疗的需要合理确定。

**第六十条** 医院应对不同性质的负债分别管理，及时清理并按照规定办理结算，保证各项负债在规定期限内归还。因债权人特殊原因确实无法偿还的负债，按规定计入其他收入。

**第六十一条** 医院原则上不得借入非流动负债，确需借入或融资租赁的，应按规定报主管部门（或举办单位）会同有关部门审批，并原则上由政府负责偿还。

医院财务风险管理指标和借款具体审批程序由各省（自治区、直辖市）财政部门会同主管部门（或举办单位）根据当地实际情况制定。

## 第十二章 净资产管理

**第六十二条** 净资产是指医院资产减去负债后的余额。包括事业基金、专用基金、待冲基金、财政补助结转（余）、科教项目结转（余）、未弥补亏损。

（一）事业基金，即医院按规定用于事业发展的净资产。包括结余分配转入资金（不包括财政基本支出补助结转）、非财政专项资金结余解除限制后转入的资金等。

事业基金按规定用于弥补亏损，用于弥补亏损的最高限额为事业基金扣除医院非财政补助资金和科教项目资金形成的固定资产、无形资产等资产净值。

医院应加强对事业基金的管理，统筹安排，合理使用。对于事业基金滚存较多的医院，在编制年度预算时应安排一定数量的事业基金。

（二）专用基金，即医院按照规定设置、提取具有专门用途的净资产。主要包括职工福利基金、医疗风险基金等。

职工福利基金是指按业务收支结余（不包括财政基本支出补助结转）的一定比例提取、专门用于职工集体福利设施、集体福利待遇的资金。

医疗风险基金是指从医疗支出中计提、专门用于支付医院购买医疗风险保险发生的支出或实际发生的医疗事故赔偿的资金。医院累计提取的医疗风险基金比例不应超过当年医疗收入的1‰—3‰。具体比例可由各省（自治区、直辖市）财政部门会同主管部门（或举办单位）根据当地实际情况制定。

医院应加强对职工福利基金和医疗风险基金的管理，统筹安排，合理使用。对于职工福利基金和医疗风险基金滚存较多的医院，可以适当降低提取比例或者暂停提取。

其他专用基金是指按照有关规定提取、设置的其他专用资金。

各项基金的提取比例和管理办法，国家有统一规定的，按照统一规定执行；没有统一规定的，由省（自治区、直辖市）主管部门（或举办单位）会同同级财政部门确定。

专用基金要专款专用，不得擅自改变用途。

（三）待冲基金，即财政补助收入和科教项目收入形成的资本性支出净值。

（四）财政补助结转（余），即医院历年滚存的有限定用途的财政补助结转（余）资金，包括从业务收支结余转入的基本支出结转以及项目支出结转（余）。

（五）科教项目结转（余），即医院尚未结项的科教项目累计取得科教项目收入减去累计发生支出后，留待以后按原用途继续使用的结转资金，以及医院已经结项但尚未解除限制的科研、教学项目结余资金。

（六）未弥补亏损，即事业基金不足以弥补的亏损。

## 第十三章 财务清算

**第六十三条** 医院发生撤销、划转、合并、分立时，应当进行清算。

医院清算时，应由各级政府授权主管部门（或举办单位）、财政部门负责按有关规定组成清算机构，并在相关部门的监督指导下开展工作。清算机构负责按规定制订清算方案，对医院的财产、债权、债务进行全面清理，对现有资产进行重新估价，编制资产负债表和财产清单、债权清单、债务清单，通知所有债权人在规定期限内向清算机构申报债权，提出财产作价依据和债权、债务处理办法，做好国有资产的移交、接收、划转和管理工作，并妥善处理各项遗留问题。清算期间，未经清算机构同意，任何组织机构和个人不得处理医院财产。

医院财产包括宣布清算时的全部财产和清算期间取得的财产。

清算期间发生的财产盘盈、盘亏或变卖，无力归还的债务，无法收回的应收账款等按国有资产管理有关规定处理。

**第六十四条** 在宣布医院终止前六个月至宣布终止之日，下列行为无效：

（一）无偿转让财产；

（二）非正常压价处理财产；

（三）对原来没有财产担保的债务提供财产担保；

（四）对未到期的债务提前清偿；

（五）放弃应属于医院的债权。

**第六十五条** 医院撤销时清偿的顺序为：

（一）清算期间发生的费用；

（二）应付未付的医院职工的工资、社会保障费等；

（三）债权人的各项债务；

（四）剩余资产经主管部门和财政部门核准后并入接收单位或上交主管部门。

医院被清算财产不足以清偿的，应先按照规定支付清算期间发生的费用，再按照比例进行清偿。

**第六十六条** 医院清算完毕，清算机构应当提出清算报告，编制清算期间的收支报表，验证后，报送主管部门（或举办单位）和财政部门审查备案。

**第六十七条** 经国家有关部门批准宣布医院划转、合并、分立时，其资产按照国有资产管理规定处理。

## 第十四章 财务报告与分析

**第六十八条** 财务报告是指反映医院一定时期的财务状况和业务开展成果的总括性书面文件，包括资产负债表、收入支出总表、业务收入支出明细表、财政补助收支明细情况表、基本建设收入支出表、现金流量表、净资产变动表、有关附表、会计报表附注以及财务情况说明书。

财务情况说明书主要说明医院的业务开展情况、预算执行情况、财务收支状况、成本控制情况、负债管理情况、资产变动及利用情况、基本建设情况、绩效考评情况、对本期或下期财务状况发生重大影响的事项、专项资金的使用情况以及其他需要说明的事项。

**第六十九条** 医院应通过相关指标对医院财务状况进行分析，具体分析参考指标详见附2。

**第七十条** 医院应当按月度、季度、年度向主管部门（或举办单位）和财政部门报送财务报告。

医院年度财务报告应按规定经过注册会计师审计，具体办法另行规定。

**第七十一条** 医院在办理年度决算前，应对财产物资、债权、债务进行全面清查盘点，并编制盘存表，对盘盈、盘亏、报废、毁损等按本制度规定及时处理。

## 第十五章 财务监督

**第七十二条** 财务监督是根据国家有关法律、法规和财务规章制度，对医院的财务活动及相关经济活动所进行的监察和督促。

**第七十三条** 财务监督的主要内容包括：预算管理的监督、收入管理的监督、支出管理的监督、资产管理的监督和负债管理的监督等。

**第七十四条** 医院的财务机构履行财务监督职责。医院应当建立健全内部监督制度和经济责任制。

**第七十五条** 医院财务监督应当实行事前监督、事中监督、事后监督相结合，日常监督与专项检查相结合，接受财政、审计和主管部门（或举办单位）的监督。

## 第十六章 附　　则

**第七十六条** 医院举办非独立法人分支机构的收支是医院财务收支的一部分，必须纳入医院财务统一管理。

**第七十七条** 医院必须在取得行医资格之日起30日内，持批准文件向主管部门（或举办单位）进行财务登记，并由主管部门（或举办单位）向财政部门备案。

**第七十八条** 医院基本建设投资财务管理除按照本制度执行外，还应执行国家基本建设投资方面的财务管理制度。

**第七十九条** 各省（自治区、直辖市）财政部门和主管部门可依照本制度，结合本地实际情况，制定具体实施办法，并报财政部、卫生部备案。

**第八十条** 本制度由财政部、卫生部负责解释。

**第八十一条** 企业事业组织、社会团体及其他社会组织举办的非营利性医院可参照本制度执行。

**第八十二条** 本制度自2011年7月1日起在公立医院改革国家联系试点城市执行，自2012年1月1日起在全国执行。1998年11月17日财政部、卫生部发布的《医院财务制度》（财社字［1998］148号）同时废止。

# 参考文献

1. 财政部．企业会计准则讲解．北京：人民出版社．2007.

2. 财政部社会保障司，卫生部规划财务司．医院财务制度，基层医疗卫生机构财务制度讲解．北京：中国财政经济出版社．2011.

3. 财政部．医院会计制度．北京：经济科学出版社．2011.

4. 财政部，卫生部．医院财务制度，基层医疗卫生机构财务制度．北京：中国财政经济出版社．2011

5. 王善臻．非营利医疗机构财务会计．北京：中国财政经济出版社．2002.